U0301393

在阅读中疗愈 · 在疗愈中成长

Reading & Healing & Growing

探究瑜伽世界的本源

扫码关注，回复书名，聆听专业音频讲解，
更深入地领略瑜伽真谛，掌握瑜伽智慧。

YOGI MOHAN

纯粹瑜伽

印度瑜伽习练手册

[印] 默瀚 著
[印] 默瀚 演示

中国青年出版社

瑜伽之路的灯塔

——《悠季丛书》介绍

《悠季丛书》创办于2004年，是中国青年出版社与悠季瑜伽共同出版的瑜伽经典图书系列。

瑜伽作为具有五千年历史的生命科学，其古籍文献积淀了历代瑜伽圣哲的智慧及探索。作为瑜伽习练者，延循它的教义方法，我们可以放心地走在瑜伽之路上，让每一分努力和精进都方向正确，收获瑜伽带给我们生命的累累果实。这也是《悠季丛书》出版的初衷。

本着“传统、传承、传授”的原则，《悠季丛书》系列分为典藏、历史、应用三大类。以“最传统、最正宗，没有经过任何稀释的瑜伽典籍”为准则进行瑜伽经典古籍甄选。这些经典古籍将我们带到瑜伽的源头，一览历代导师先哲的观点，探究瑜伽的核心要义；第二类是瑜伽历史、传记类图书，则选择影响瑜伽的重要流派级人物、蜚声世界的瑜伽大师，此类书籍犹如身边的恩师，大师的生平、精神、思想，对瑜伽习练者充满了无尽的启迪，大师们终其一生探索和实践的智慧为今天的习练者照亮前行的瑜伽之路；第三类是与现代科学相结合、满足现代人实际需求的应用著作。此类书籍展示瑜伽在当代的发展，帮助习练者的日常习练，并将瑜伽纳入生活的方方面面，是瑜伽之路的最佳助力和最不可或缺的学习伴侣。

感谢欧·彼·缇瓦瑞（O. P. Tiwari）大师在《悠季丛书》选择、版权和出版过程中给予的支持；感谢中国青年出版总社社长皮钧先生，促进中国青年出版社与《悠季丛书》的战略出版计划；感谢中国青年出版总社吕娜女士，在她主持下的出版专业性，无可替代地保障了《悠季丛书》的出版品质；感谢悠季瑜伽默瀚老师，在《悠季丛书》版权合作、专业翻译解答、配图拍摄等过程中，默瀚老师做出了不可缺少的专业贡献、起到了桥梁作用；感谢《悠季丛书》的每一位翻译者、每一位作者、每一位编者，你们在出版工作中表现出了很好的专业性与严谨的品质，让《悠季丛书》的准确阅读成为可能；最后，感谢所有的读者，因为你们在瑜伽中的精进求索，让《悠季丛书》绽放它存在的意义。

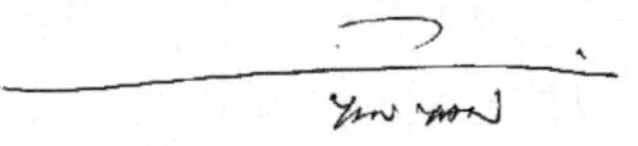

《悠季丛书》主编　尹岩

2019年12月　北京

推荐序

习练瑜伽，为内心带来深刻的幸福感

中国人主张“和而不同”，用包容去联结万事万物背后共通的部分。瑜伽与中国的太极一样，是一门天人合一的学问，它通过对自身的锻炼，将人的内在和外在稳定地连接在一起，并由持续的练习为内心带来深刻的幸福感。

近年来，瑜伽作为一种健康生活方式备受关注和推崇，而习练瑜伽的主要的人群是青年人。对于青年人来说，运用一种古老而易于掌握的技巧，达于身体、心灵与精神和谐统一，是适应现代社会节奏和挑战的重要能力。

悠季瑜伽在瑜伽领域深耕多年，为中国瑜伽行业带来纯粹且深具传承的印度瑜伽智慧，也为中印文化交流打开了一扇窗。更重要的是，他们和瑜伽发源地印度的瑜伽大师们有着直接而深厚的联系，引导人们溯本求源，关注本源的典籍、经典的原貌，以保证学习教育不偏样、不走形——这是一种极富远见且可持续的文化交流。

中国青年出版社作为一个已经有着七十年历史的文化出版机构，一直关注着每一代青年人的变化与成长。尤其是当今天中国人的物质生活越来越丰富的时候，我们也开始越来越关注青年人如何拓展自己的精神世界。时代在发展，受众在变化，经典也要用与时俱进的方式被传承，中国青年出版社与悠季瑜伽在传播经典的同时，也都在探索用新时代青年人喜欢的方式，来吸收和传习历史文化中的高品质成果。

相信这套《悠季丛书》的出版，会让瑜伽文明的本源知识种子在当下形成脉络，完整开花；相信每一个愿意深入其中的青年人，都会体会到人与自然相适应的内在平衡，进而弥散到个人的生活环境中，结出快乐、美丽而真诚的社会之果。

皮钧

中国青年出版总社党委书记、社长

2020 年 1 月

再版序

2003 年，在印度瑜伽之都瑞诗凯诗，我跟随默瀚老师习练瑜伽。在初学者的体式、呼吸、冥想习练中，我意外收获了抖落尘埃，自在的、喜悦的自己。在这样如幻却真实面前，我发心将让生命发生转化的印度纯粹瑜伽带给忙碌的都市人，自筑生命之美好。于是，请来专习时的老师默瀚，共同创办“悠季瑜伽”，以师资培训、瑜伽会馆、瑜伽出版等形式，推广印度传统瑜伽。

《纯粹瑜伽》是“悠季丛书”系列的第一本书。21 世纪初，很多人还没有对瑜伽有太多认识，麦当娜的酷炫体式作为瑜伽招牌在全球掀起瑜伽时尚。在这个大背景下，《悠季丛书》首本出版锁定展示印度瑜伽传承的瑜伽习练手册，让真正的瑜伽进入到瑜伽时尚视野中。为了准备这本书，默瀚老师大量阅读了希瓦南达瑜伽（Sivananda Yoga）、喜马拉雅瑜伽（Himalayan Yoga）、印度比哈瑜伽学院（Bihar School of Yoga）、卡瓦拉亚达瀚慕瑜伽学院（Kaivalyadhama G.S.）的经典文献，最终完成了这本《纯粹瑜伽》的编写。希瓦南达瑜伽、喜马拉雅瑜伽、印度比哈瑜伽学院、卡瓦拉亚达瀚慕瑜伽学院是印度传统瑜伽体系的代言者，也是传统瑜伽代表流派哈他瑜伽体系的传承地。由此诞生的《纯粹瑜伽》也成为当时国内少见的哈他瑜伽经典概述。

2005 年，《纯粹瑜伽》上架全国新华书店。封面上，默瀚老师稳定于脚尖式，双目凝视前方，其气定神闲的印度面孔，立刻吸引了众多读者，一个月内万册售罄，出版社连夜加印。《纯粹瑜伽》在全国掀起了印度瑜伽的热潮，同时，也将中国读者带进了印度传统瑜伽的世界。书中介绍的哈他瑜伽习练体系，也深深影响了中国瑜伽的习练潮流。

今天，暨再版之际，再阅 2005 年《纯粹瑜伽》，无论理论或实践章节，包括最后的习练课程部分，都具有无可置疑的经典性。这些经典性正是仰仗默瀚老师当年撰写时严格遵循了印度传统瑜伽的理念和实践，让这本书在 18 年后的今天，仍然具有同质的指导意义和专业性。由此也证明，传统瑜伽的传承具有永恒的清晰和明确的要义，它不被时间所改变，也不被时间所淘汰。而所谓瑜伽中的流行，只是提供当下的一个方便，接引更多人进入瑜伽习练。所以，坚持瑜伽真义是永远需要的真正作为。

我们很欣悦地再一次为各位读者推出这本遵循瑜伽真义的《纯粹瑜伽》，也诚挚邀请大家加入到印度传统瑜伽习练中来。

感谢中国青年出版社·青心文化主编吕娜女士主持此书的再版，让《纯粹瑜伽》持续触达更多的人，使他们能够走进印度传统瑜伽。

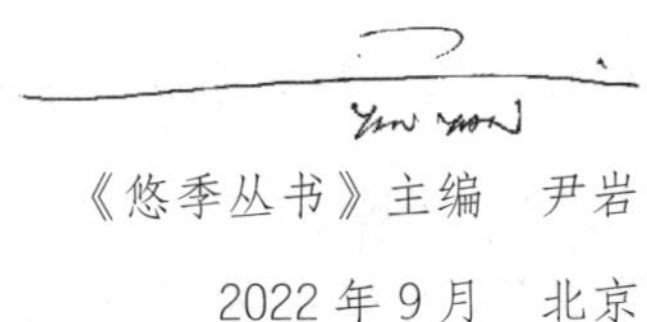

《悠季丛书》主编　尹岩

2022 年 9 月　北京

如何使用此书

《纯粹瑜伽》是一本全面且实用的居家瑜伽习练手册。作者默瀚导师根据其在印度及中国多年教授多国学员的经验，总结了一套循序渐进、简明实用的瑜伽自我习练方法。本书中，默瀚导师设计的瑜伽课程涵盖了“体式、呼吸控制法和冥想”这三种瑜伽体系中最主要的修持方法和习练技巧。书中以简明的解释、清晰的图示，为读者提供习练瑜伽实用指南。练习的核心建立在瑜伽体式课程上。一共为读者推荐 60 个体式，每个体式除动作示意图外，还附上其对生理、精神、能量的调节功效，适合的习练人群，体式重点，注意事项等。除此之外，在最基本的瑜伽体式基础之上，再配以各种体式的高难程度演进。本书在瑜伽体式课程章节后特设置了练习指南表，为各种身体程度的读者提供了不同的习练计划。书中其他章节还介绍了体式、呼吸和冥想理论及方法，以供读者参考，进行深造。另外，针对现代生活的需求，书中还为都市人群特别设计了主题瑜伽课程，包括减肥瑜伽、保养视力瑜伽、改善睡眠瑜伽、抗抑郁瑜伽等等，能够有效地帮助都市人调节形体、提高精力、改善睡眠等。读者可以根据自己的实际需要，按照有效提示，度身定做课程。

前 言

拥有放松的头脑和身体本应是人类自然本质的状态，是我们与生俱来的能力，但作为现代人，我们似乎对它已经很陌生了。瑜伽，作为印度古老的生命科学，能够教会你如何掌控世间的压力。这种掌控不仅是身体层面的，更是心理层面和精神层面的。

与其他健身项目不同，瑜伽练习是一个可助益于身体、头脑和精神的完整体系，适合任何年龄、任何人群。瑜伽中的体式练习不仅能够舒展全身筋骨，同时还可以有效地调节人体内在器官及神经系统。通过降低身体及头脑的压力，它能帮助释放出各种能量。瑜伽中的呼吸练习可以帮助控制头脑，达到平和安宁的状态，而进一步的冥想可以提升人的专注能力和清晰思维。

很多人初始练习瑜伽是为了一个明确的目的，或者是形体的改善，或者是治疗身体某一部位的不适，或者是想摆脱生活中的不如意。无论你的目的何在，瑜伽都能成为你愿望达成的有效工具，而且让你受益匪浅。习练初期，也许瑜伽的有些体式让你却步，但是，随着你的身体日渐柔韧，头脑的日渐平静，会意识到平和开始充盈你的生活，久违的本性开始复苏，身边的一切变得阳光和谐，这就是瑜伽的根本作用。简言之，不要把瑜伽当成一个理论，它更是一种实践。只要你有一个小小的空间，一个强烈的愿望，投入进来，你会发现，它给我们带来的是想象不到的滋养和帮助。

目　录 Contents

第一章

什么是瑜伽

WHAT IS YOGA

如果能够控制自己的心灵和思想，那几乎就没有任何事能够限制你，因为阻碍我们自我实现的往往不过是一些自己的幻觉和想象。

瑜伽的含义

The Meaning of Yoga

人们常有生命中缺少了什么的感觉—— 一种即使达成目标或满足心愿都无法平息的感觉。每一个人都不停地追求爱、成功和幸福，我们陷在无休止的思考中，对过往的事懊恼，为将近的事担忧，在这种清醒的精神状态中，经验和信念为我们添加了诸多限制。身边的幸福与感受被我们纷乱的思潮所打破和忽略，变得模糊不清，心永远处于焦虑躁乱之中。瑜伽的根本目的在于重新将清醒的意识状态与扩展的意识状态合一，也即将小我与宇宙间的大我结合在一起。“瑜伽（Yoga）”这个词的意思就是“连接（Joining）”，与一成不变的真理结合，让精神从一切分离感觉中解脱出来，使之不再受到诸如时间、空间或因果等幻觉的限制，从而获得身、心、灵三者的升华，享受和平与喜悦。

瑜伽起源于5000年前的古印度，并不是一门宗教或哲学，它是一门完善的生命科学，提供了系统的步骤，让个人超越小我的经验，而进入永恒的合一。 第一位缔造了瑜伽系统理论与实践的印度古圣贤帕坦伽利在他编著的《瑜伽经》中所写的第一句话就是：当下，瑜伽的教授。也即，在反复的实践梳理身体和心灵后，头脑停止纷乱的思潮，意识禅定在当下，获得永恒的和平。第二句话是：瑜伽是意识的寂定。也即，静止意识的流动，就会达到合一。所以，《瑜伽经》讲述的就是如何有步骤地习练，逐渐学会控制意识，让头脑安静下来，享受和谐宁静。瑜伽体式练习一方面锻炼了全身的每一个部位，使肌肉、关节以及脊柱和整个骨骼系统更为有力协调；另一方面，作用于内脏、腺体和神经系统，使全身各系统保持充满活力的状态。瑜伽呼吸控制法活跃身体机能，有效帮助人们控制意念，使人平静；冥想练习，使人心灵清澈、明心见性，走向开悟。

瑜伽的历史

The History of Yoga

瑜伽的起源已无法在历史中精确追溯。最早关于瑜伽存在的考古学证据是从印度河谷发掘出的刻有瑜伽体式的石头印章，存在于约公元前 3000 年。瑜伽最早是在《吠陀经》的系列经文中被提到，这些经文涵盖广博，其中有一些至少存在于公元前 2500 年；然而，瑜伽教学之主要基础及称为“吠檀多”的哲学思想却是出现在构成《吠陀经》后半部分的《奥义书》中。

约公元前 16 世纪，出现了两部长篇史诗——诗人蚁垤所著的《罗摩衍那》和诗人毗耶娑所著的《摩诃婆罗多》，后者包括了《薄伽梵歌》，这也许是最广为人知的瑜伽经文。它记叙了奎师那和阿朱那之间的对话，阿朱那询问了关于人生方方面面的问题，奎师那对其所有问题进行了解答。其中，讲解到了三种瑜伽：奉爱瑜伽、智瑜伽、业瑜伽。王瑜伽的支柱是帕坦伽利于公元前 3 世纪编著的《瑜伽经》。哈他瑜伽最经典的古经书是《哈他之光》。

帕坦伽利　Patanjali

帕坦伽利是一个对瑜伽有巨大意义的圣人，他撰写了《瑜伽经》，赋予了瑜伽所有理论和知识。在这本著作里，他阐述了瑜伽的定义，瑜伽的内容，瑜伽给身体内部带来的变化等等。在帕坦伽利之前，瑜伽已经有了很长的实践期，但是没有任何人给瑜伽一个系统化的解释，帕坦伽利创造了一个完整的瑜伽体系。帕坦伽利指出，瑜伽不是一种理论，不是存在于理论之上的，它更多的是一个实践。如果要成为一位真正瑜伽人，不是理论瑜伽，而是实践瑜伽，这样才能真正成为一个瑜伽人。帕坦伽利将瑜伽目的明确为：瑜伽教授你如何控制你的头脑（CITTA）。

▪ CITTA

CITTA 一词在整个英语词系中找不到相关词，所以用头脑（Mind）这个词来代替。

CITTA 一词实际上是由三个部分组成，头脑、智慧和小我。头脑会产生欲望，智慧的任务是分析欲望，小我是用来比较欲望和分析，以判断利弊。三位是一体，同时出现。瑜伽的目的是控制这三个方面，首先控制欲望，然后让智慧做出合理分析，至于小我，小我会经常产生与他人的隔阂，会觉得我高于其他人等，通过瑜伽，消除这种隔阂。所有的瑜伽理论和瑜伽实践都是围绕如何去控制和掌握 CITTA，所谓的头脑、智慧和小我。

AUM

AUM 是神圣的声音。在 AUM 中包含了印度教中信奉的三大神。A 表示印度教中的至高神，创世者大梵天 (Brahma)，这个声音存在于我们身体的肚脐部位；U 表示毗湿奴 (Vishnu)，是保护神，存在于我们身体的胸口部位；最后一个神是湿婆神 (Siva)，它是毁灭神但同时又是一个创造神，他毁灭旧的创造新的，存在于我们身体的头部。湿婆神存在于我们的顶轮。当我们每一次吟唱 AUM 的时候，实际上是在呼唤这三大神，在将我们自己与这三大能量连接在一起。我们身体内部存在很多空间，在每天的 24 小时中，我们的身体一直在创造一些声音，身体内部永远在流动着一种声音。当我们把五官全部关闭的时候，能够聆听到这种声音，如果在冥想方面有所造就的话，是可以听到这种声音。这个声音和 AUM

的声音很相似。一言以蔽之，在 AUM 这个发音中包含很多东西，所以，所有习练瑜伽的人将 AUM 看作是一种超能量。

瑜伽的流派
The Paths of Yoga

瑜伽分为四种主要流派——业瑜伽（Karma Yoga）、奉爱瑜伽（Bhakti Yoga）、智瑜伽（Jnana Yoga）以及王瑜伽（Raja Yoga）。

业瑜伽　Karma Yoga

业瑜伽属于动作瑜伽，为性格外向活跃的人所修行。它通过教习忘我的行动来净化心灵，让人忘记得失。通过将自己与行为结果分离并将结果呈贡给神，人逐渐学会对自我的升华。业瑜伽认为，行为是生命的第一表现，比如衣食、起居、言谈、举止等等。业瑜伽倡导将精力集中于内心世界，通过精神活动引导更加完善的行为。瑜伽士通常采取极度克制的苦行，力为善行，执着律己，净心寡欲。他们认为人最好的朋友和最坏的敌人都是他本身，这全由他自己的行为决定。只有完全地奉献，才能使自己的精神、情操、行为达到高尚境界。

奉爱瑜伽　Bhakti Yoga

奉爱瑜伽是一种奉献的流派，适于重感情的人们。奉爱瑜伽修行者的原动力主要来自爱，并认为神乃是爱的化身。通过祈祷、礼拜等各种仪式，将自己贡献给神，打通渠道，将他们的情绪转变为无条件的爱或贡献。唱圣歌构成了奉爱瑜伽的主要内容。

智瑜伽 Jnana Yoga

智瑜伽乃知识和智慧的瑜伽，也是最难的一个流派，它要求有极大的意愿和智慧。跟随吠檀多的哲学思想，智瑜伽通过自己的心灵来探求自己的本质。在修行智瑜伽之前，修行者需已经修行其他瑜伽流派并整合其所学——因为没有忘我的状态和对神的爱、没有体力与意志，追求自我实现只能是无谓的投机。智瑜伽认为，知识有低等和高等之别。寻常人所说的知识仅仅局限于生命和物质的外在表现。这种知识可以通过直接或间接的途径获得。而智瑜伽所寻求的“知识”，则要求瑜伽习练者转眼向内，透过一切外在事物的表象，去体验和理解其内在。智瑜伽习练者通过朗读古老的、被认为是天启的经典，理解书中那些真正的奥义，获得对生命真谛的领悟。

王瑜伽 Raja Yoga

王瑜伽的创始人是帕坦伽利 (Patanjali)，著有《瑜伽经》。他所总结的瑜伽八大分支，为瑜伽习练者提供了纯洁身体与精神的实践步骤，常被称为“王者之道”。

王瑜伽的八大步骤 The Eight Limbs of Raja Yoga

❶ 制戒 Yamas

遵守非暴力、不妄语、不偷盗、不淫、不贪五条戒律，使身体摆脱一切物质利益的束缚，并对万物怀有善意。

❷ 内制 Niyamas

遵守清净、满足、苦行、学习与诵读典籍、崇敬神明。

❸ 体式 Asanas

各种瑜伽姿势，目标是安定一切动作和感觉，据说最好的体式是盘坐。

❹ **呼吸控制法　Pranayama**

修练瑜伽时的呼吸方法，做到除呼吸外忘却一切。

❺ **制感　Pratyahara**

通常，我们总是看到外边的世界，闻到外面的气息，听到外面的声音，感触的是一些外在的物质，却从来没有真正观察过自己内心的变化、内心的感受和内在的能量。这个步骤意是将我们把对外界的所有感观的注意力转移到对内界的观察。

❻ **总持　Dharana**

全神贯注，使心灵与一念或一物合一，排除其他。

❼ **冥想　Dhyana**

经过长时间的注意力集中所产生的一个阶段，此时已泯灭一切，只剩下冥想的对象。

❽ **三摩地　Samadhi**

经过上述不懈的修炼达到的极乐之境。头脑处于一种完全虚无状态，没有任何思想，任何意念，与外界无边无界。

王瑜伽的八大阶段是环环相扣的。制戒和内制的十项原则能够帮助人进入瑜伽纯净的境界。在体式阶段，我们身体所有的不纯净从身体中排除，身体能够长时间保持坐势，为进入下一个瑜伽更高阶段——冥想阶段做了充分的准备。通过呼吸控制法，学会了如何让五官集中在一点上。当我们学会了控制五官集中一点上，就可以轻易去寻找身体的某一点或者是身外的某一点。当学会了如何灵活控制五官的这种定向的时候，就可以进入下面的制感和总持阶段，也即全神贯注阶段。只有当你能够达到全神贯注的时候，才能够进入冥想这个阶段，因为我们随时都会受到外界的干扰，思路随时都有可能飘向远方，如果能够达到全神贯注，我们就能够进行冥想。而当我们能够很容易让自己处于冥想状态时，就能够进入到所谓的最高阶段，三摩地阶段。所以，瑜伽的八大阶梯是环环相扣的，跳过其中的任何一个阶梯都不会让瑜伽修练达到某一个境界。遵守八大阶段，你会发现在整个的习练中受益匪浅。这种受益不局限于瑜伽本身的习练行为中，它会延伸到你生命中的其他方面。

王瑜伽是瑜伽流派中最难的一支，其难点在于制戒和内制这两个阶段。因为很少有人能够在一生中遵守这十条规则，多数人每次反省自我都会发现在某一条戒律上有所犯戒，很少有人能够顺利地完成这个程序，再走进体式阶段，继续其瑜伽之旅。所以，真正称得上习练王瑜伽的人寥寥无几。

哈他瑜伽　Hatha Yoga

哈他瑜伽是通往王瑜伽的捷径，它跳过制戒和内制阶段，直接从体式阶段开始，然后贯穿其他阶段。21 世纪最流行的瑜伽流派是哈他瑜伽，因为它对于今天的我们非常实用。人们可以直接进入体式学习，不用去考虑十条戒律。而且在 21 世纪的今天，大家非常关注自己的身体健康。与致力于对头脑控制的王瑜伽相比，哈他瑜伽更多的是致力于身体的健康。

哈他瑜伽的理论是：人体包括两个体系，一为精神体系，一为肌体体系。人平常的大部分思想活动是无序骚乱的，是精力的浪费，比如疲劳、兴奋、哀伤、激动等。在通常情况下，如果这种失调现象不太严重时，通过休息便可自然恢复平衡，但是如果不能主动自我克制和调节，这种失调会日益加剧导致精神和肌体上的疾病。体位法可以消除肌体不安定的因素；通过调息来清除体内神经系统的滞障，控制身体的能量并加以利用，从而让身体进入健康状态。头脑也即在一种健康的状态中用很积极的思维方式判断周围的事情。人因此会体会到内心的平和与宁静，善良与诚实。王瑜伽要求的优秀品质则会自然而至。

瑜伽习练的 5 个基本原则

The Five Principles

正确的放松

将肌肉中的压力彻底释放出来，让自身如在一夜酣睡后的清晨那样充满活力。这能够帮助你保存能量，驱散忧虑。

正确的练习

通过各种体式，自然调节肌肉、关节，促进血脉流通。

正确的呼吸

全力呼吸，增加氧气吸取量。瑜伽呼吸练习教授你如何为身体补充养分并通过对呼吸的运作控制精神。

正确的饮食

素食可以保持一个轻盈的身体、平和的头脑，有效抵抗疾病。

乐观的思想和规律的冥想练习

可以帮助你排除负面或悲观的想法。

体育锻炼和瑜伽习练比较

Differences between the exercises and yoga

体育锻炼	瑜伽习练
目的： ❶ 强健体魄 （身体强壮、灵活、敏捷） ❷ 成为健康、尽职的市民 ❸ 改善体型，增进与他人交流，提高体育道德，促进团队协作 ❹ 更关注物质世界 ❺ 负面情绪疏解途径	目的： ❶ 促进人格的全面发展 （强健体魄，使精神与物质身体相协调，机体的各个系统功能健全） ❷ 提升自我意识 ❸ 改善整个机体的健康状况和平衡系统 ❹ 更关注精神世界 ❺ 启迪智慧
范围： ❶ 不必每天锻炼。但是，如果间断，会造成关节疼痛、超重、肌肉松弛等 ❷ 仅限于某一年龄段；对性别没有要求 ❸ 环境影响较大；其他辅助设备要求较多 ❹ 技能受限制于某种体育锻炼 / 比赛	范围： ❶ 最好每天练习。不连续练习瑜伽不会造成严重的负面影响，但是也不可能获得持续练习瑜伽的益处 ❷ 对年龄、性别都没有要求 ❸ 环境影响不大；其他辅助设备要求较少 ❹ 在每种活动中获得技能
生理方面： ❶ 锻炼随意肌，增强力量 ❷ 提高身体的爆发力 ❸ 锻炼处于快速、加速和重复状态时，主要是白色 / 黄色肌纤维起作用（白色 / 黄色肌纤维起作用较快，即它们启动和停止肌纤维都比较快） ❹ 白色 / 黄色肌纤维赋予人体速度、力量、爆发力、灵活、敏捷	生理方面： ❶ 增强随意肌和非随意肌的健康状况，改善韧带、肌腱和体内肌的功能 ❷ 除了增强身体的耐力以外，还有助于增强承受压力的能力 ❸ 在身体姿态处于静态的情况下，红色肌纤维起主要作用（红色肌纤维起作用较缓慢，但失去作用也比较缓慢，即它们启动和停止肌纤维都比较缓慢） ❹ 红色肌纤维赋予人体耐力稳健性、灵活性和适应性

体育锻炼	瑜伽习练
❺ 在体育锻炼期间，脉搏、血压、心跳加快属于休闲娱乐，是一种消耗能量的活动，因此，在参加体育锻炼 / 活动以后，会感到疲劳	❺ 在练瑜伽期间，脉搏、血压、心跳保持稳定，有时减慢 ❻ 补充能量，使身心重新充满活力。因此，在习练瑜伽以后，会感到精神振作，同时对身心起到镇静作用
治疗方面： ❶ 使静脉血迅速回流，改善葡萄糖容限，降低胆固醇水平，有助于延长寿命 ❷ 控制肥胖 ❸ 增强抵抗疾病的能力 ❹ 对于身体的紊乱是一种补救的方法 ❺ 增强心肌功能，从而使心脏由于超负荷而紧张 ❻ 改善呼吸和循环系统的功能 ❼ 可预防疾病的发生	治疗方面： ❶ 使静脉血迅速回流，改善葡萄糖容限，降低胆固醇水平，有助于延长寿命 ❷ 控制肥胖 ❸ 增强抵抗疾病的能力 ❹ 对身心疾病起到补充和辅助治疗的作用 ❺ 由于采用压力推拿，能起到镇静作用，从而改善心肌的健康状况和功能（心脏肌） ❻ 改善整个机体系统的功能，特别是神经系统的功能 ❼ 可以作为预防和康复治疗的方法
技术方面： ❶ 强调协调肢体，易忽视呼吸 ❷ 引发竞争精神 ❸ 主要使肌肉收缩 ❹ 不对称性，单一性	技术方面： ❶ 强调呼吸配合，重视联结 ❷ 非竞争的 ❸ 主要使肌肉伸展、放松 ❹ 对称、全面
行为影响： ❶ 增强进取心，以及进攻和防御精神 ❷ 以自己为中心	行为影响： ❶ 增加耐力，使之更沉着、镇定 ❷ 采取自我反省的态度，以人为本

S I

C P

第二章

瑜伽体式之科学研究

THE SCIENCE OF ASANAS

瑜伽共有八百四十万体式，每个体式代表一种生物。体式分为三大类，第一类是文化体式。我们平时所有的练习，不管是关节的练习，还是太阳致敬式，都是控制我们的身体，让我们的身体受自己支配。第二类是冥想体式，《哈他之光》中讲解的四种冥想体式是：莲花坐、至善坐、狮子式、吉祥坐。最后一类体式是放松体式——挺尸式。

文化体式的生理意义

文化体式有两大作用

1. 增强机体活力
2. 锻炼脊髓和大脑，发挥昆达里尼作用

增强机体活力

人体所有器官由组织构成。如果这些组织能够保持健康，人体则呈现最佳机体活力。

保证组织健康的条件

1. 不断供给适度的营养及内分泌腺体的正常分泌
2. 有效清除废弃物
3. 神经连接功能正常

不断供给适度的营养及内分泌腺体的正常分泌

组织所需营养元素包括蛋白质、脂肪、糖类、矿物质、维生素及氧气。这些都由血液运输到组织。前五种元素从饮食中摄取，其供给不仅取决于饮食的数量和质量，还有赖于消化系统的消化、吸收能力。因此，要保持组织蛋白质、脂肪、糖类及矿物质、维生素的正常供给，就要保持消化系统及循环系统的正常运行。

- **瑜伽体式对消化系统的影响**

消化的主要器官有胃、肠、胰腺、肝脏。这些器官位于腹腔，受到下方的盆骨及四周强壮肌肉的支撑。一天 24 小时，消化器官有着天然的条件，享受自动、轻微的按摩，保持消化器官的健康。正常呼吸条件下的腹部运动可以对消化器官进行按摩。呼气时，腹部肌肉收缩，推动腹部内脏，包括消化器官向里向上运动，这样就轻微按摩腹部内脏。吸气时，横膈膜压迫腹部内脏向下向前运动，在被腹部内脏压迫向前运动的同时，放松的腹部肌肉又轻微按摩腹部内脏。这样，每分钟腹部肌肉轻微自动按摩消化器官 14~18 次。这种自动轻微的按摩是大自然赋予的保持消化器官健康的最重要条件。由此可见，只有腹部肌肉足够结实又有弹性才能最有效地进行这种自动按摩。如果腹部肌肉无力，就不能有效按摩消化器官，消化就会出问题。有消化不良症状的人，腹部肌肉要么僵硬，要么虚弱无力。因此，要想保持正常的消化功能就要保持腹部肌肉强壮有弹性。

瑜伽体式可以保持腹部肌肉的力量和弹性吗？答案是肯定的。瑜伽体式不仅能够保持腹部肌肉强壮有弹性，从而保持对消化器官的有效自动按摩，还能对腹部肌肉进行特殊、强烈、有力的内部按摩，取得的成效是任何其他习练无法企及的。

伸展收缩运动会保持肌肉的力量及弹性，这已经是公认的事实。眼镜蛇式、蝗虫式、弓式能够有力伸展腹部前侧肌肉，同时收缩后侧肌肉。瑜伽身印法、背部伸展式、犁式要求腹部前侧肌肉有力收缩，同时伸展后侧肌肉。和这六种体式对腹部前后肌肉所进行的锻炼一样，脊柱扭转式、半鱼王式对腹部侧面肌肉进行类似的锻炼。由此可见，瑜伽体式对所有的腹部肌肉进行有效的锻炼，从而使这些肌肉可以对腹部内脏进行有效的自动按摩。

然而，只有当我们考察到收腹收束、瑙力时，我们才会真正体会瑜伽的魅力。收腹收束对腹部肌肉进行垂直按摩。我们可以用肉眼观察到腹部肌肉后面的内脏上下滑动，实现垂直按摩。瑙力对腹部器官进行横向按摩。两块腹直肌在腹部每分钟来回滚动数次，从而按摩位于其后的内脏，其效果让人惊叹。每一个公正的习练者都会认同以下结论：收腹收束、瑙力的作用是其他锻炼方式不可比拟的，瑜伽先知对腹部肌肉关爱有加。

腹部肌肉的力量不仅对自动按摩内脏有效，也有助于保持腹部器官各就其位。这些器官不是松垮地悬在腹腔内，它们需要前部的有力支撑，否则就会向下错位，导致各种紊乱，甚至会导致消化不良。而这种前部的支撑就由腹部支撑肌肉完成，其支撑力度与肌肉力量成正比。瑜伽体式不仅能够帮助腹部前部肌肉强壮有弹性，自动按摩腹部器官，还能使内脏各就其位，保证正常的消化和吸收。这样，消化系统就充分实现了供给全身组织蛋白质、脂肪、矿物质、维生素及糖类的功能。

- **瑜伽体式对循环系统的影响**

人体血液循环把营养输送到各组织，另一个是与营养供给紧密相关的身体系统——循环系统。循环系统包括负责血液循环的器官，即心脏、动脉、静脉及毛细血管。

血液循环最重要的器官就是心脏，心脏的收缩和舒张完成血液的全身循环。心脏由最强壮的肌肉构成，但是也能够通过合理的瑜伽锻炼使其变得更加健康。收腹收束、瑙力抬高横膈膜，从下方按摩始终处于工作状态的心脏。同样提高肌肉健康的方法之一就是实现增压减压的交替转换。收腹收束、瑙力，心脏交替处于减压的状态下，有机会练就更有力的肌肉。眼镜蛇式、蝗虫式、弓式可以交替对心脏增压，肩倒立式、倒箭式、犁式第一阶段也发挥同样的作用。不同的瑜伽体式产生的交替增压减压促进心脏健康，增加血液循环的有效性。

在循环系统里，静脉是最弱的。它们担负着从全身收集血液并对抗重力将血液输送到心脏的重任。这一重任给微弱肿胀的静脉带来巨大的压力。因此静脉比任何其他的循环系统器官都急需外部援助。瑜伽先知发明了极为简单的办法来帮助静脉，他们创造了头倒立式、肩倒立式、倒箭式。由于人体倒立，静脉无须承受流经它们的血液的压力，可以毫无压力地把血液输送到心脏，结果无与伦比。瑜伽体式产生的静脉短暂的缓解效果显著，可以保持及恢复静脉健康。备受静脉肿胀困扰的患者每天进行几分钟的瑜伽锻炼就能康复。这样静脉健康得到改善，心脏也更健康。整个循环系统发挥着自己的作用，把蛋白质、脂肪、糖类、矿物质、维生素输送到构成身体不同部位的组织里面。

- **瑜伽体式对呼吸系统的影响**

氧气和其他营养元素一样，是通过循环系统输送到各组织的。如上文所述，瑜伽可以保持循环系统的正常运行，一旦血液摄入足量氧气，组织氧气供给就会毫不费力。蛋白质、脂肪、糖类、矿物质、维生素是由血液从消化系统运输而来的，而氧气是从呼吸系统摄入的。因此，我们将要考察瑜伽体式是否能保持呼吸系统的良好状态。

呼吸的主要器官是肺，但是正常的呼吸活动不仅取决于肺的健康，呼吸道肌肉也必须强壮、健康，其作用非比寻常。此外还应保持肺吸入新鲜空气的通道畅通，这样，肺的呼吸能力在供氧方面才能完全展现。

循环系统要获得足够量的氧气，必须满足三个条件

❶ 健康的肺

❷ 强健的呼吸道肌肉

❸ 通畅的呼吸道

瑜伽锻炼是否能够满足以上的三个条件？

第一个条件：大致而言，肺健康有赖于肺的弹性及构成肺的肺泡的活动。如果肺弹性状态良好，没有闲置肺泡，肺健康就可以保证。瑜伽锻炼能够保持肺组织的弹性，使每个肺泡都积极参与呼吸活动吗？答案是肯定的。蝗虫式、鱼式这两种瑜伽体式在这一方面作用重大。蝗虫式要求肺在相当高压力的条件下深吸气，保持住呼吸数秒。这样高压就会迫使空气进入肺泡，打开肺泡参与呼吸活动。每天做几次蝗虫式，即使是正常呼吸，也会调动起所有肺泡，因为一旦肺泡参与呼吸活动形成习惯，就不会由于压力大小而轻易改变。鱼式也能达到同样的功效。蝗虫式和鱼式的区别是：对于蝗虫式，屏息绝对需要，而对于鱼式，屏息则可有可无。一位经过培训的瑜伽习练者在习练鱼式时即使不呼吸也能平衡自己，这就是为什么屏息可有可无。蝗虫式和鱼式都能调动肺泡参与正常的呼吸活动，此外蝗虫式还能保持肺部组织的弹性。每一位医务工作者都知道每天保持几次肺部组织完全伸张，弹性组织会保持完全的弹性。因为蝗虫式要求深吸气，保持住呼吸，在这一瑜伽体式中，肺部得到最大限度的伸张。如果每天重复练习蝗虫式 3~7 次，就足以保持肺部的完全弹性。所以很明显，肺部组织完全弹性及肺泡充分活动都可以通过瑜伽体式实现，瑜伽习练者可以练习瑜伽体式保持肺部健康。

第二个条件：呼吸道肌肉的力量。蝗虫式要求的深吸气及收腹收束、瑙力必需的深呼气都能练就强健的呼吸道肌肉，这样就满足了供给循环系统所需氧气的第二个条件。

第三个条件：呼吸道通畅。扁桃体发炎，扁桃体肥大，息肉、慢性鼻炎及横膈膜偏离，都会导致呼吸道堵塞。瑜伽体式能够排除这些堵塞吗？瑜伽体式毫无疑问可以解决扁桃体发炎甚至慢性鼻炎，但是对于其他的堵塞情况却无能为力。肩倒立式、倒箭式、鱼式、舌锁式、狮子式对于扁桃体发炎及慢性鼻炎效果显著。因此如果排除少数扁桃腺肥大、息肉及严重横膈膜偏离的情况，瑜伽体式还是能够保持呼吸道畅通的。

- **瑜伽体式对内分泌的影响**

正如本章开篇所述，组织健康不仅依赖五大营养元素的充分供给，还有赖于内分泌系统。我们将考察瑜伽体式在保持内分泌结构健康的作用。男性的甲状腺、垂体、松果体、肾上腺、睾丸，女性的卵巢都被看作人体最重要的内分泌器官。这些分泌腺任何一种分泌不足都会导致严重的后果。瑜伽体式能够保持这些内分泌腺的健康吗？答案是肯定的。肩倒立式、倒箭式、鱼式，对甲状腺都有积极的作用，头倒立式对于垂体、松果体效果良好，眼镜蛇式、弓式、收腹收束、瑙力对肾上腺有积极作用。肩倒立式、收腹收束、瑙力对于保持睾丸、卵巢健康成果显著。因此瑜伽体式能够确保最重要的内分泌腺系统的健康，提供组织必需的分泌物。

有效清除废弃物

- **瑜伽体式对于排泄过程的影响**

废弃物包括二氧化碳、尿酸、尿素、胆汁，含有尿酸尿素的尿，含有胆汁及食物中未被消化和难以消化的渣滓。多数废弃物都有毒，在体内长久逗留将会导致身体功能严重紊乱。因此这些废弃物从体内恰当地排出对组织的健康尤为重要。 二氧化碳通过呼吸系统排出，含有尿酸尿素的尿通过泌尿系统排出，含有胆汁及难以消化的食物的渣滓通过消化系统排出。由此可见，只要这三大系统，即呼吸系统、泌尿系统和消化系统能够正常发挥功能，废弃物就能有效排出体外。研究营养问题的时候我们就发现瑜伽体式和收腹收束、瑙力可以使呼吸系统和消化系统保持在良好状态，此外瑜伽体式同样可以保持泌尿系统的良好状态。泌尿系统包括肾、输尿管、膀胱、尿道。实际上分泌尿的器官是肾，其他器官只是为尿排出体外提供通道。肾位于腹腔，前面已经讲解过瑜伽体式对腹部起到很好的锻炼作用。有收腹收束、瑙力的补益，瑜伽体式的功效获得更充分的体现，足以保持肾的健康。这样人体就能有效排出含有尿酸尿素的尿。

这样瑜伽体式就能满足组织健康依赖的第二个条件，即废弃物的有效排出。

神经连接功能正常

- **瑜伽体式对神经系统的影响**

第三个也是最后一个条件，即神经连接功能良好。什么是“神经连接功能良好”，瑜伽体式是否能够达到这一效果？

神经系统最重要的部分就是大脑，其次是脊髓和交感神经髓不同的神经从大脑和脊髓发出，不断分叉，遍及全身。神经网络非常完整，人体所有组织都有自己的神经网。主要是由于神经网，组织才能正常发挥作用。如果神经网退化，组织功能也会退化；如果神经网遭到破坏，组织就会完全丧失功能。如果脸部神经被切除，或者瘫痪，由该神经控制的面颊肌肉就不会收缩，一直处于伸张状态，另一边面颊的肌肉就会把整张脸拉向那一边，就会出现脸部瘫痪患者典型的症状。由此可见，只要与组织连在一起的神经状态良好，人体组织就会保持健康积极。所以组织健康的第三个条件就是神经连接功能良好。

瑜伽体式能够保持人体神经机制的有效运行吗？答案是肯定的。头倒立三式，倒箭式向大脑输送更加丰富的血液，保证大脑健康及控制感官的头盖神经健康。所有的瑜伽体式都是极好的脊椎锻炼方法，脊椎前后弯曲、左右扭动，保证弹性和脊椎里面的脊髓及交感神经髓健康，交感神经嵌于脊椎周围的肌肉里。收腹收束、瑙力通过横膈膜发挥作用，对改善脊髓及交感神经髓健康有着特殊的意义。从大脑和脊髓发出的神经，多数位于胸部和腹部。上文已经提到过，瑜伽体式及收腹收束、瑙力都能作用于胸部腹部，从而改善位于这些部位的神经。蝗虫式、半蝗虫式、肩倒立式的开始部分及倒箭式都能改善低端神经，蝗虫式、鱼式、肩倒立式、倒箭式能够改善高端神经。由此可见，瑜伽体式不仅能保持大脑、脊髓及交感神经髓健康，还有助于改善遍及全身的头盖骨和脊椎骨神经。

综上所述，瑜伽体式都能满足组织健康所需的三个生理条件，即不断供给适度的营养及内分泌腺体的正常分泌，各种废弃物能够有效地排出体外，所有的神经连接功能正常。这些条件都满足，人体组织才会健康，产生机体最大活力。由于人体的各个系统是由组织构成的，每个系统都正常发挥功能，才会达到生理和谐，保证身体健康，充满活力。

对脊髓大脑影响的精神意义

瑜伽体式对于训练大脑和脊髓非常重要。大脑和脊髓是构成神经系统最重要的部分，昆达里尼被唤醒后就通过大脑和脊髓发挥作用。如果大脑和脊髓状态不佳，强行唤醒昆达里尼，瑜伽习练者往往要吃点苦头。因此对于想通过瑜伽改善精神面貌的人就不得不开发大脑和脊髓，通过文化体式锻炼大脑和脊髓对于神经科学的研究也因此有着特殊的意义。即使只是想通过瑜伽锻炼身体的人，也会收到对大脑及脊髓锻炼的益处，因为人体所有系统都由神经系统控制，而大脑和脊髓又是组成神经系统的主要部分，它们决定了其他系统是否能正常发挥功能。

- **对肌肉活动的影响**

个体的身体活动和健康与骨骼肌肉的状态紧密相关。如果手和腿都没有肌肉，或者肌肉有缺陷，任何身体活动都不可能正常进行。如果胸部、腹部肌肉退化，人就会遭受病魔的侵袭。女性腹部、骨盆肌肉虚弱经常会导致难产、流产。这非常清楚地表明了骨骼肌肉的重要性。答案是肯定的。瑜伽体式练习可恢复正常肌张力，使肌肉灵活柔韧、强壮有力。用胸肌、腹肌举例，因为练习获得的益处使得瑜伽练习者呼吸、吸收都没有任何问题。

冥想体式的生理意义

冥想的目的是帮助瑜伽习练者唤醒昆达里尼。首先考察一下冥想体式的生理作用，探讨冥想能否达到下述目标。

研究冥想体式，就会发现三个显著的特征：

❶ 脊椎挺直，避免腹部内脏收缩，解脱身体的压力。

❷ 丰富血液供给，调节尾骨、荐骨神经，与其他瑜伽体式配合帮助唤醒昆达里尼。

❸ 减少人体二氧化碳排放，减缓肺部心脏活动，集中排除身体对思想的干扰。

冥想体式三大特征具体分析

冥想习练过程中，挺直脊柱，为什么？

每个冥想体式都要求挺直脊柱。人的脊椎骨本来就不是绝对直的，有四个生理曲度。因此谈到保持脊柱挺直，指的是不会产生新的弯曲。使人体躯干及头部与地面保持垂直，可以保证脊柱挺直。多数人认为挺直脊柱的生理优势是挺直脊髓，保持原位，正常发挥功能。从下面几点可以看出，这种论点并不让人信服。首先，由于脊髓所在的脊椎骨弯曲，脊髓不会非常直，它会保持自然的曲度。即使脊柱存在自然生理曲度，脊髓的保护也非常周全，脊髓的正常功能不会受任何干扰。泛泛而论，脊髓由三层膜包围，周围是流体，还有相当数量的脂肪组织充当包装材料。脊髓有三层膜支撑，有流体和脂肪组织的保护，就不会受到震动或颠簸。有着内部的层层保护，即使脊椎骨经受一定限度的弯曲或扭曲，脊髓也会安然无恙。因此即使脊椎骨不挺直，脊髓的功能发挥也不会受到任何影响。由此可见，因挺直脊柱而带来的生理优势的说法或多或少带有想象的成分，肯定还有其他的生理优势。

我们可能会想，瑜伽要求在冥想时挺直脊柱，是要避免腹部内脏收缩及由此引起的疾病。上文中已经表明无力的腹部肌肉会导致消化不良，脊柱前倾导致体式放松。如果一个严谨的冥想练习者一天坚持前倾几个小时，将会由于习惯于放松导致腹部肌肉变弱，再加上腹部器官收缩，就会引起消化不良。坚持挺直脊柱，就会避免所有的问题。瑜伽要求的脊柱挺直是冥想体式的技巧之一。

冥想要求脊柱挺直还有一个原因，冥想过程中，思想必须完全脱离身体，这就意味着身体必须放松、舒适、平衡。由于脊椎骨挺直，叠起双腿组成三角底座，双手置于膝盖或盆骨前脚跟，冥想具备了所有的优势。除去躺下后脊椎的水平位置，挺直是脊椎所能保持的最舒适的体式。但是水平体式并不适合冥想，因为那样习练者就容易入睡。由此可见，挺直是冥想唯一的体式。冥想练习者发现冥想体式是最舒适的，思想完全解放，不受身体干扰。

冥想体式中血液循环

冥想体式还可以调节盆骨神经。盆骨肌肉在相当长的时间里不是很活跃，因此才需要更多血液自由流动，这样盆骨就有更多来自腹部大动脉分支的血液供给。因此由脊椎部位，即尾骨和荐骨发出的神经就会得到更丰富的血液供给和调节。血液供给增加，随后的神经调节都有助于唤醒昆达里尼，这个过程当然离不开其他瑜伽体式的协调。传统的观点认为，仅靠不断练习冥想就能够唤醒昆达里尼。

冥想体式中的呼吸机制

第三个也是最后一个生理特征是最少的二氧化碳产出。二氧化碳最少是由于冥想时只有微量的肌肉活动，尽管保持冥想体式所需的肌肉能量不比躺下或睡眠所需的能量少，大约相当于坐下或站立所需的能量，但冥想体式需要极少的肌肉能量。因此，冥想时，二氧化碳产出也达到最低点。

肺部活动和人体二氧化碳产出成比例，这已经是公认的事实。如果人体产生大量的二氧化碳，肺部活动也会相应增加，就像运动员参加跑步、摔跤、划船运动一样。相反，躺着或睡眠时，人体二氧化碳产出较少，肺部活动就会减缓。此外，心脏与肺部活动一致，肺部活动增加时，心脏活动也随之增加，肺部轻微活动时，心脏活动也减缓。根据这些生理事实，冥想时，二氧化碳产出达到最低点，肺部和心脏活动都减缓。在一定的时间内保持冥想体式，例如坚持半个小时，呼吸就会变轻，心脏跳动得到控制，练习者所有的活动似乎都停滞了。这种情况下，呼吸就完全是腹部呼吸了，只有细心的人才能从腹部肌肉前后轻微移动看出肺部的活动。这样练习者的思维就自觉不自觉地完全摆脱了身体活动的干扰。练习者可以指引思维去探索本身的奥秘，甚至把自己同意识分离，直面现实，最终与现实融为一体并获得自我。

第三章

呼吸控制法

PRANAYAMA

呼吸是生命。我们可以短时间禁水禁食，但我们一刻也不能离开呼吸。由此我们可以醒悟到，我们在日常生活中给予呼吸的关注是多么少。在瑜伽里，呼吸是至关重要的。对于呼吸是否正确基于以下两点：如何给身体吸入更多的氧气；如何控制呼吸以至控制头脑。

收束法

Bandha

Bandha 的意思是“扣牢”“系紧”“锁牢”，收束法具备哈他瑜伽文化的典型特征，哈他瑜伽典籍认为，在呼吸控制法的练习中使用收束法非常关键。收束法的主要目的是防止能量散失，输送能量至中脉，不影响能量的流动。瑜伽习练者体内宇宙能流动的时候，必须控制或锁住能量流动，保证能量准确到达目的地，不破坏其他的神经系统或能量循环。

主要有四种收束法：

1. 收颔收束法（Jalandhara Bandha）
2. 会阴收束法（Moola Bandha）
3. 收腹收束法（Uddiyana Bandha）
4. 大收束法（Maha Bandha）

收颔收束法 Jalandhara Bandha

Jalandhara 由 Jalan，Dhara 构成，Jalan 意思是网，Dhara 意思是流。练习该收束法时，胸骨与下颚贴紧，在吸气后屏息呼吸，通常在练习瑜伽呼吸控制法时使用收束法。

技巧： 保持舒适的冥想坐姿，立直头部和脊骨，闭上眼睛，放松全身，慢慢深吸气，把气屏息在体内，颈部向前微倾，下颚缓慢置于锁骨与胸腔前部之间的凹口，这个凹口也叫颈凹。不要向一侧拉伸或倾斜头部，向上提升肩部，一段训练后，颈部向下弯曲会越来越容易，呼吸通畅时保持这一姿势。返回时，放松肩部，抬高下颚，挺直颈部，呼气，这就完成了一轮收颔收束法（Jalandhara Bandha）。

注意事项：

1. 颈椎关节硬化患者，颈痛患者请勿习练。
2. 习练呼吸控制法时，心脏病、高血压患者请勿习练。
3. 尽量抬高胸腔，不要过于压低颈部。

作用：

1. 放松头脑，为冥想做好准备。
2. 清洁鼻腔通道。
3. 有利于内分泌腺。
4. 有利于缓解愤怒、压力、焦虑。

会阴收束法 Mula Bandha

Mula Bandha 由 Mul 构成，意思是“根基”“根源”“基础”“源泉”，这儿指的是肛门和生殖器之间的主要部分，即会阴，也是脊骨的根部。练习收缩肛门括约肌有利于学习会阴锁，括约肌收缩时，压力集中于会阴部位。

技巧： 保持舒适的冥想坐姿，膝盖紧贴地板，腹股沟舒展打开，挺直头部和脊骨，闭上眼睛，放松全身，慢慢深吸气，收颔，尽力收缩会阴部位，屏住呼吸，不要紧张，放松会阴和下颚，然后呼气。

注意事项：

❶ 在瑜伽专家指导下练习，否则会导致活动过度。

❷ 在最后的位置时，注意会阴收缩。

作用：

❶ 有利于治愈关节炎、支气管炎、哮喘。

❷ 有利于缓解便秘，性障碍。

收腹收束法　Uddiyana Bandha

Uddiyana 字面意思是“飞跃”“提升”，练习时，把横膈膜从下部腹腔提到胸腔，这也是有时译成“胃提升”的原因。该练习通过中脉把宇宙能 (Prana) 从根轮 (Muladhara Chakra) 提升到顶轮，该练习也为瑙力 (Nauli) 奠定基础。

技巧： 收腹收束法可以在站立或坐立时进行。

❶ **站立收腹收束**

挺直站立，伸开双腿，两腿与髋同宽。深吸气，快速呼气，自然收颔，双膝弯曲，向前微倾，伸开手指，抓住大腿中部，把腹部拉向脊骨，向上提升。向里向上收缩腹部肌肉，模拟吸气时，扩张胸腔，提升肋骨。屏住呼吸，但是不要超出自己的耐力。如果感到压力，就放松腹部和下颚，抬高头部，慢慢吸气，挺直站立。

❷ **坐立收腹收束**

掌握了站立收腹收束后，学员可以继续练习坐立收腹收束：保持舒适的冥想坐姿，双膝沉降向地面，膝盖低于骨盆，挺直头部和脊骨。手掌压紧膝盖，挺直肘部，把腹部向后拉至脊骨，然后抬升。向里向上收缩腹部肌肉，模拟吸气时，扩张胸腔，提升肋骨。屏住呼吸，但是不要超出自己的耐力。如果感到压力，就放松腹部和下颚，抬高头部，慢慢吸气，该收束法最佳持续时间为 15~55 秒钟。

注意事项：

❶ 空腹练习。

❷ 熟练掌握收颔收束法和会阴收束法后，练习该收束法。

❸ 孕妇请勿习练。

❹ 心脏病及高血压患者请勿练习。

❺ 横膈膜疝气及肠溃疡患者请勿练习。

作用：

❶ 有益于治愈便秘及消化不良。

❷ 有益于消除懈怠，缓解焦虑压力。

❸ 有效治疗胃病。

❹ 改善血液循环，按摩腹部器官。

大收束法 Maha Bandha

Maha 字面意思是“巨大”，Maha 把所有的收束法结合起来，综合了三个收束法的作用，在专业老师指导下熟练掌握所有的收束法之后才能练习大收束法。

技巧： 保持舒适的冥想坐姿，双膝沉降向地面，膝盖低于骨盆，挺直头部和脊骨。慢慢通过鼻子深吸气，通过鼻道用力呼气，相继收颔、收腹、收缩会阴，保持收束，但是不要超出自己的耐力，如果觉得有压力，就分别放松会阴、腹部、下颚，抬头后慢慢吸气。

注意事项：

❶ 空腹练习。

❷ 熟练所有收束法后，练习该收束法。

❸ 孕妇请勿习练。

❹ 心脏病及高血压患者请勿练习。

❺ 横膈膜疝气及肠溃疡患者请勿练习。

作用：

❶ 综合所有收束法的作用。

呼吸控制法

Pranayama

呼吸控制法是呼吸方面的瑜伽练习。呼吸控制法不仅锻炼呼吸，也能锻炼呼吸器官有意识、有节奏、强烈地扩展。呼吸控制法是瑜伽的重要部分，是连接体力锻炼和精神修养的桥梁，呼吸控制法在《哈他之光》中是瑜伽习练的第二个步骤，在帕坦伽利（Patanjali）《瑜伽经》中是习练的第四个步骤。呼吸控制法宣称最轻微的呼吸改变方式，瑜伽学员应该掌握体式后再练习呼吸控制法。

呼吸控制法 = Prana + Ayama

“呼吸控制法”由“Prana”“ Ayama”两个单词构成，Prana 原意是呼吸，这里指“生命能量”。《奥义书》中，Prana 是意识背后的生命源动力，Ayama 意思是控制或扩展，Ayama 是有意识地控制引导生命能量 (Prana)。以上两个意思都有助于理解呼吸控制法的意思，呼吸控制法指完全控制这一生命能量或者生命力量。

印度瑜伽修行者认为情绪及意识活动与神经系统有直接关系，通过神经系统改变呼吸。有呼吸时，人的意识就不稳定，屏住呼吸时，意识稳定。我们应该有类似的经历，用针穿线时，呼吸会暂停一会儿。无论需要集中精力干什么，呼吸就会变得缓慢、平静。练习呼吸控制法时，有意识放慢呼吸，增加深度，增强节奏。

古代印度圣者和瑜伽修行者对自然进行大量研究，他们注意到呼吸速度慢的动物比呼吸快的动物寿命长，比如大象和乌龟寿命长，狗、鸟类、昆虫类呼吸速度快，寿命较短。 这表明呼吸速度慢，肺部心脏更加健康，寿命延长。

练习呼吸控制法时，呼吸周期包括三部分：

❶ Puraka (吸气)

Puraka (吸气) 是吸入空气的主动活动，使肺部充满纯净、新鲜的空气。

❷ Rechaka (呼气)

Rechaka (呼气) 是呼吸的被动动作，排出陈腐空气，清空肺部。

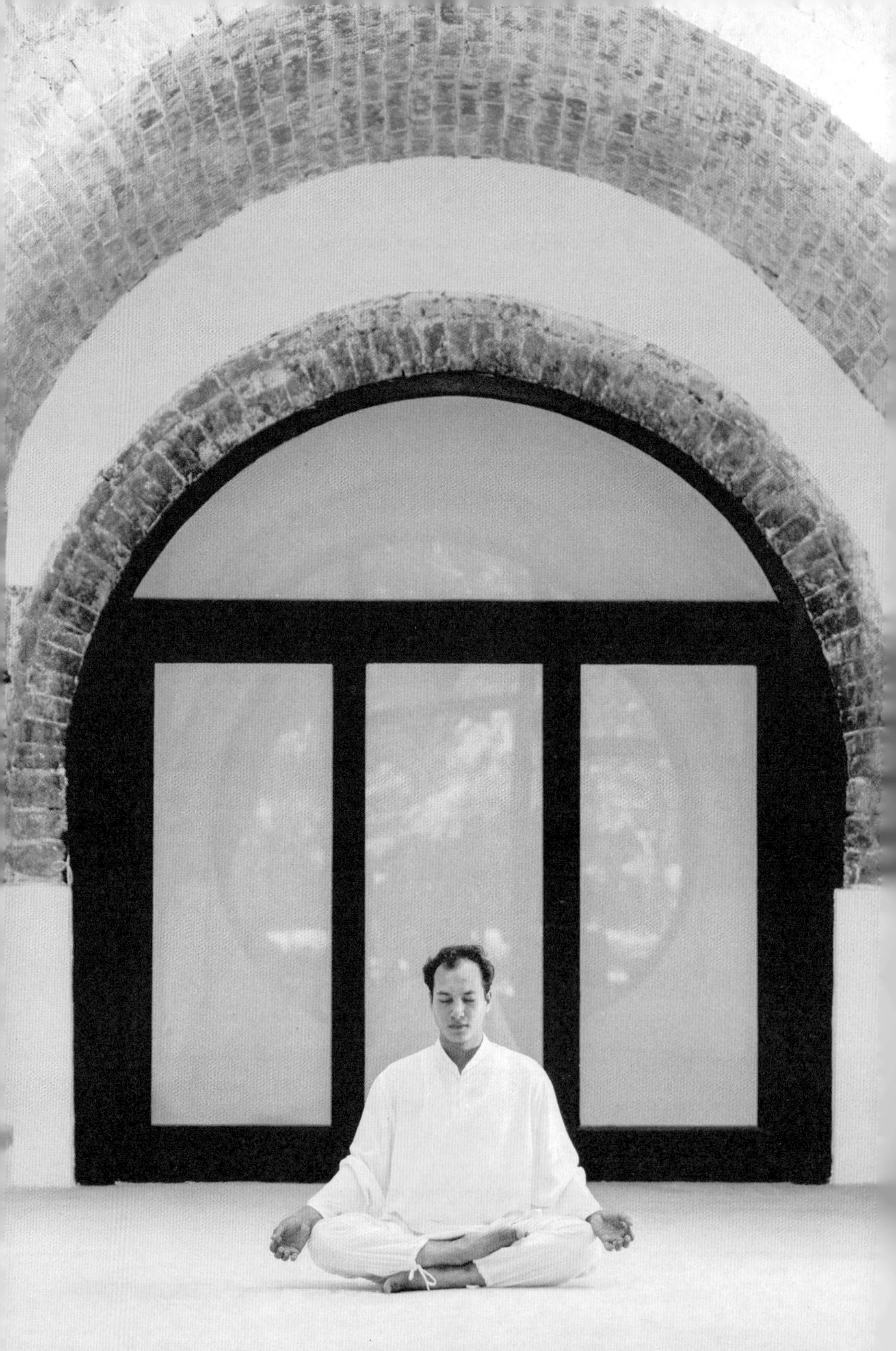

3. Kumbhaka（屏息）

Kumbhaka（屏息）指的是吸气呼气间正常的停顿，瑜伽典籍中，呼吸控制法也被叫作 Kumbhaka（屏息），瑜伽呼吸控制法习练者认为屏息意义重大，屏息被分为两部分。

A. 吸气后屏息（Antara 屏息）

B. 呼气后屏息（Bahya 屏息）

呼吸控制法最重要的部分是屏息。为了达到更好的效果，必须控制呼吸。专家建议练习三个月的无屏息呼吸控制法后，才能尝试屏息。如果练习屏息不当，会严重伤害肺部。因此练习呼吸控制法时，主要练习吸气和呼气，控制呼吸后再开始练习屏息，不可操之过急。

吸气、呼气、屏息之间应该有一个固定的比例，吸气、屏息、呼气之间的比例分别是 1:4:2。根据这一比例，吸气需要 4 秒钟，屏息 16 秒，呼气 8 秒，但是对于初学者来说，要达到这一比例，非常困难，他们可以从 1:1:2 的比例练起。

斯瓦特玛拉玛（Swatmarama）大师所著的《哈他之光》中记述了八种呼吸控制法，都是根据吸气、呼气分类的，不是根据屏息分类。

1. Suryabhedana，太阳式呼吸控制法
2. Ujjayi，成功式呼吸控制法
3. Sitali，卷舌式呼吸控制法
4. Sitkari，嘶式呼吸控制法
5. Bhramari，蜂鸣式呼吸控制法
6. Bhastrika，风箱式呼吸控制法

7. Murccha，眩晕式呼吸控制法
8. Plavini，流溢式呼吸控制法

不同呼吸控制法种类对意识和身体有不同的作用，可以通过舒适的冥想姿势练习。

太阳式呼吸控制法　Suryabhedana

Suryabhedana 由 Surya 和 Bhedana 两个词构成，Surya 意思是太阳，呼吸控制法教材也称为右鼻道，Bhedana 意思是刺穿、张开，被称作 Suryabhedana ，因为空气通过右鼻道吸入，用来唤醒昆达里尼（能量周期）。

技巧： 保持舒适的冥想坐姿，挺直头部和脊骨，闭上眼睛，放松全身，通过右鼻道缓缓吸气，快要完成吸气时，分别做收颔收束和会阴收束。根据自己的能力屏息呼吸，再分别放松会阴收束，收颔收束，通过左鼻道呼气，比吸气时缓慢，这就完成了一轮太阳式呼吸控制法。对于初学者来说，练习 8~12 轮就足够了。

注意事项：

1. 切勿饭后练习。
2. 高血压患者请勿练习。
3. 心脏病患者和紧张症患者请勿练习。

作用：

❶ 增加热量。

❷ 增强消化。

❸ 有益于鼻窦炎患者。

❹ 有益于低血压患者。

成功式呼吸控制法 Ujjayi

Ujjayi 由‘ud’和‘jaya’两个词构成，Ud 意思是向上、扩展、响亮，jaya 意思是胜利、成功，Ujjayi 意思是获得成功。

技巧： 保持舒适的冥想坐姿，挺直头部和脊骨，闭上眼睛，放松全身，通过两个鼻道吸气，声门半开半闭，产生啜泣声，吸气过程中，收缩腹部，扩张胸腔，快要完成吸气时，分别完成收颔收束和会阴收束，根据自己的能力屏息。接下来通过左鼻道呼气，放松收颔收束和会阴收束，这就完成了一轮喉呼吸，重复几次。对于初学者来说，8~10 次足够。吸气、屏息、呼气之间 1:1:2 的比例很容易做到，练习一段时间后，可以尝试 1:2:2，然后尝试 1:4:2。随着练习的增加，持续时间可以增加到 12~15 分钟。结束练习后，通过两个鼻道吸气，以挺尸式躺下。

注意事项：

❶ 请勿突出腹部。

❷ 半开半闭声门时，请勿收缩面部及鼻子肌肉。

❸ 尽量放松面部。

4. 心脏病患者请勿同时练习收颔收束、屏息及喉呼吸。

作用：

1. 缓解失眠。
2. 由于可以降低心脏速率，对高血压（无屏息及锁定）患者有益。
3. 提高声门，治愈各种喉咙病症。
4. 清洁能量通道。

卷舌式呼吸控制法 Sitali

Sitali 意思是平静，卷舌式呼吸控制法用来为系统降温。

技巧： 保持舒适的冥想坐姿，挺直头部和脊骨，闭上双眼，放松全身，张开嘴巴，嘴唇呈“O”形，伸出舌头，卷曲成管状，此时舌头就像下鸟喙。通过嘴巴吸气，快要完成吸气时，收回舌头，闭上嘴巴，收颔收束。屏息时切勿压抑，初学者练习 1~2 秒钟足够，就像喉呼吸那样从鼻子呼气，这就完成一轮呼吸控制法，做 10 次，以挺尸式姿势躺下。

注意事项：

1. 请勿冬季练习，避免在受污染的环境下练习。
2. 哮喘病患者请勿练习。
3. 怕冷或咳嗽患者请勿练习。

作用：

1. 为系统降温。
2. 充当睡前镇静剂。
3. 利于治疗胃痛及脾病。
4. 控制饥饿。

嘶式呼吸控制法 Sitkari

嘶式呼吸控制法是卷舌式呼吸控制法的变体，由于产生“嘶嘶”声，被称作 Sitkari。

技巧： 保持舒适的冥想坐姿，挺直头部和脊骨，闭上双眼，放松全身，通过嘴吸气，张嘴，分开嘴唇，露出牙齿，舌头位于下齿上，卷起舌尖，紧贴下齿，通过舌头缓缓呼吸，此时，嘴巴发出“嘶嘶”声，快要完成吸气时，收回舌头，闭上嘴巴，高级学员可以做锁定动作，完成屏息后，通过鼻道呼气，这样就完成了一轮练习，练完几轮后，以挺尸式姿势躺下。

注意事项：

1. 同卷舌式呼吸控制法。

作用：

1. 同卷舌式呼吸控制法。

蜂鸣式呼吸控制法 Bhramari

Bhramari 意思是蜜蜂，练习呼吸控制法时，发出“嗡嗡”声，像黑蜜蜂一样。

技巧： 保持舒适的冥想坐姿，挺直头部和脊骨，闭上双眼，放松全身，个人认为，莲花坐是瑜伽之王，是最佳的呼吸控制法习练姿势，通过该项练习，紧闭双唇，上下齿微分。接下来举起双臂，用食指或中指堵住双耳，这样就能听到鼻道摩擦及上颚振动的美妙的声音，集中精力感受这种颤动和甜美的音乐。通过两个鼻道呼吸，通常采用屏息呼吸，缓慢呼气，发出同样的“嗡嗡”声，这就完成了一轮呼吸控制法，完成几轮后，以挺尸式姿势躺下。

注意事项：

❶ 心脏病患者应该在不屏息，没有锁定的情况下练习。

❷ 耳传染病患者请勿练习。

❸ 请勿躺着练习。

作用：

❶ 体味难以言传的美妙感觉。

❷ 有益于治疗喉咙疾病。

❸ 缓解失眠、焦虑。

风箱式呼吸控制法 Bhastrika

Bhastrika 字面意思是风箱，由于发出铁匠铺风箱的声音，被称为风箱式呼吸控制法 ，其突出特征是连续不断地呼气。风箱式呼吸控制法可以增加进入体内的空气，产生体内热量，这种热量既可见又细微。

技巧： 保持舒适的冥想坐姿，挺直头部和脊骨，闭上双眼，放松全身，个人认为，莲花坐是瑜伽之王，是最佳的呼吸控制法习练姿势，通过两个鼻道有力呼吸，连续做 10 次，快要结束时，通过两个鼻道深呼吸。接下来做屏息，稍后做收颔收束、会阴收束，放松屏息和 瑜伽锁，通过两个鼻道呼气，这就完成了一轮呼吸控制法，做完几轮后，以挺尸式姿势躺下。

注意事项：

1. 高血压患者请勿练习。
2. 肺病和心脏病患者请勿练习，或者在专家指导下练习。
3. 疝气、癫痫病及胃病患者请勿练习。

作用：

1. 有助于唤醒昆达里尼（能量周期）。
2. 为冥想做准备。
3. 排除多余胆汁。
4. 摩擦刺激内脏器官。

眩晕式呼吸控制法　Murccha

Murccha 意思是迷失、清醒或晕眩，这种情况下，不仅精神愉快，而且能够集中所有感官的精力。

技巧： 保持舒适的冥想坐姿，挺直头部和脊骨，闭上双眼，放松全身，通过两个鼻道深吸气，练习屏息 ，锁定收颔收束，屏息呼吸，保持舒适状态，屏息快要结束时，放松收颔收束，呼气时保持收颔收束，完成一轮练习，练习一段时间后，可能会导致昏迷。

注意事项：

❶ 其目的是引入半清醒状态，如果感觉晕眩就停止练习。

❷ 心脏病患者请勿练习。

❸ 高血压患者和智障者应该在专家指导下练习。

作用：

❶ 为冥想做充分准备。

❷ 放松情绪。

❸ 排除外界干扰，集中精力。

❹ 消除紧张及精神问题。

❺ 缓解焦虑，愤怒。

流溢式呼吸控制法 Plavini

Plavini 意思是游泳、溢出、洪流，流溢式呼吸控制法意思是人可以在水上漂浮。

技巧： 保持舒适的冥想坐姿，挺直头部和脊骨，闭上双眼，放松全身，模拟人吃饭喝水时的动作吞进空气，嘴里充满空气后，闭嘴吞入空气。吞入时，空气与唾液混合，到达食道，练习后，胃里就充满空气。通过两个鼻道吸气，尽量屏息，呼气时，把吞进的空气停留在胃里。几轮练习过后，清空胃部。

注意事项：

1. 胃病患者请勿练习。
2. 心脏病患者请勿练习屏息。

作用：

1. 控制饥饿。
2. 有利于治疗胃病。

上天赐予我们两个鼻道，右鼻道和左鼻道，这两个鼻道是从来不同时运行的，每两小时替换一次。左鼻道是阴，是月，是夜；右鼻道是阳，是日，是昼。当人的右鼻道运行的时候，身体的所有部分都是处于上升的状态，也就是说血压升高，整个能量流速在提升，每个器官处于一种亢奋状态；当左鼻道运行时，身体的所有的运行都会减缓下来，血压会降低。睡眠时，左鼻道运行，睡眠会很安详，右鼻道运行，则会百梦缠绕。因此，我们需要通过调息，让左鼻道和右鼻道之间的运行保持平衡，在阴阳事物中保持平衡，在白天与黑夜之间保持平衡。从规律上讲，容易亢奋和急躁的人右鼻道运行多，他们总是处于一种活跃的状态，脑子有很大的压力；平和安静的人，左鼻道运行多。鼻道运行有时也会受到情绪的影响而转换，可因为环境或情绪的变化瞬间转化，给身体带来很多不平衡的状态。 通过调息，可以学会控制大脑的运转，尽量排除这种不平衡，以调控由情绪带来的负面作用。 另外，有的放矢地更换运行鼻道有助于达成减肥或安眠的目的。每天饭前饭后堵住左鼻，呼吸 21 次，可以强行启动右鼻道，从而可以加快消化及代谢，以达到减肥效果；反之，每天睡前堵住右鼻，呼吸 21 次，强行启动左鼻道，可更快高枕无忧。

太阳式呼吸控制法	技巧：	注意事项：	作用：
	• 保持冥想坐姿 • 吸气（右鼻道） • 屏息 • 呼气（左鼻道）	高血压、心脏病患者、高度紧张症患者请勿练习	增强消化，有益于鼻窦炎患者、低血压患者

成功式呼吸控制法	技巧：	注意事项：	作用：
	• 冥想站立或坐定 • 吸气（通过两个鼻道，声门半开半闭） • 屏息 • 左鼻道呼气	心脏病患者请勿练习	净化能量通道，有助于解决血压问题

卷舌式呼吸控制法	技巧：	注意事项：	作用：
	• 保持冥想坐姿 • 吸气（嘴部卷舌） • 屏息 • 呼气（两个鼻道）	哮喘病患者及过度卡法（kapha）患者请勿练习，请勿在冬季练习	为整个系统降温，有助于治愈胃病、脾病

嘶式呼吸控制法	技巧：	注意事项：	作用：
	• 保持冥想坐姿 • 吸气，舌头呈鸟喙状 • 屏息 • 呼气（两个鼻道）	哮喘病患者及过度卡法（kapha）患者请勿练习，请勿在冬季练习	为整个系统降温，有助于治愈胃病，脾病

	技巧：	注意事项：	作用：
蜂鸣式呼吸控制法	• 保持冥想坐姿 • 两个鼻道吸气，发出“嗡嗡”声 • 屏息 • 呼气，发出“嗡嗡”声	耳传染病患者请勿练习，请勿躺着练习	有助于治疗喉咙疾病，缓解失眠，焦虑
风箱式呼吸控制法	• 保持冥想坐姿 • 用力吸气，呼气 • 两个鼻道吸气 • 屏息 • 两个鼻道呼气	高血压患者、心脏病患者、疝气患者、癫痫病患者、胃病患者请勿练习	祛除多余胆汁，唤醒能量周期，为冥想做准备
眩晕式呼吸控制法	• 保持冥想坐姿 • 两个鼻道吸气 • 屏息，锁定 • 呼气，锁定	智障、高血压患者及心脏病患者请勿练习	为冥想做准备，消除压力，缓解精神问题，缓解压力和愤怒
流溢式呼吸控制法	• 保持冥想坐姿 • 胃里充满空气 • 吸气（两个鼻道） • 屏息 • 呼气（两个鼻道）从胃中抽出空气	心脏病及胃病患者请勿练习	控制饥饿

第四章

三脉七轮

NADI & CHAKRA

在我们具象的身体内，还有一个抽象的身体，它由三条经脉（Nadis）和七个轮穴（Chakras）组成。

经脉

Nadi

“Nadi”意思是通道或管道，经脉是 pranic(微量能量)的通道。

据王瑜伽，人体有 72864 条经脉。《哈他之光》认为人有 72000 条经脉，《希瓦本集》认为人体有 350000 条经脉。每条经脉都源于肚脐，其中有 14 条经脉非常重要，有三个最为重要，分别是中脉(Sushumna)、左脉(Ida)、右脉(Pingala)。

❶ 中脉是三个当中最重要的，源于会阴的根轮，止于头部顶轮。冥想时，中脉必须持续流动，意识和身体才能得到控制，保持平静。据《筏罗诃奥义书》，中脉耀眼、闪亮，似乎以人体形式表现。

❷ 左脉源于根轮左侧，也被称为月亮脉，人们认为左脉被动，内向，呈阴性。如果左脉占主导地位，左鼻道就会进入更多空气，此时，精神能量占主导地位，人的大脑就会更加睿智。

❸ 右脉源于根轮右侧，也被称为太阳脉。右脉占主导地位时，右鼻道就会进入更多空气，此时，体力能量占主导地位。右脉占主导地位时，人体会产生更多热量，食物容易消化。左脉占主导地位时，精神能量占主导，人就能集中精力，就能集中精力研究、接受新事物，掌握外语。古代，印度瑜伽修行者经常拿着一个瑜伽棒，拿着棒子可以改变鼻道的呼吸，这样瑜伽习练者就能集中精力修行了。

重要的能量通道

经脉名称	与人体关联的部位	功能
中　脉	脊骨中央	照亮
左　脉	左鼻道	降温
右　脉	右鼻道	燃烧
萨拉斯瓦蒂	舌头	控制言论， 保证腹部器官健康
酷　胡	中脉前端	排泄
瓦诺尼	遍及全身	排尿
叶萨瓦尼	左耳，左大脚趾	
浦　萨	右耳	听觉
皮阿萨瓦尼	右大脚趾	
桑珂嘿尼	肛门	输送食物精华
刚达哈力	左眼	视觉
哈斯蒂吉瓦	右眼	视觉
威索达拉	哈斯蒂吉瓦，酷胡之间	吸收食物
阿朗卜萨	嘴边及肛门	排出毒素

轮穴

Chakras

我们身体能量系统的第三个组成部分是轮穴（Chakras）。它们是位于人体脊柱上各个神经丛，各有特性，分别掌管人体的器官及情绪。由下而上分别是：根轮、腹轮、脐轮、心轮、喉轮、眉心轮和顶轮。现代医学发现，七轮的位置其实相应于人体脊柱上的主要神经丛，是控制我们身体的枢纽。瑜伽中描述的每个轮的花瓣数，也与该神经丛的副神经丛相应。每一个轮穴都有它独特的特性和功能。最上方的两个脉轮主导纯灵性的功能，而较低的三个脉轮则几乎完全传输身体上的功能，中间的两个脉轮则是执行心智和心智趋向灵性的活

名称	元素	部位	花瓣	神性	颜色
根轮	土	会阴	4	伽内什	红色
腹轮	水	耻骨后方脊柱内	6	梵天、因陀罗等	橙色
脐轮	火	肚脐部位后方脊柱内	10	拉克什迷和毗湿奴	黄色
心轮	风	胸腔正中脊柱内	12	湿婆神和雪山神女帕瓦蒂	绿色
喉轮	空	咽喉正中往后的脊柱内	16	耆婆，提婆	蓝色
眉心轮	头脑	头颅中央往后	2	火	靛色
顶轮	至高无上的意识	头顶正中	1000	古鲁	紫色或无色

动。较高的脉轮也控制了在它下方的脉轮的运作。静坐能强化较高的脉轮，使人的心灵更精细、更扩展，更善于运用身体做精细而神圣的活动。

内分泌腺体和七个脉轮均有密切的关系。身体内的内分泌腺体支配着身体的活动，内分泌腺体分泌荷尔蒙到血液里，这些荷尔蒙借着血液的运送分布到不同的器官，以控制身体内部的消化作用、活力、体温水分、成长、细胞补充、性功能等。内分泌由这七个脉轮所支配。人的疾病也是这些脉轮其中之一的衰退，或是一个以上的脉轮的功能失去平衡所致。瑜伽体位法的目的，即是透过伸缩及伸展，强化各个脉轮，使各种不同的内分泌腺的分泌功能处于均衡状态，以维持身体的健康。在冥想期间，练瑜伽者必须将精神集中在这些至关重要的循环上，才能够获得更好的训练效果。由于习练瑜伽，可以唤醒昆达里尼，使其通过中脉上升。能量通过每个轮穴并唤醒它们。在每个轮穴中，有一个主宰的神。一定数量的荷花瓣象征一个轮穴，同时每个轮穴具有自己的颜色。

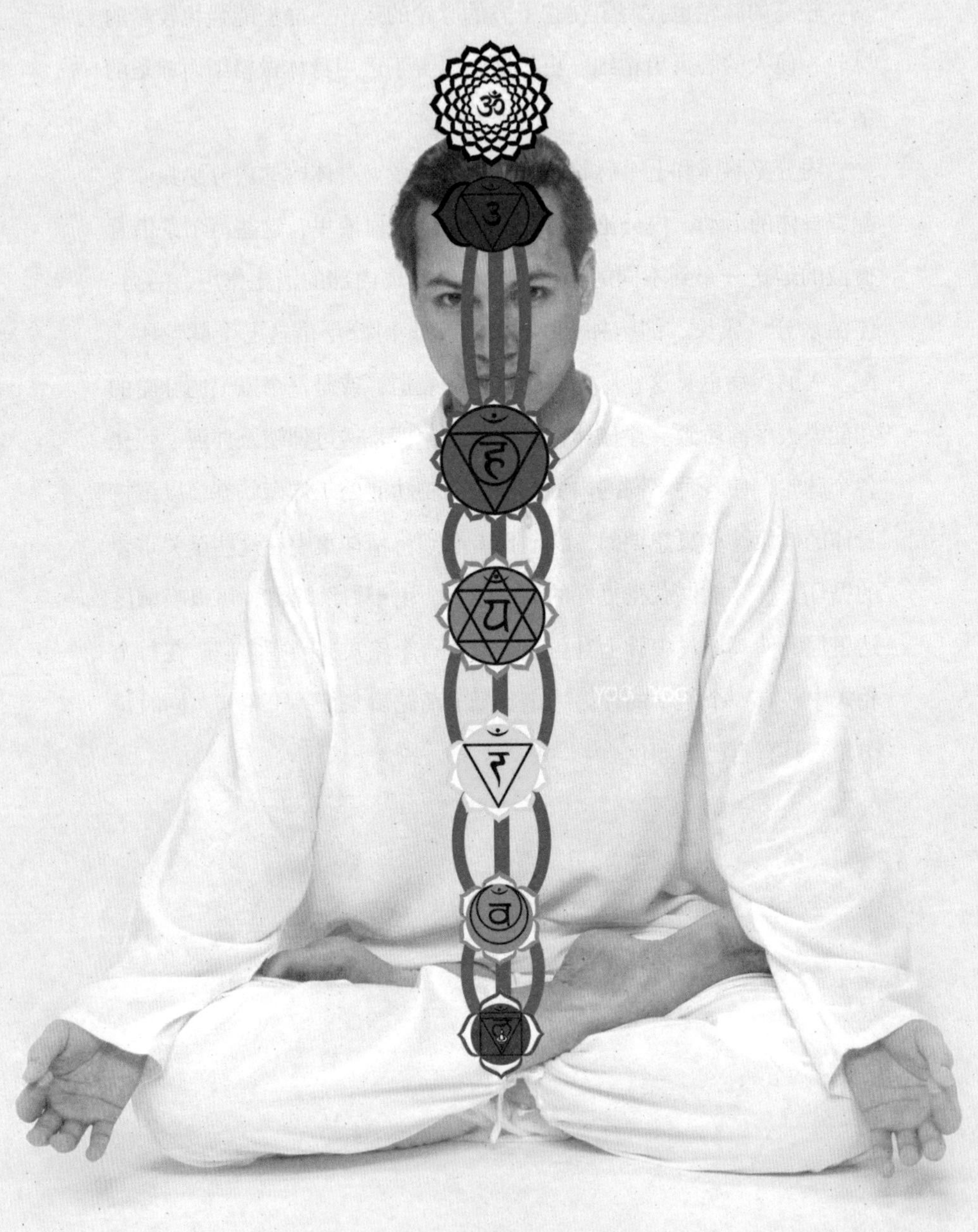

在我们的体内有七个主要的轮穴：

❶ **根轮** （纯真轮，Muladhara Chakra）

Muladhara 一词是由“Mula”和“adhara”这两个词构成的。Mula 一词意指“根源”“来源”“基础”或“源”。在此是指人体中介于肛门和生殖器之间的主要部位，即会阴。adhara 一词意指基础或底部。它是位于人体中最低部位的轮穴，即处于会阴处。它是水和嗅元素，与鼻子和嗅觉相关，用四个红色的莲花瓣表示。

❷ **腹轮** （真知轮，Svadhisthana Chakra）

“Svadhisthana”一词意指住所。它位于 Muladhara 轮穴之上或接近耻骨，大约为 3 厘米，是水和辨味元素。它通过舌头和生殖器官寻求快感，用六个橙色的莲花瓣表示。

❸ **脐轮** （正道轮，Manipura Chakra）

Manipura 一词由两个词组成，即“Mani”意指宝石和“pura”意指城市。Manipura 位于肚脐部位，主要与人体的腹腔神经丛有关。它是火元素，用十个黄色的莲花瓣表示。

❹ **心轮** （仁爱轮，Anahata Chakra）

Anahata 一词意指“Unstruck”。它位于心脏中央，与人体的心脏和肺相关，是空气或触觉元素，用十二个绿色的莲花瓣表示。

❺ **喉轮** （大同轮，Vishuddha Chakra）

从字面意义上看，“Vishuddha”意指净化。它位于与咽喉底部相对应的点，与喉、发音腱和甲状腺的部位有关，是天空元素，用十六个莲花瓣表示。

❻ **眉心轮** （宽恕轮，Ajna Chakra）

Ajna 一词意指指挥或控制，同时也被称为“第三只眼睛”，位于额头中间的部位，与松果体腺体对应，是脑元素，用两个靛色的莲花瓣表示。

❼ **顶轮** （自觉轮，Sahasrara Chakra）

Sahasrara 一词意指“一千”。用一千个花瓣的莲花可以更形象化地表示它。它位于心脏上方，是至高无上的精神的中心位置。在昆达里尼生命力（据认为蜷伏在尾椎部，当上升至脑时，即激发悟道）被激发时，潜在的能量通过中脉到达顶轮，练瑜伽者的意识就能达到极大。

第五章

瑜伽体式课程

ASANAS

体式首先能够让身体更强壮。随着练习的进步，你会体会到气息和能量的流动以及正确呼吸方法的感受。体式练习与呼吸法的有机配合，可以让身体进入一个完美状态，扩展大脑的能力和加强精神的能力，以协助进入瑜伽修炼的最高境界。

此章将讲述的体式练习是每日的基础练习。在瑜伽中，肢体的习练称为 Asanas。Asanas 是一系列温和的伸展动作。体式练习对身体很多系统产生作用。可以在脊背关节等处创造柔韧能力，调节肌肉、腺体和内部器官，帮助舒缓紧张的身体系统，促进循环，提高身体协调性和适应性。所以，体式首先能够让身体更强壮。随着练习进步，你会体会到气息和能量的流动以及正确呼吸方法的感受。体式练习与呼吸法的有机配合，可以让身体进入一个完美状态，扩展大脑的能力和加强精神的能力，以协助进入瑜伽修炼的最高境界。

体式练习中更多的是尽量保持在一个姿势上，而不是操练很多的姿势。它需要和缓地进行，并配以深呼吸。习练结束，一般人都会感到通体放松，精力充沛，而不像其他体育项目让人疲乏。每个体式练习有三个步骤：逐步做到一个体式，保持在这个体式上，还原。体式的最大作用在于保持体式的时候。当做到最终的体式时，尽量保持不动，缓慢但深入地呼吸，精神集中在体式上。当你能够轻松做到某一体式时，可以再进一步加大伸展强度，或选择更高难度的体式练习，

当你进行了基础体式练习后，可以开始尝试一些更有难度的动作。为了练习的方便，我们把动作分成 6 组：头倒立系列、肩倒立系列、前屈系列、后弯系列、坐立系列、平衡系列。这些体式组合并不是严格的划分，只是简单归组而已。每组动作都是从基础体式中的简单动作开始，进阶到更深入的体式。练习时不要指望一气呵成完成所有的体式，而是每组选择一些动作结合到基础体式练习里。另外，注意各组间的练习时间分配均匀，这点很重要。它可以帮助你保持平衡而不至于因为在一个体式上的过度消耗影响另一个体式的练习。同样，必须注意调整好所有体式间的平衡。如前屈要与后弯搭配进行。学习新的体式时一定要循序渐进。这不仅可避免肌肉和关节拉伤，而

且可以让腹脏器官逐渐适应以不熟悉的方式移动。

体式的练习也是开发自我的练习，从情感到精神方面。一段时间练习后，你会发现自己更加开放、放松。冥想习练也更容易完成。那是因为，你在控制一个体式时，你的身体实际上是在开放。闭上眼睛，集中聆听你的呼吸。你越能在一个体式上停留长久，你的大脑在冥想时就越能进入状态。

此课程适合所有年纪和各种级别的学生。如果你是个初学者，请按照我们的习练编排表开始。头几天会感到困难，但千万不要气馁。

最后，虽然我们在书中尽可能清晰说明，但言传不如身教。如果有可能，还是参加瑜伽培训班，以验证你的体式和呼吸方法正确与否。

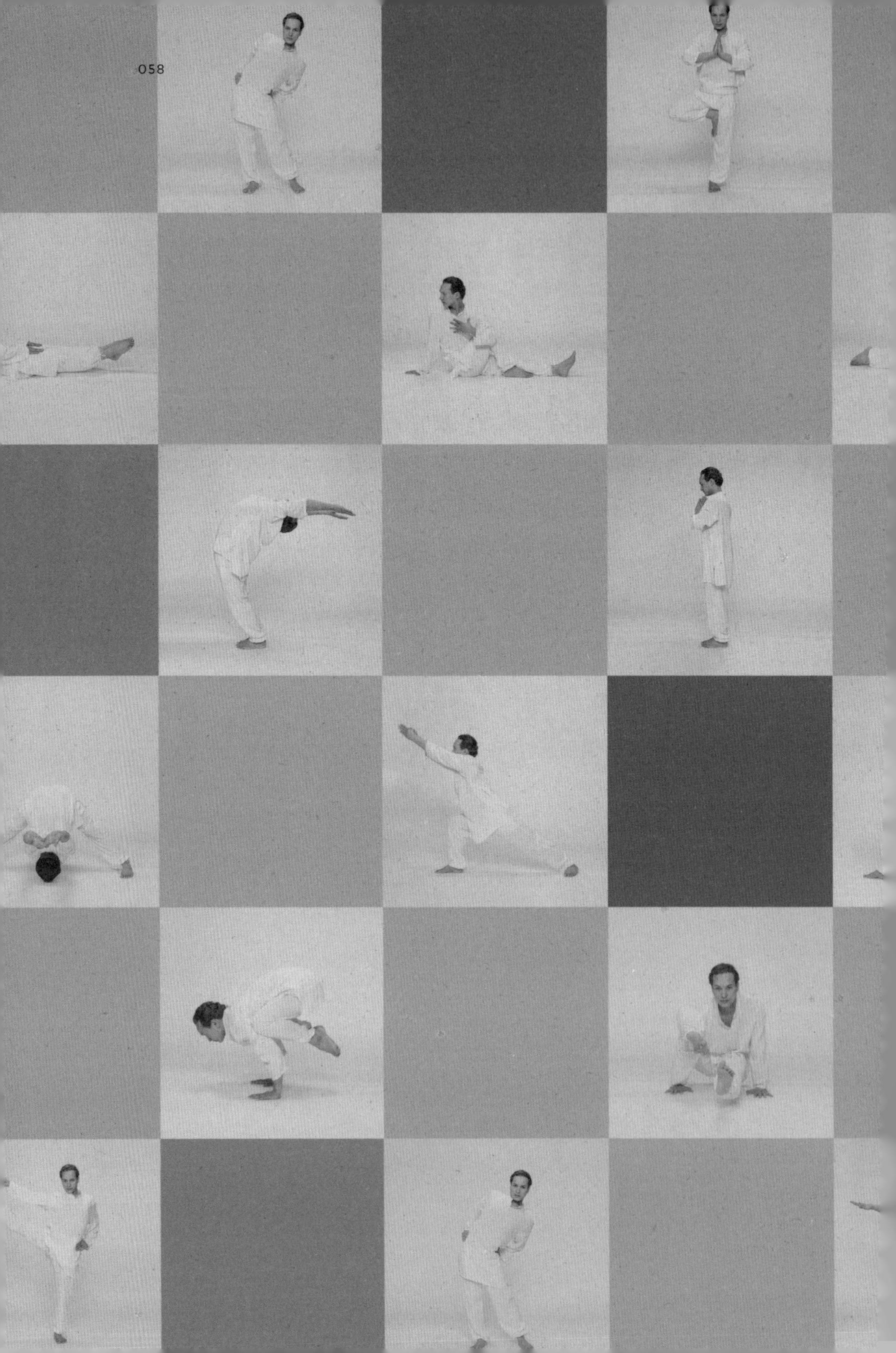

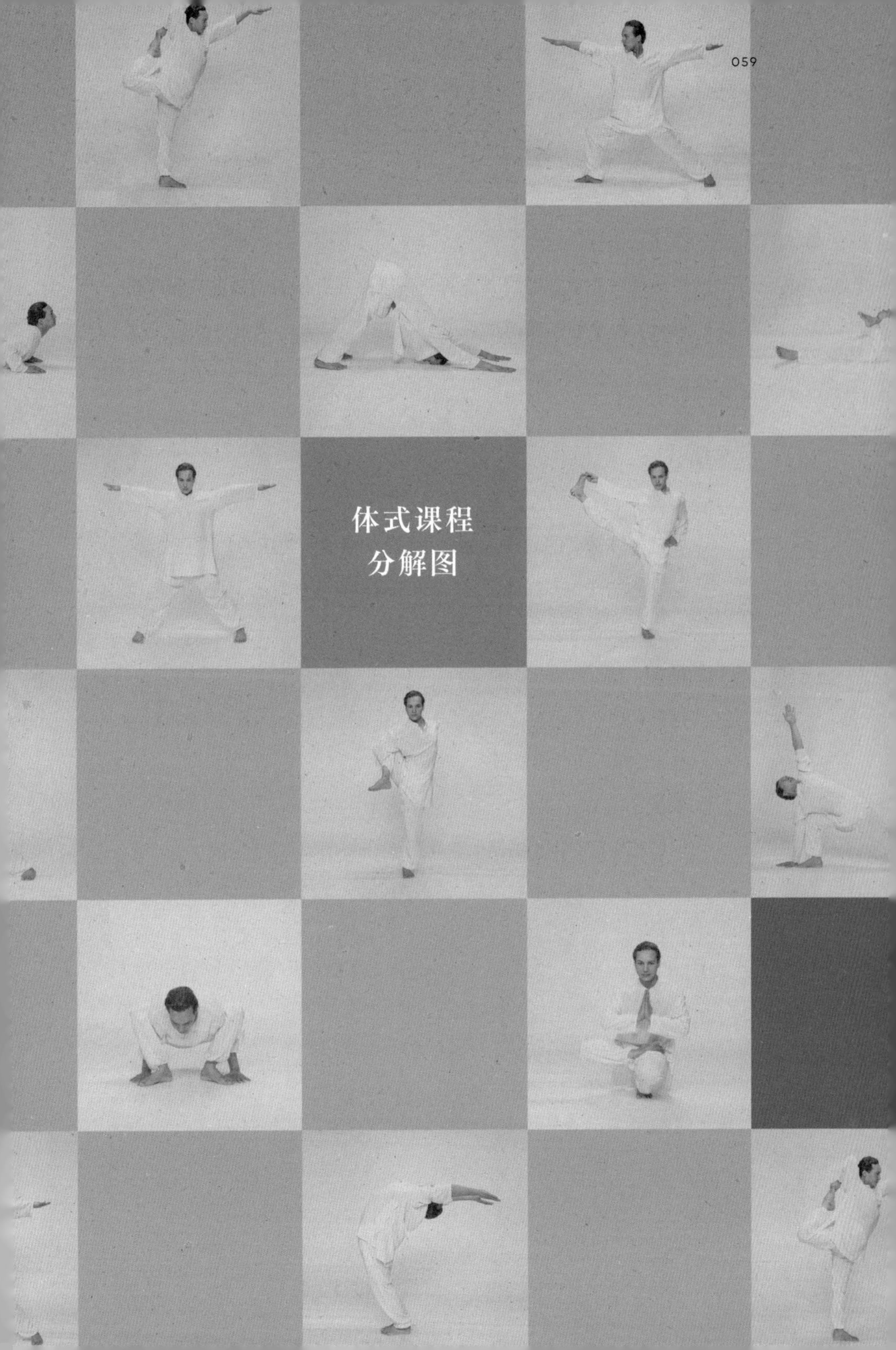

体式课程分解图

01 准备动作
Joints Activation

这是一系列非常有用的准备活动，能打开身体的主要关节和放松身体的肌肉（每个动作做四次）。

功效：

- **身体**

  减轻身体关节的僵硬，增加柔韧度，释放肌肉压力，增强力量，向四肢输送更多血液。这些动作可以让身体状态甚佳，以继续高级体式的习练。

- **精神**

  这几组动作不仅可以放松肌肉，而且这些放松可以影响到大脑与精神，排遣压力和紧张。

- **能量**

  这些动作将身体和精神上能量流通中的所有障碍排遣掉。

❶ 颈部运动 Neck Exercises

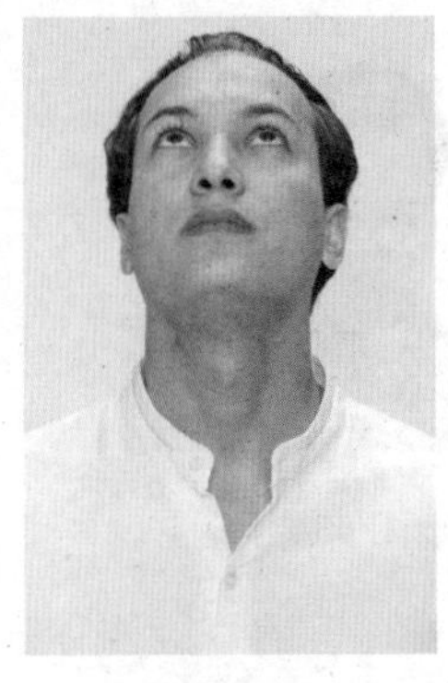

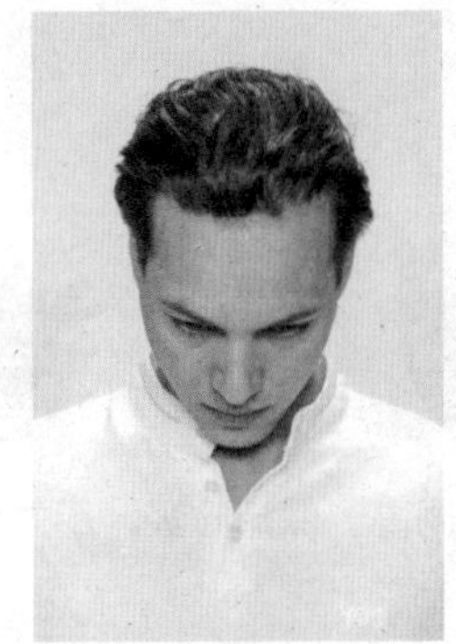

- 盘腿坐或站着，挺直背部。把注意力放在颈部，吸气仰头向后，呼气向前。

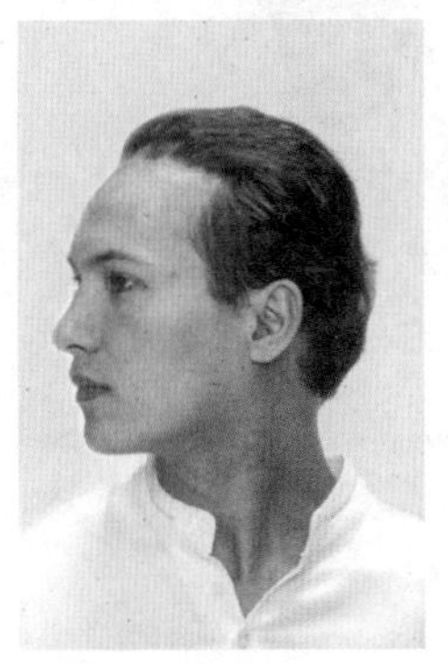

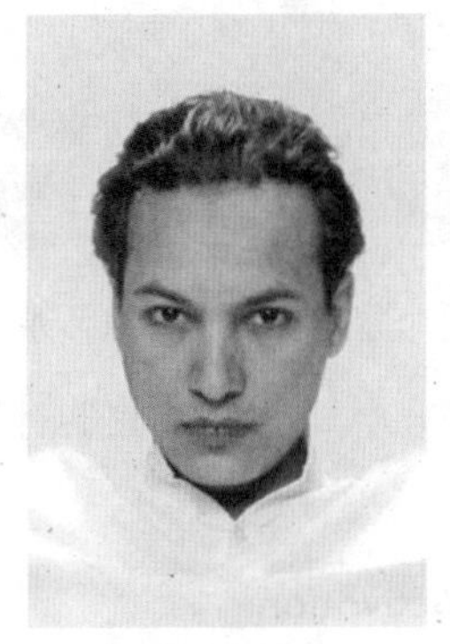

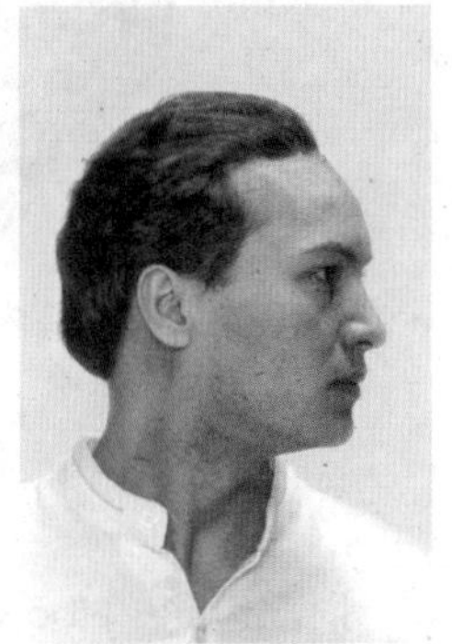

- 吸气不动，呼气向右，吸气还原，呼气向左。

❷ 指关节运动 Fingers Joints Activation

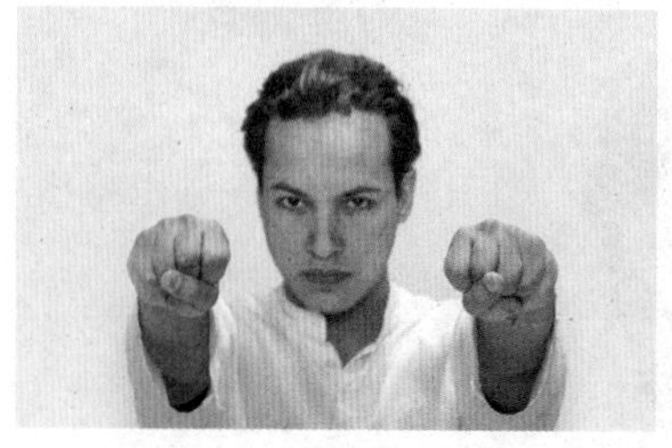

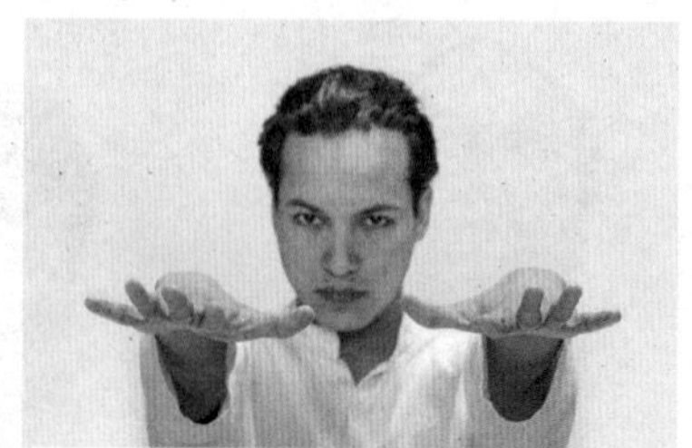

• 慢慢地将手臂举至与肩同高。保持呼吸，用力握拳和伸展手指。

❸ 手腕运动 Wrists Activation

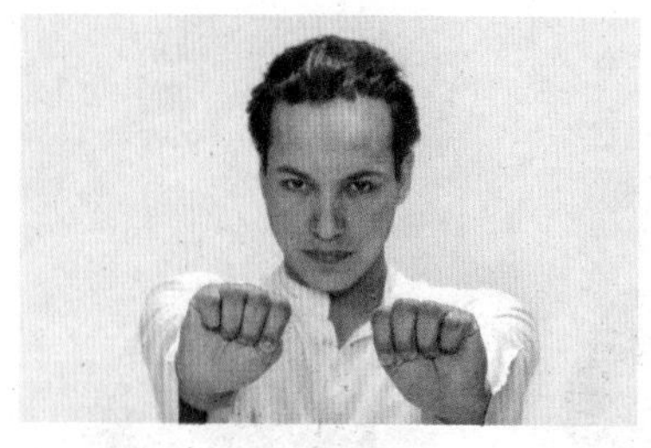

• 并拢手指，大拇指内收，握拳。

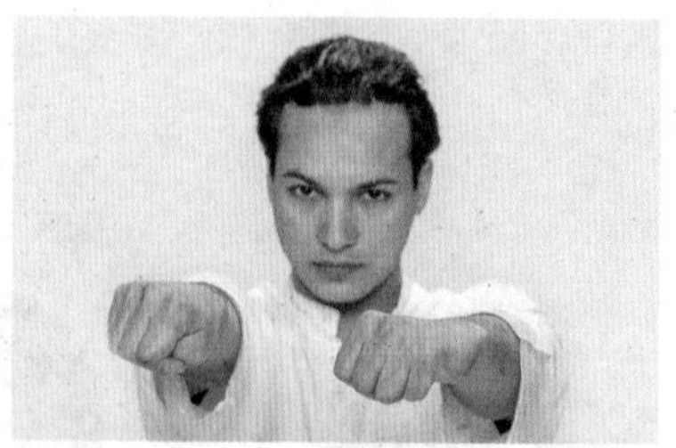

• 以手腕为轴，顺时针转动，再逆时针转动。吸气上，呼气下。

❹ 肘部运动 Elbows Activation

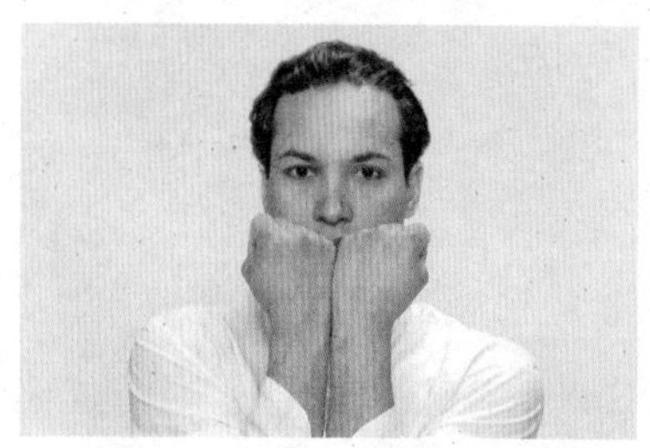

• 折叠手臂向内，手指尖轻触肩膀。

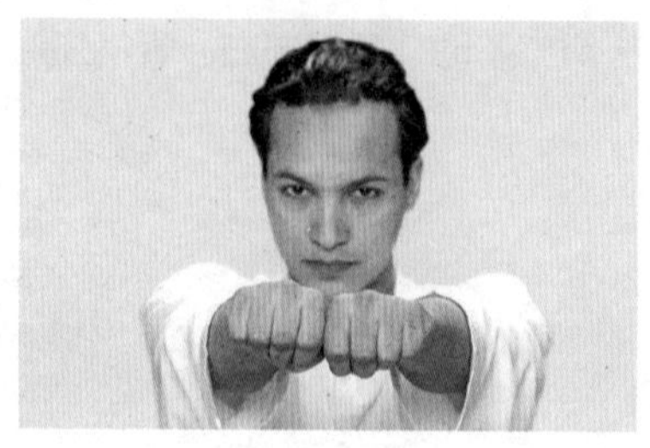

• 伸直手臂。

❺ 肩部旋转运动 Shoulder Rotation

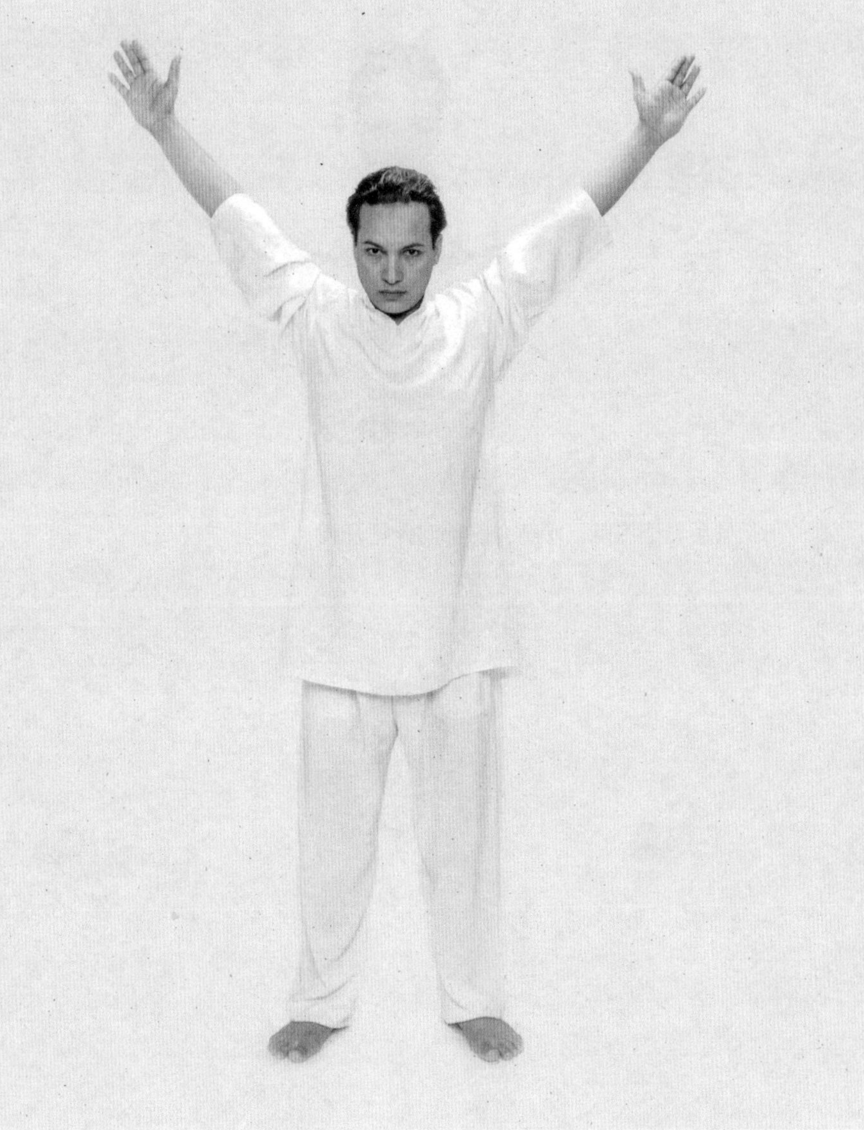

- 双臂打开，以肩为轴，吸气，手臂从前向后，呼气，落臂。反方向，吸气，手臂从后向前，呼气，落臂。

❻ 肺部练习 Lungs Activation

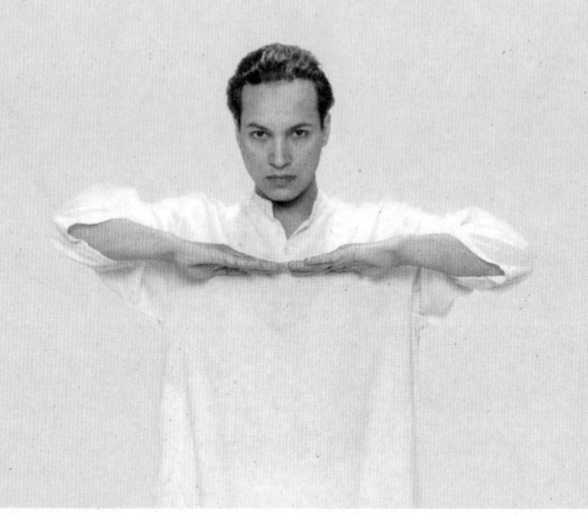

• 折叠手臂于胸前，呼气，肘部向外打开胸。

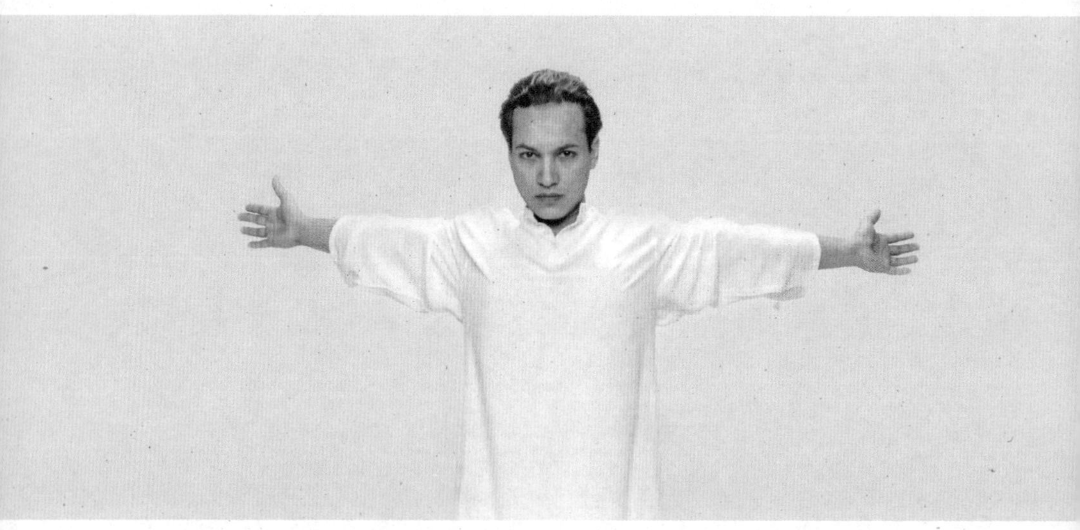

• 吸气，伸直手臂向两旁打开，尽量打开胸，踮起脚尖。

❼ 中背部运动 Middle bach Activation

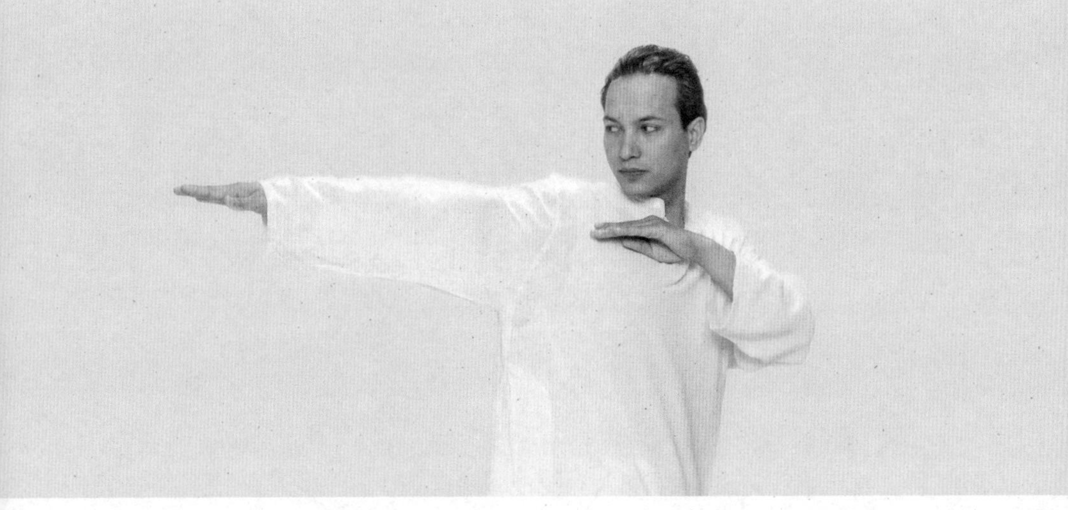

• 双臂侧平举。吸气，呼气时向右后方转动，吸气回正面。

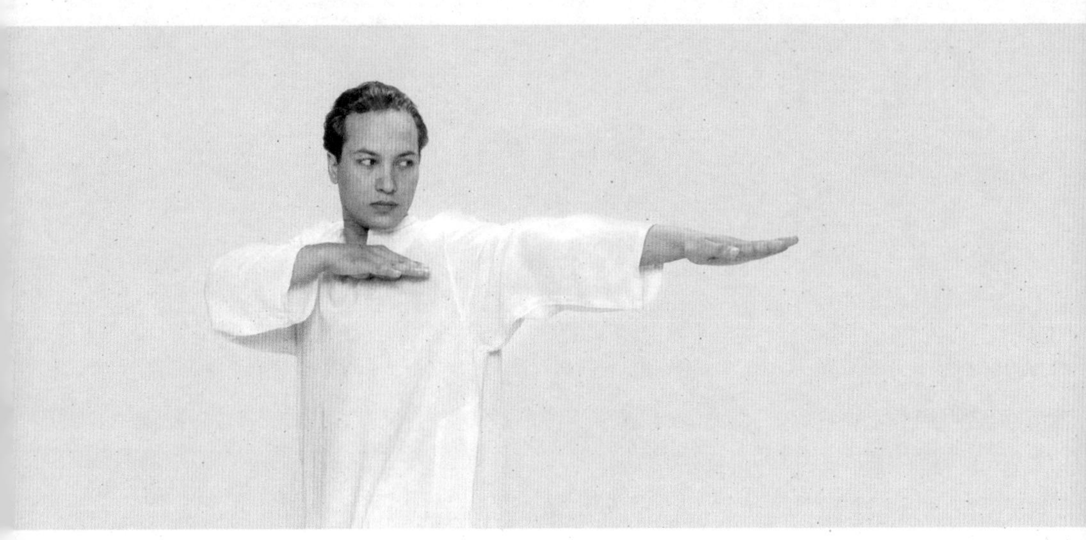

• 呼气，向左后方转动，吸气回正面。

❽ 下背部旋转运动 Lower Back Rotation

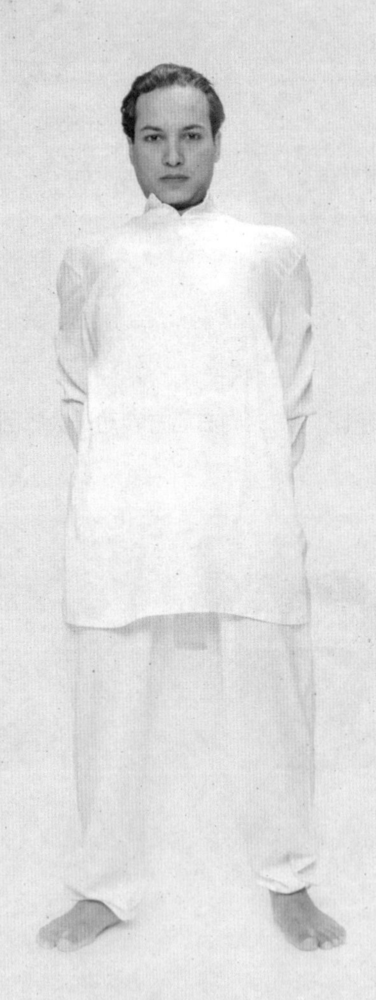

• 两腿分开站立，两手扶在髋部上。

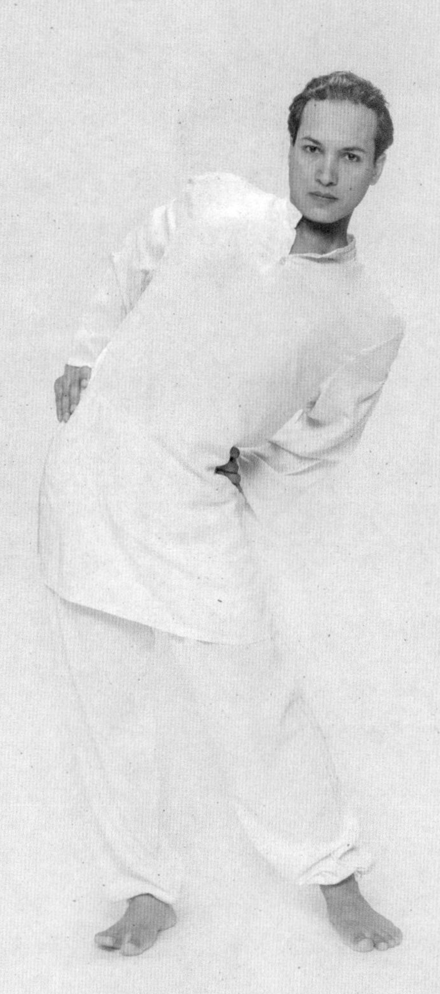

• 顺时针、逆时针各转动 4 圈。转动时尽量用髋部画圆。

❾ 开膝运动 Opening of knees

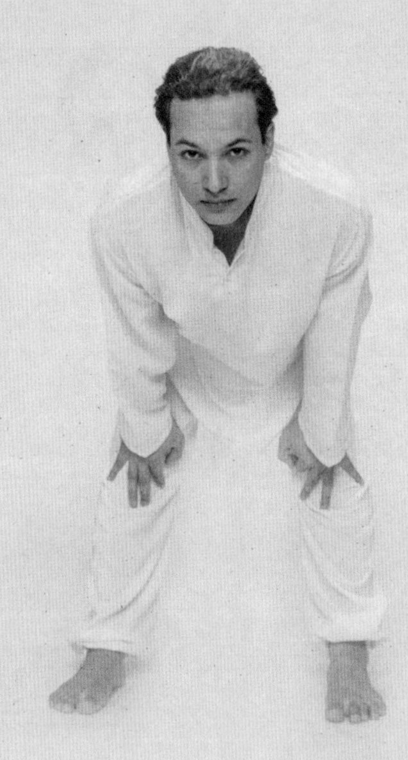

• 上身向下，两手扶在膝盖上。

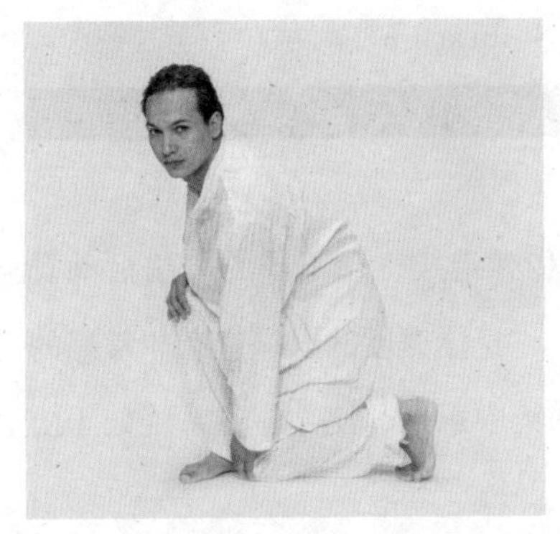

• 深吸气，呼气时下蹲，将一腿的膝盖去靠另一侧的脚心侧面。

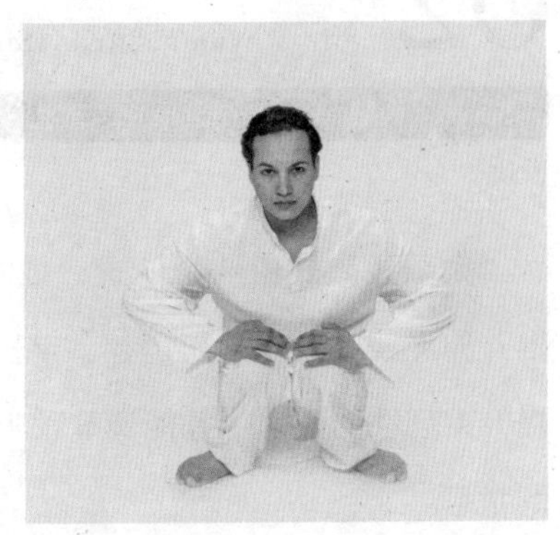

• 吸气还原回正，呼气时下蹲。

⑩ 脚踝运动 Stretching/ Rotation of Ankle

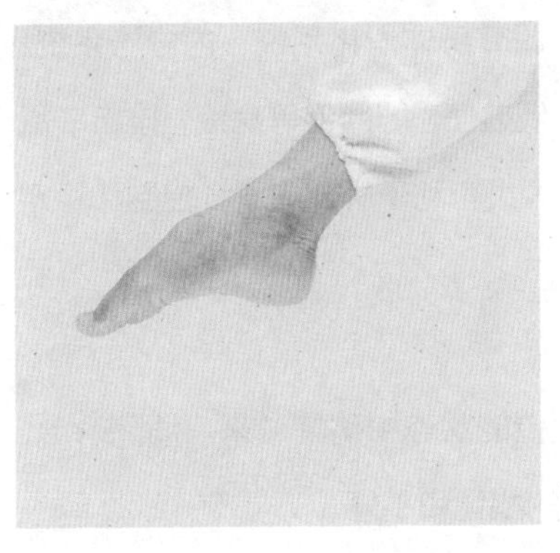

• 伸展脚踝，吸气，向上勾脚后跟，呼气，向下绷脚后跟。

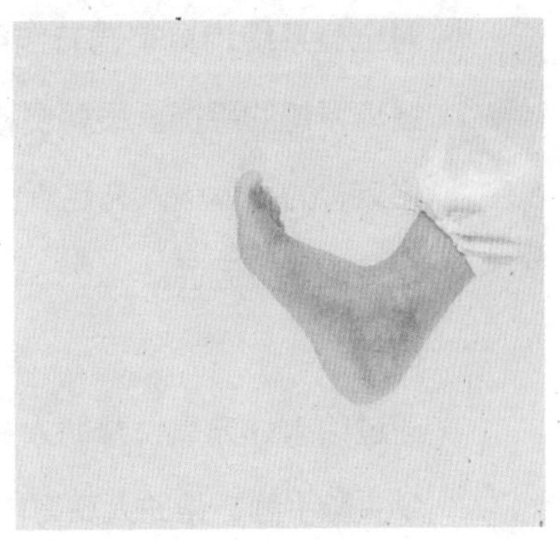

• 旋转脚踝，保持呼吸。

02 太阳致敬式

Surya Namaskara（Sun Salutation）

Surya = 太阳 ｜ Namaskara = 敬礼

太阳致敬式由 8 个体式，12 个步骤组成，用不同的方法活动脊椎并伸展四肢。对于初学者、年长者、身体僵硬的人，它有非常好的提升柔韧性的效果。并能调节呼吸和集中意识，使人体各系统处于协调状态。

功效：

- **身体**

  对全身系统均具有调节作用，调节身体消化系统、内分泌系统、循环系统的平衡。缓解便秘、低血压、肥胖症等病症，排出二氧化碳，为身体输入充足氧气，大大有利于肺部健康。控制和稳定全身的能量流通。

- **精神**

  通过给人体充氧，帮助人从疲倦的状态中清醒过来。消除杂念，令头脑平静，帮助人获得内心的醒觉和平静。

- **能量**

  强化、平衡能量运行。

注意： 睡前不要做此体式。发烧和过度疲劳时也不要练习。

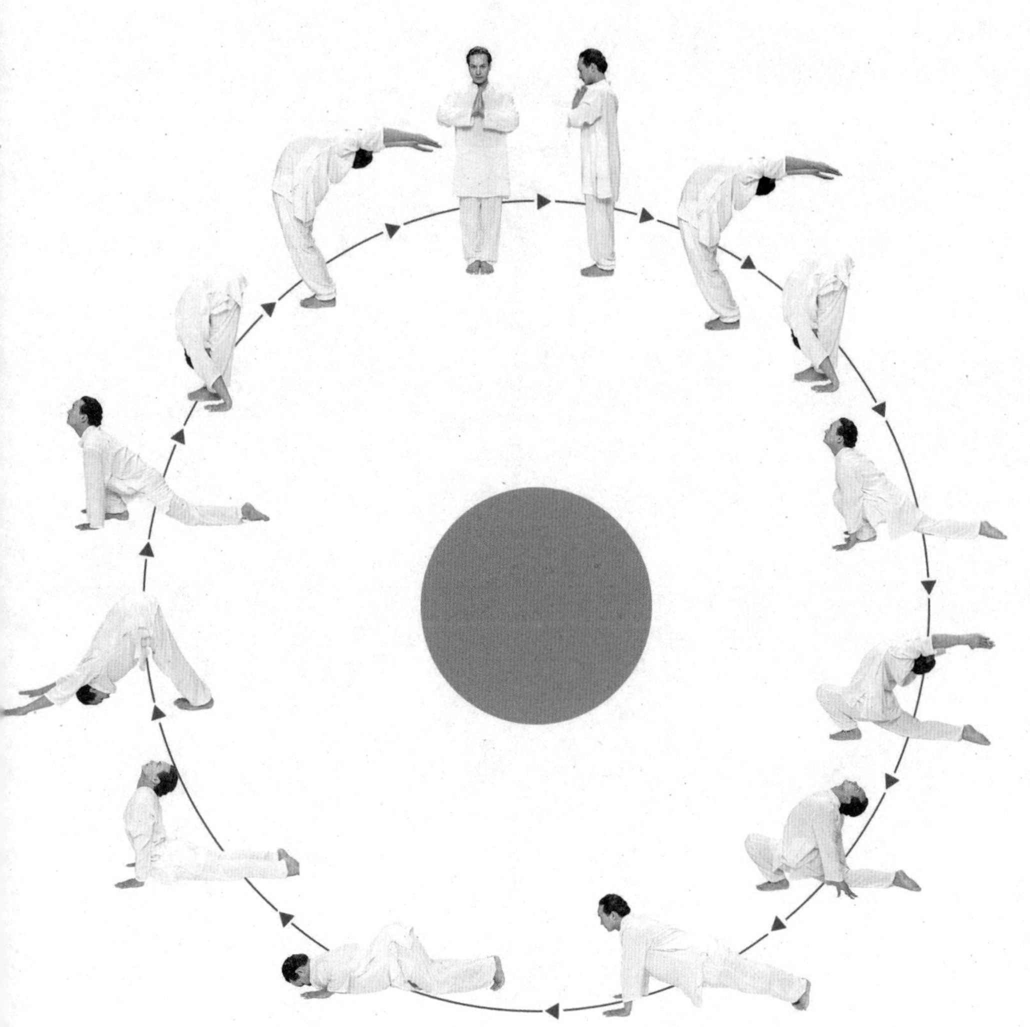

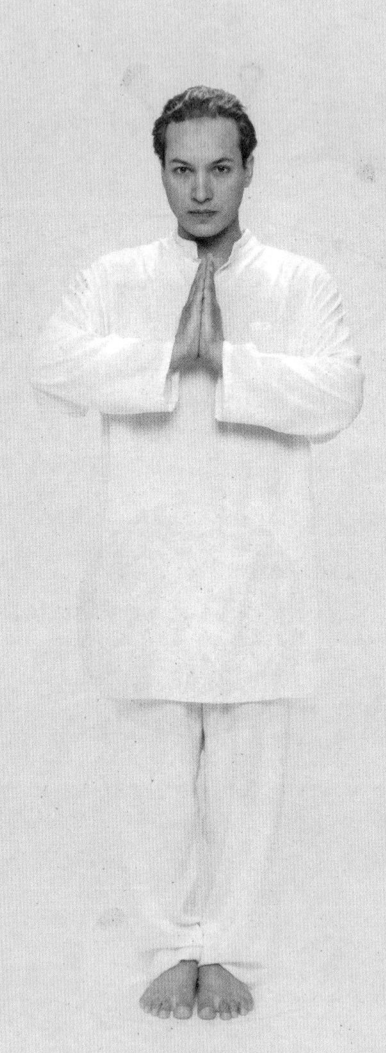

❶ 两腿并拢站立，两手在胸前合十。

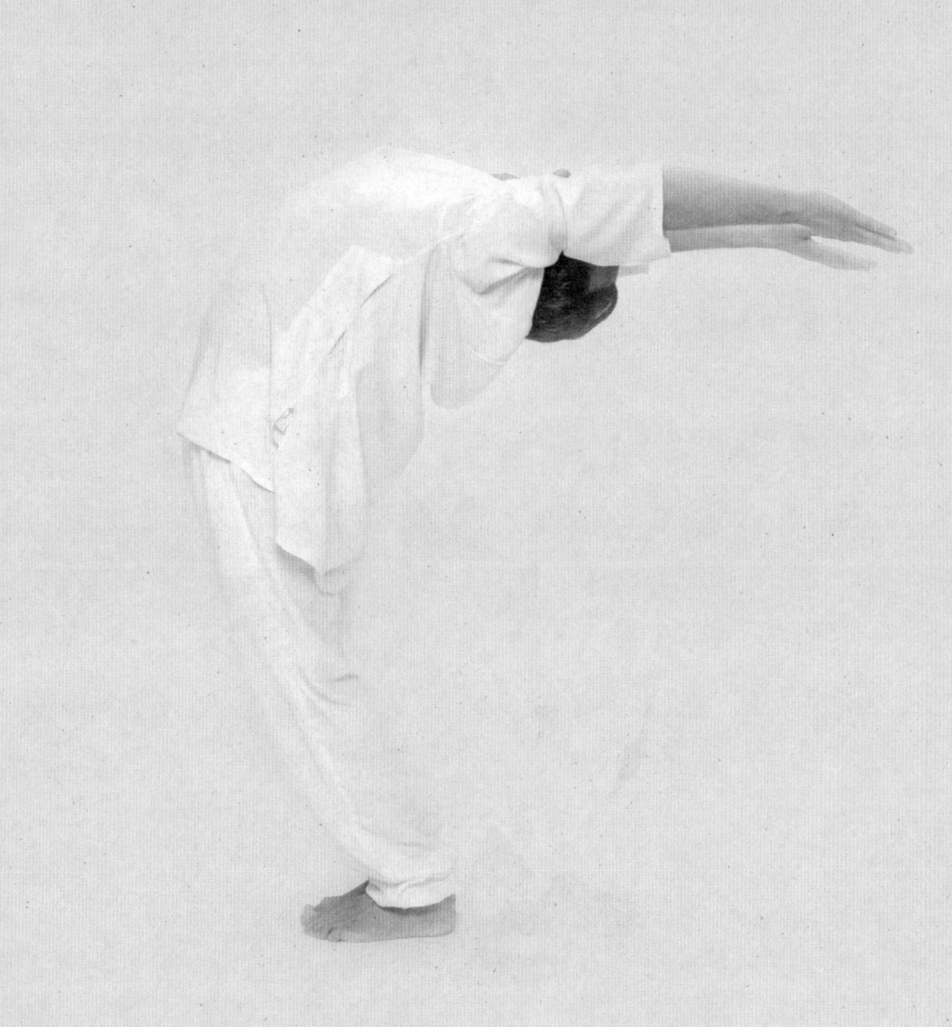

❷ 吸气，两臂上举，上身至腰部起向后。

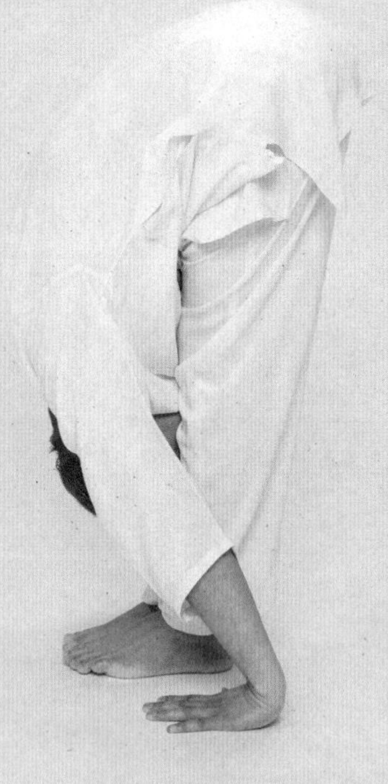

❸ 呼气，上身慢慢向前，尽量拉长后背，手接触地面或是放在腿上。

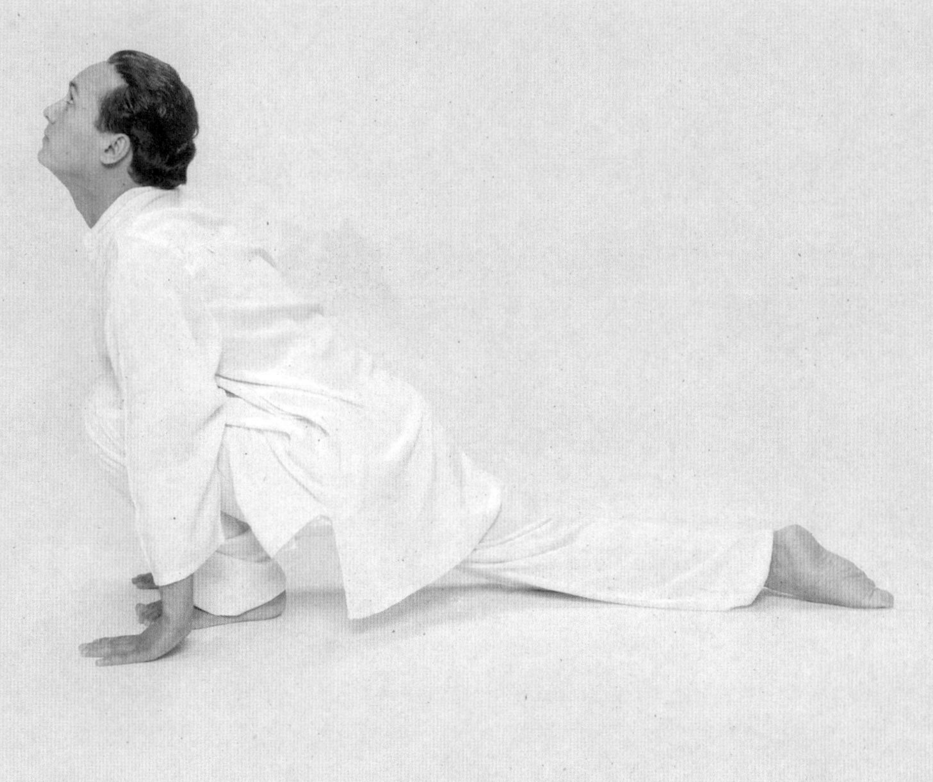

❹ 吸气，两手着地，右腿向后，拉长脊柱，抬头。

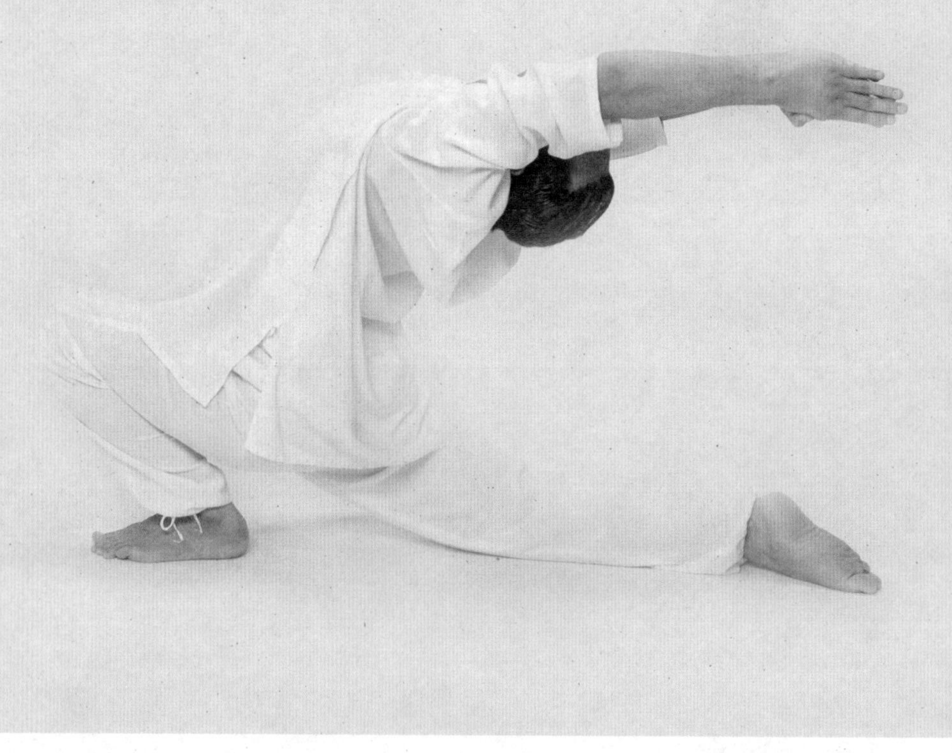

4-1 吸气，右腿向后，完全拉长贴靠在地上。呼气停留在这个姿势上。吸气，两手合十，上身向后。

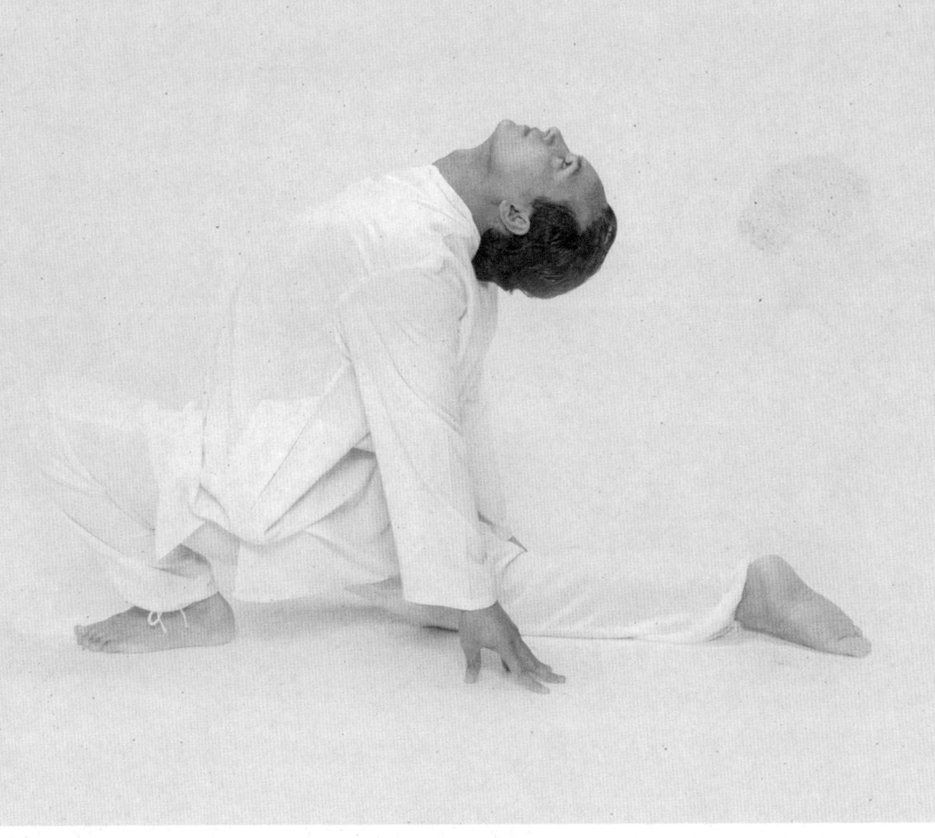

4-2 吸气，右腿向后，完全拉长贴靠在地上。呼气停留在这个姿势上。吸气，两臂放在体侧，指尖向下，上身向后。

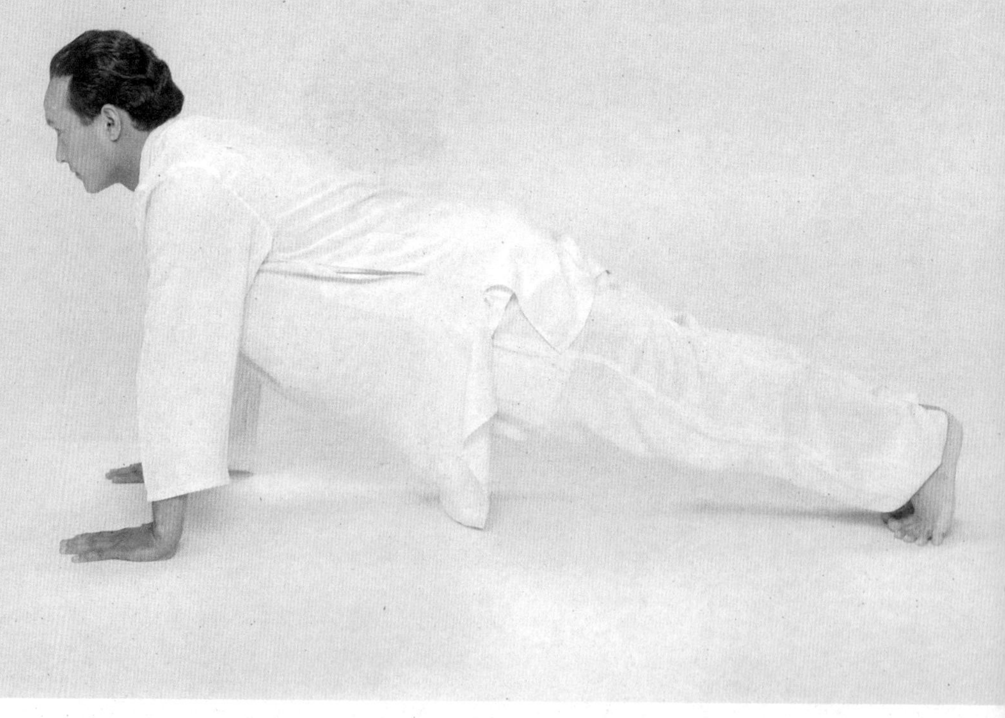

❺ 呼气，上身向前落下，两手十指张开贴于地面，左腿向后与右腿并拢。两臂伸直支撑起身体，注意，身体要呈一条直线，不要塌腰或弓腰。保持 5 次呼吸。

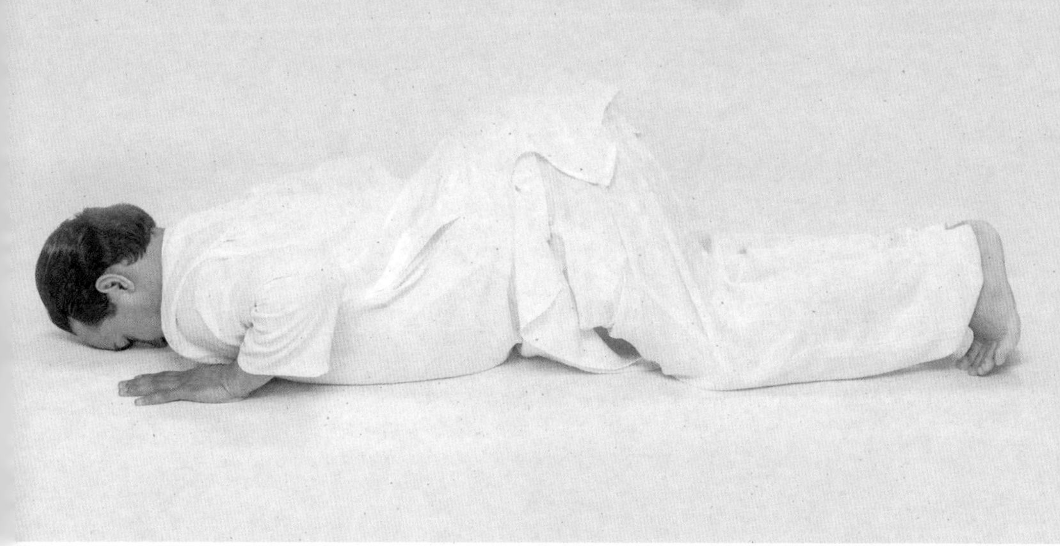

❻ 吸气，膝盖着地，呼气，弯曲两肘，胸部和下巴着地，抬高臀部，屏住呼吸。

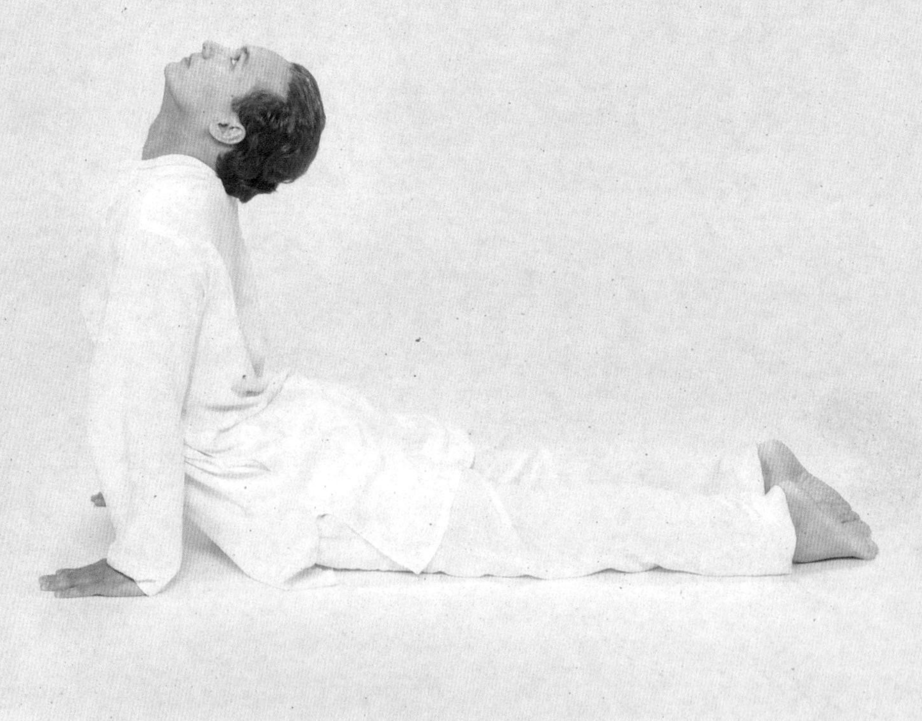

❼ 吸气，上身继续向前，慢慢伸直两臂，上身向后。

❽ 呼气，落下上身，同时伸直两腿。脚跟尽量着地，臀部向上。头在两臂之间，整个人呈倒“V”字形。保持 5 次呼吸。

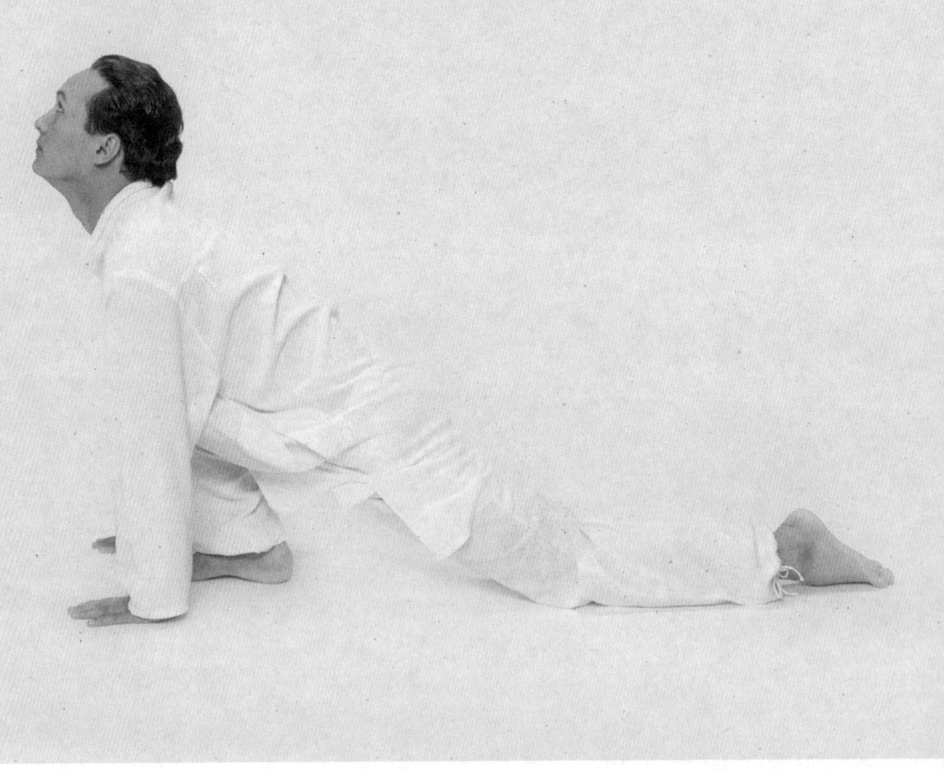

❾ 吸气，右脚向前，落在两手之间，拉长脊柱，抬头。

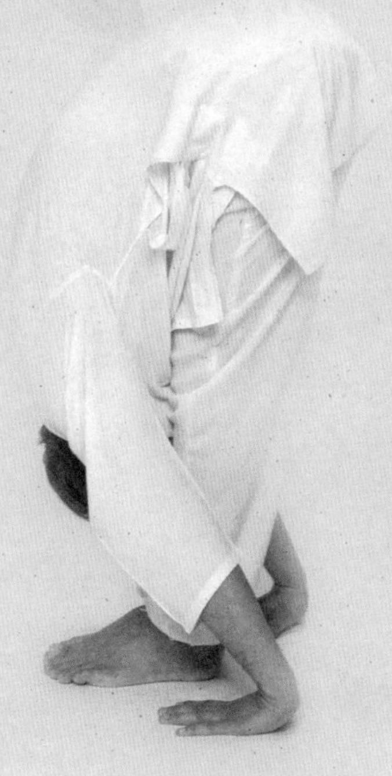

⑩ 呼气，上身向前，两手落地，同时两腿并拢直立，上身尽量拉长去贴靠腿部。

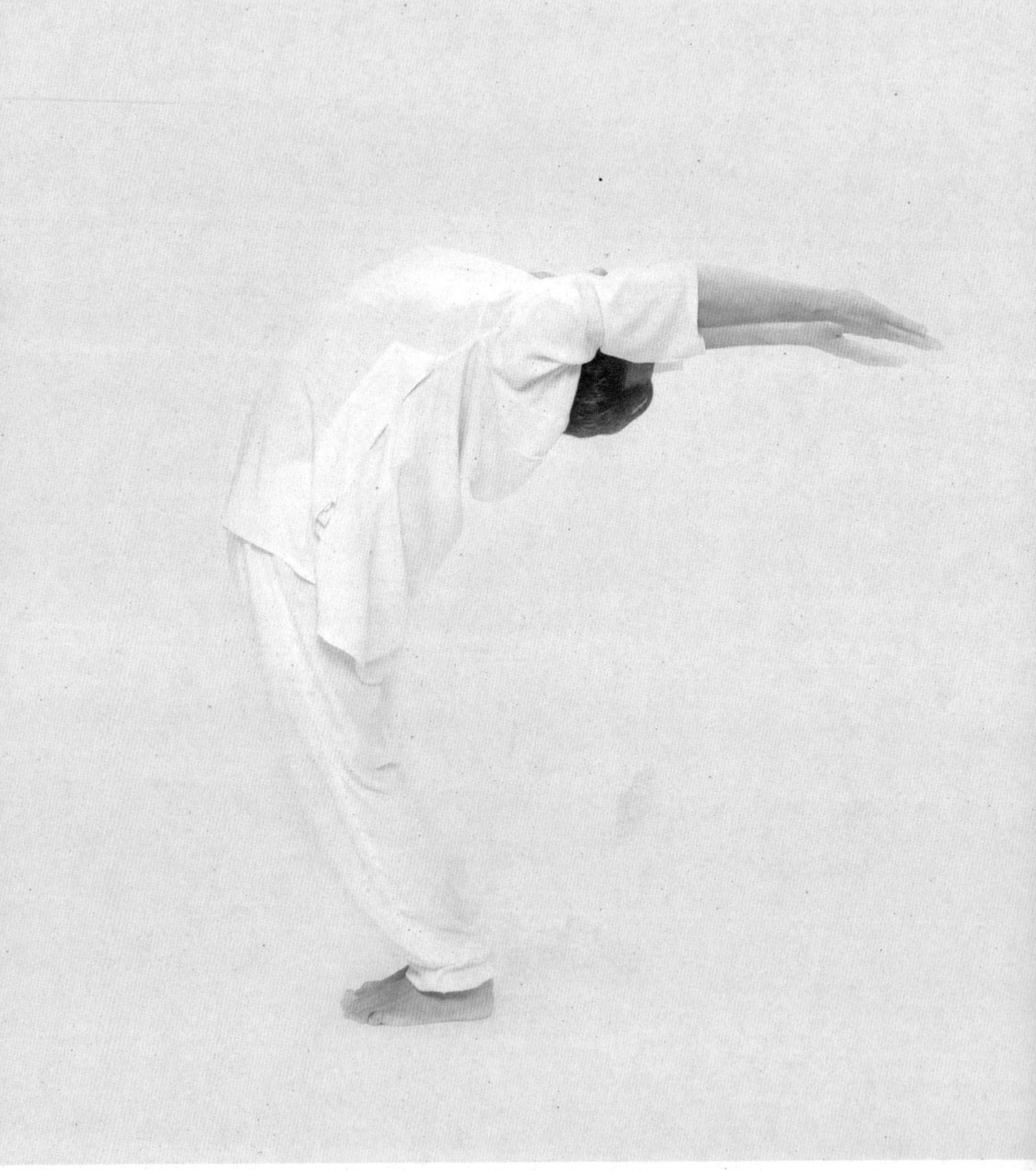

⓫ 吸气，先抬头，然后两臂上举，上身至腰部起向后。

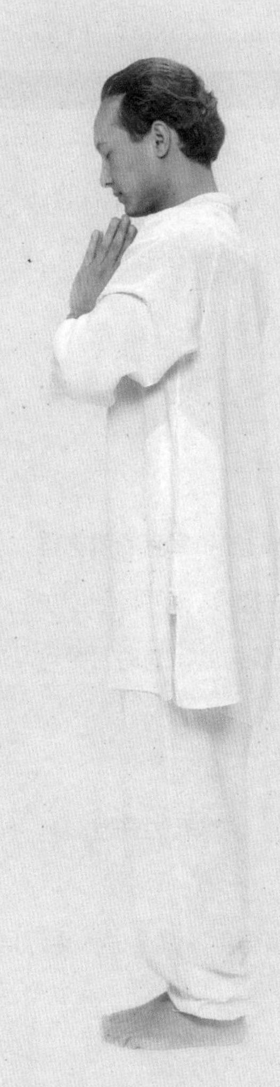

⑫ 呼气，两手合十回到胸前。

03 双角式

Prasarita Padottanasana (Spread Food Forward Bend)

Pada = 脚 | Uttana = 伸展

这是一个很好的伸展放松体式，在这个体式中，两腿的韧带和腹部肌肉得到充分的发展。可以安定情绪和改善血液循环。练习时要把意识放在腿部和背部的伸展上。

功效：

- **身体**

  拉伸腿部肌肉，补养上背部和肩膀的肌肉群，放松胸部。改进血液循环，向头面部输送血液。增强消化功能。缓解髋关节的僵硬。放松身体前侧，延长脊背，有时甚至可以增高。此体式还可延缓大脑衰老。

- **精神**

  能够提高精力集中能力。刺激智力开发。

- **能量**

  促使能量从头到脚传遍全身，直至进入更深层冥想。 另外，可以重新补充能量。

普遍错误：

- 身体的重量放在头部
- 膝盖弯曲
- 脚趾不在一条线上
- 全身的重量在脚趾上
- 身体向前
- 脚趾紧张

注意： 高血压患者需征求医生意见后方可练习。

注意事项：

❶ 手臂与肩平齐

❷ 展胸

❸ 两腿打开约一腿宽的距离

❹ 脚趾微微向里

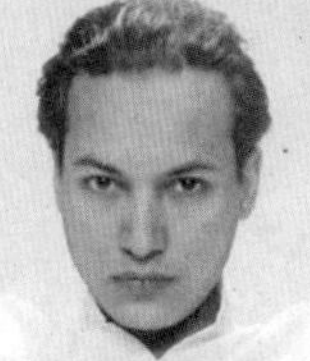
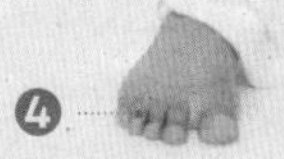
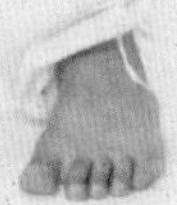

• 打开两腿，脚尖稍往内收，平展双臂。

注意事项：

1. 背部挺直
2. 脊椎延伸向地面
3. 尽可能地将两手相扣去接触地面
4. 两肩向后
5. 不要把重量放在头部

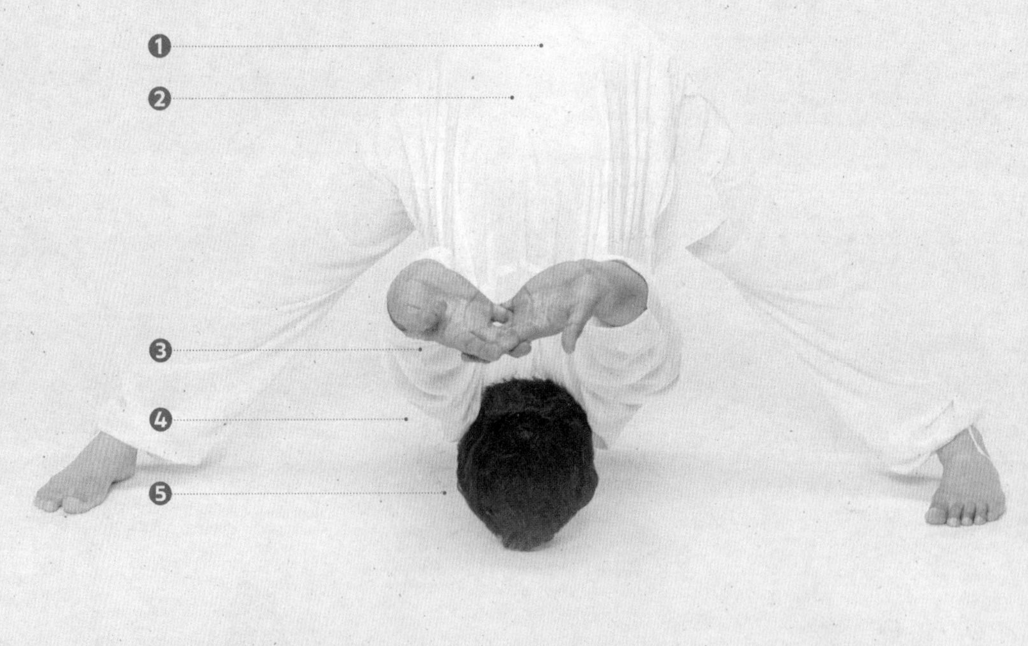

一式 吸气，十指在背后相交，抬头向后，呼气，向前，头和手尽量着地。保持 5 次呼吸。

注意事项：

❶ 呼吸缓慢而深长

❷ 两腿伸直

❸ 头部放松接触地面，不要把重量放在头部

❹ 面部放松

❺ 手掌和脚在一条直线上

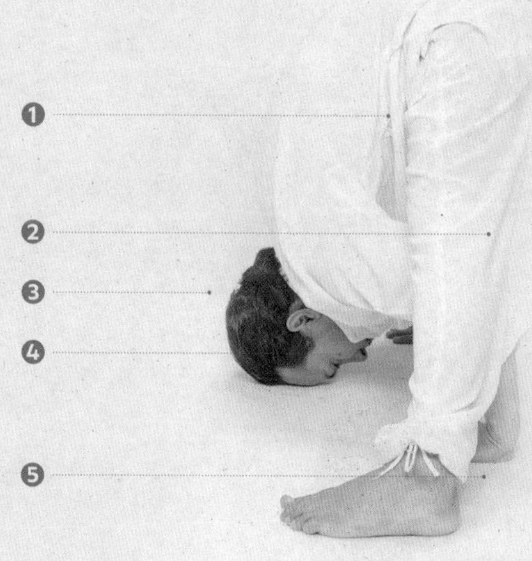

二式 两手掌着地，将头慢慢地接触地面。保持 5 次呼吸。

注意事项：

❶ 手扶在身体两侧

❷ 把重心平均放在两腿中间

❸ 放松头部，身体的重量不要全部放在头部

❹ 脚趾向里，放松

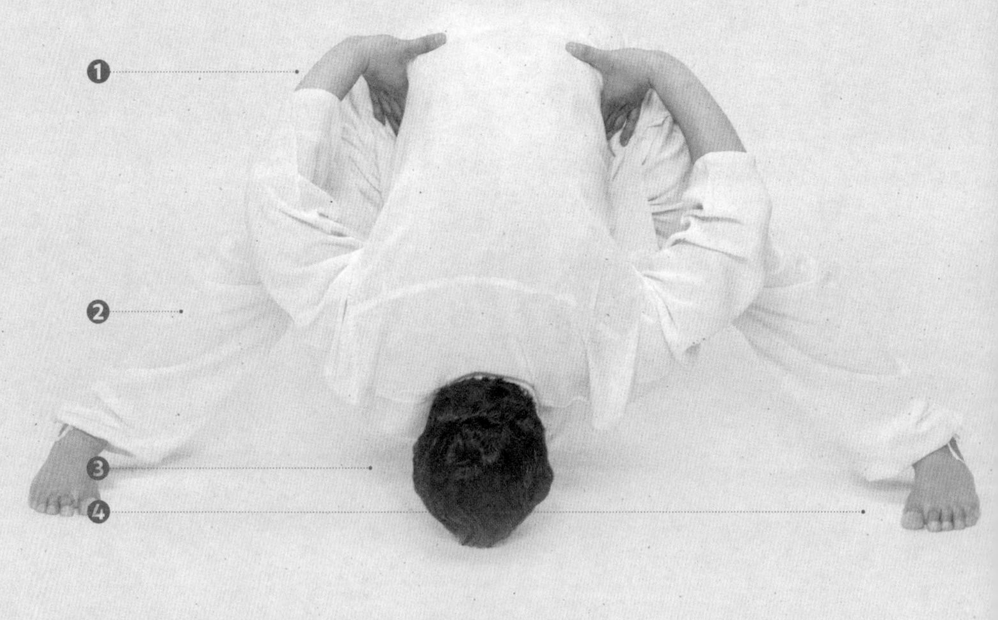

三式 将两手扶在腰上，俯身向前。保持 5 次呼吸。

注意事项：
❶ 臀部在一个水平面上
❷ 两手掌背后合十
❸ 两腿两膝伸直
❹ 展胸，两肩向后
❺ 放松头部
❶
❷
❸
❹
❺

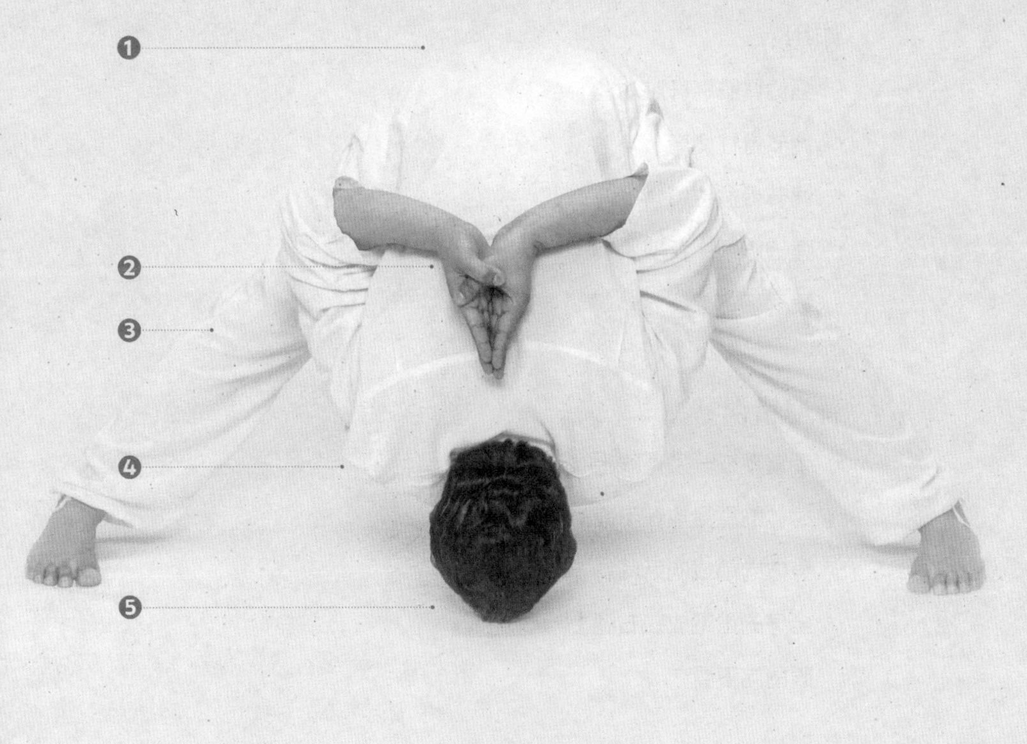

四式 两手在背后合十，俯身向前。保持 5 次呼吸。

04 三角伸展式

Trikonasana (Triangle Pose)

Tri = 3 | Kona = 脚踝

这是一个传统的瑜伽体式，两脚的长度大于一条腿的距离，身体形成一个完美的等边三角形，故而得名。

作用：

- 强健肾脏、肝脏功能
- 调节脊柱侧弯
- 调节骨盆位置
- 强健脖颈、背部肌肉
- 缓解下背部疼痛

普遍错误：

- 手臂不在一条直线上
- 身体的重量放在下面的手臂上
- 身体向前或向后倾斜
- 全身的重量放在右腿上
- 眼睛向下看

注意事项:

1. 两臂伸展与肩平
2. 展胸
3. 打开髋部
4. 两脚距离大于一腿宽
5. 右脚跟与左脚心在一条直线上
6. 左脚尖向内 30 度

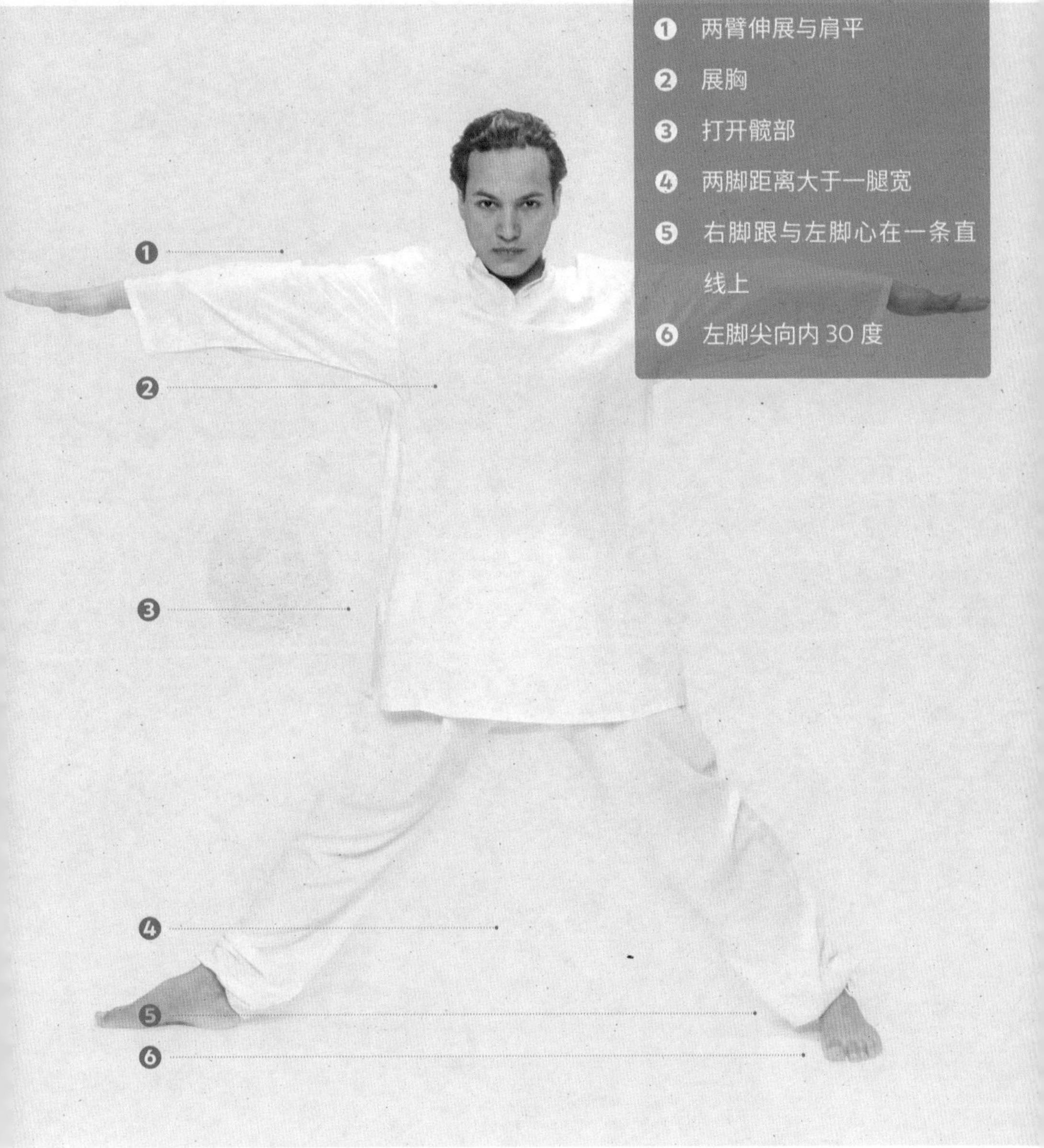

- 两臂与肩平，两脚分开，右脚尖向外展，左脚稍往内收。

注意事项：

1. 放松手指
2. 两臂伸直与肩平
3. 视线放在左手的手指上
4. 腿部伸直
5. 重量不要放在手指上

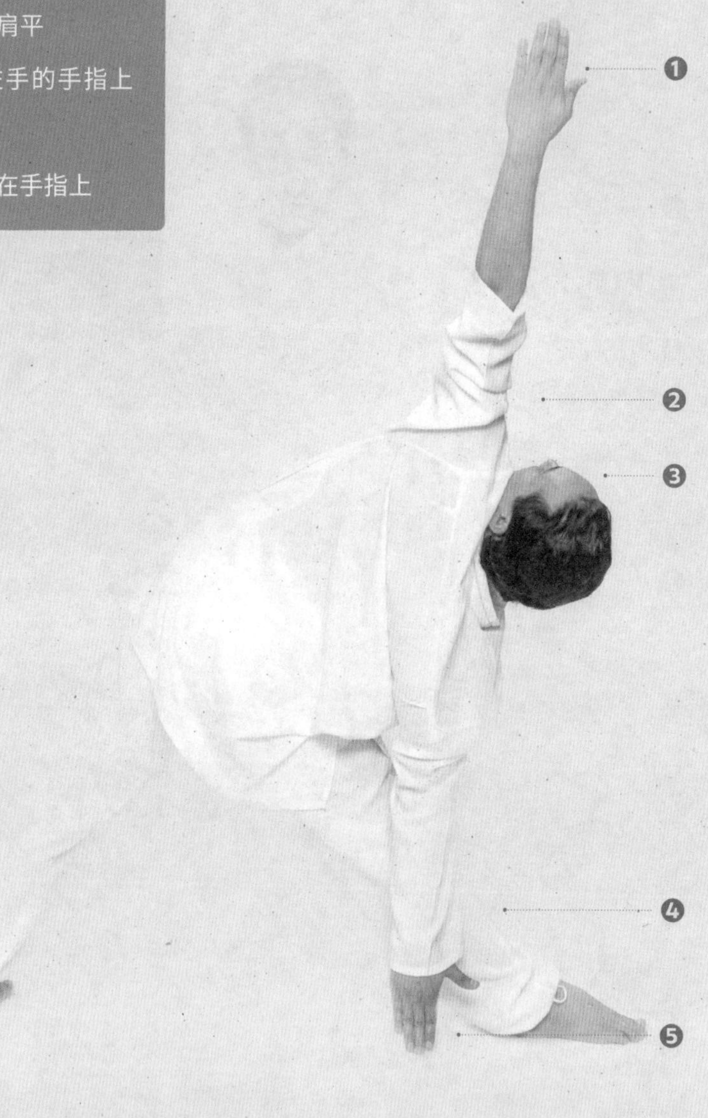

一式　吸气，将身体向右侧。呼气，右手指尖着地。左手上举，眼睛向上看，保持 5 次呼吸。

注意事项：

1. 在最后完成姿势上，两手臂呈一条直线
2. 面部向上
3. 两肩在一条直线上
4. 身体的重量平均放在两腿间
5. 手掌落地，手指放松

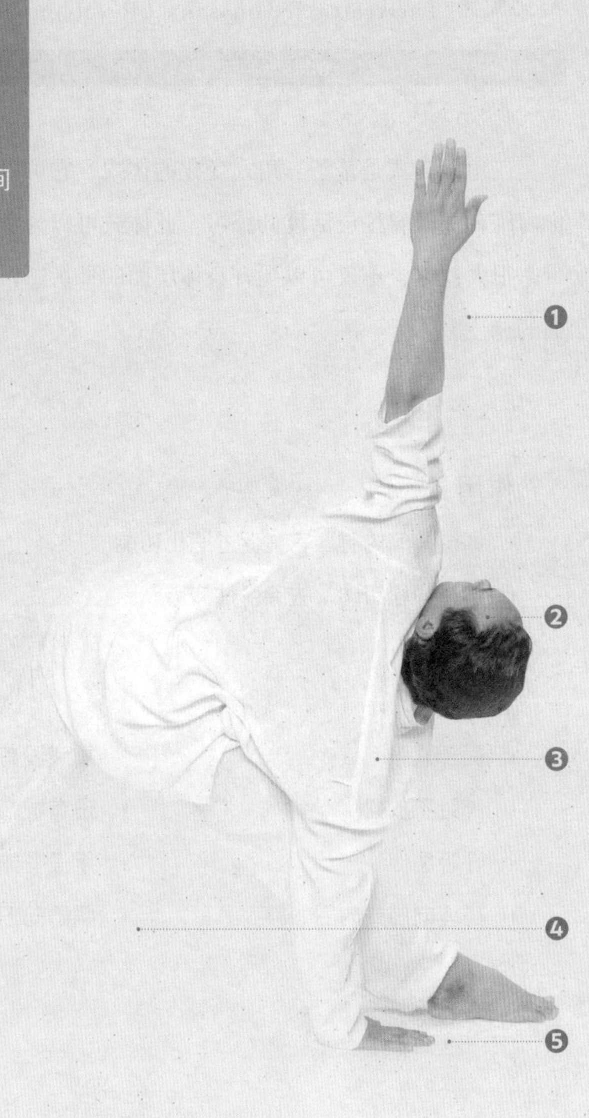

二式 吸气，将身体向右侧。呼气，右手手掌着地，左手上举，眼睛向上看，保持 5 次呼吸。

05 三角扭转式

Parivratta Trikonasana (Revolving Triangle Pose)

Parivratta = 移动 | Trikona = 三角形

三角扭转式是基于三角式变化的体式，它可以作为初级、中级瑜伽习练者提升脊柱灵活度的练习。此体式可以为身体层面、头脑层面带来很大益处，不仅可以提升身体层面的平衡感，还可以提升头脑层面的专注力。

作用：

- 通过按摩内脏器官，促进消化功能
- 通过放松肌肉，去除脊柱疲劳

普遍错误：

- 面部紧张
- 脚趾不放松
- 呼吸急促
- 身体向前或向后倾斜
- 重量没有平均放在两腿中间
- 没有扩胸
- 手没有伸直
- 眼睛向下看

注意事项：
❶ 肘部伸直
❷ 两肩在一条直线上
❸ 眼睛看向上面的手指
❹ 展开胸部
❺ 脚跟着地
❻ 重量放在脚的外侧
❼ 身体重量平均放在两腿中间，膝盖伸直
❽ 放松脚趾
❶
❷
❸
❹
❺
❻
❼
❽

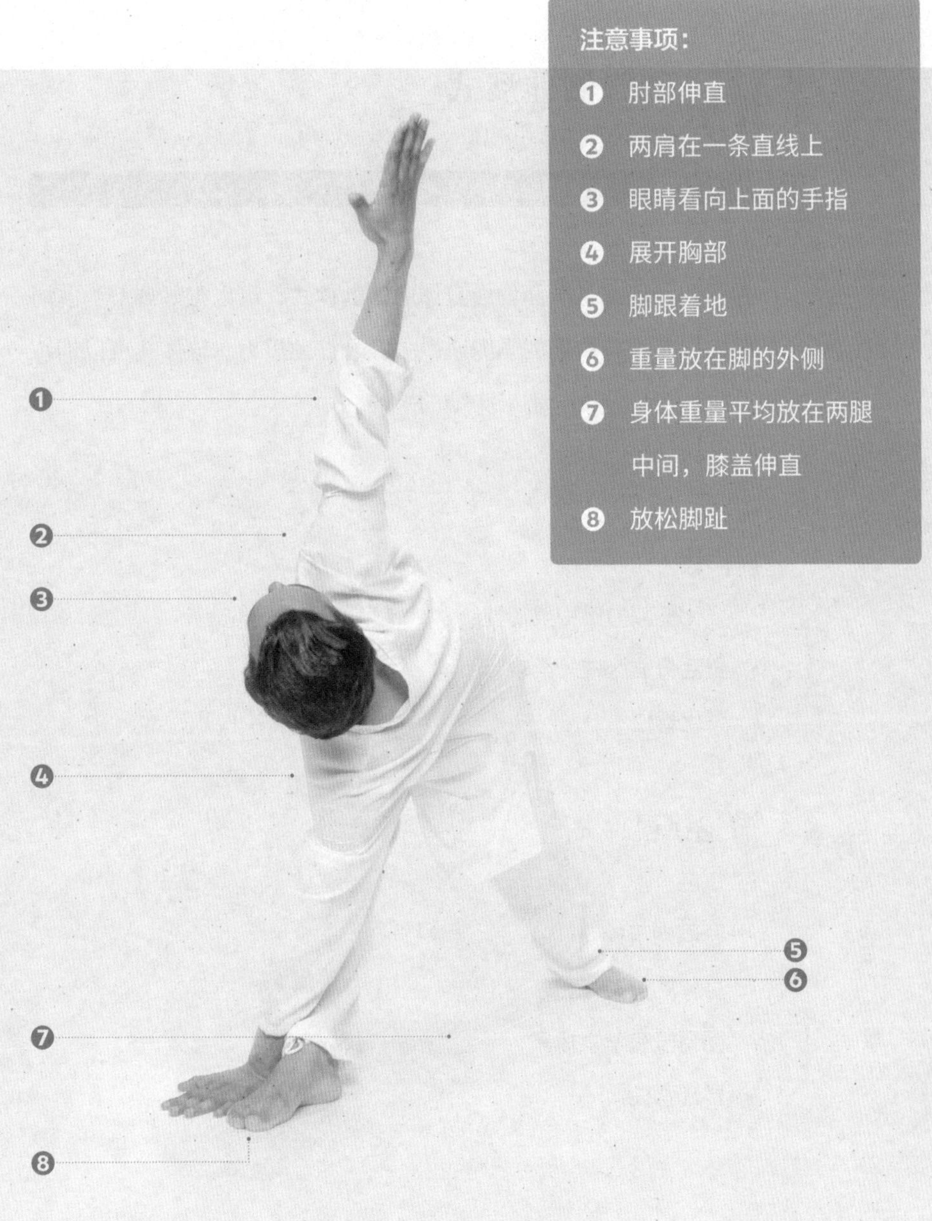

- 吸气，上身向右转，呼气向下，左手掌在右脚外侧着地，右臂上举，眼睛向上看，保持呼吸 5 次。

加强侧伸展式

Parsvottanasna (Intense Stretch)

Parsva = 侧面 | Uttana = 伸展

加强侧伸展式是全面伸展身体后侧的体式，可以很好调节到髋周围的肌肉以及大腿后侧的腘绳肌，去除脊柱的压力。该体式可以训练并提升身体的稳定度，带来头脑的平静。

作用：

- 强化腿部力量和柔韧性
- 灵活骨盆区域，柔软腹股沟
- 强化脊柱

普遍错误：

- 抠胸
- 两肩向下掉
- 身体的重量在一条腿上
- 两臂没有紧紧抓牢
- 背部弯曲

注意事项：
❶ 两臂伸直与肩平
❷ 扩胸
❸ 腿部伸直
❹ 左脚尖向内 30 度
❶
❷
❸
❹

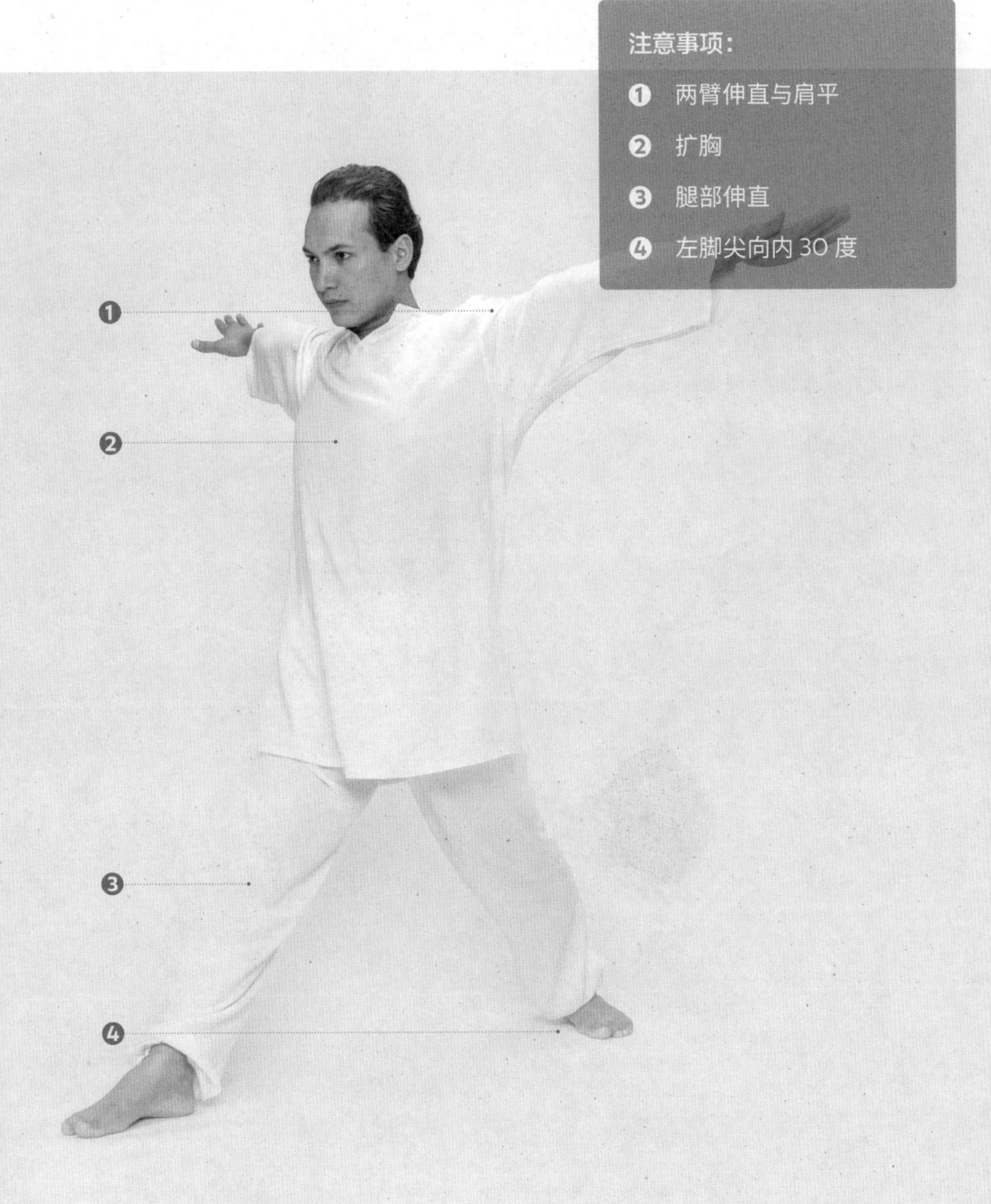

• 三角式站立，右脚尖向外打开，左脚尖稍往内收，吸气，呼气时上身向右转。

注意事项：

1. 脊柱伸直
2. 伸展颈部，头部面向脚背
3. 扩胸
4. 两肩向后
5. 膝盖伸直，重心平均放在两脚之间

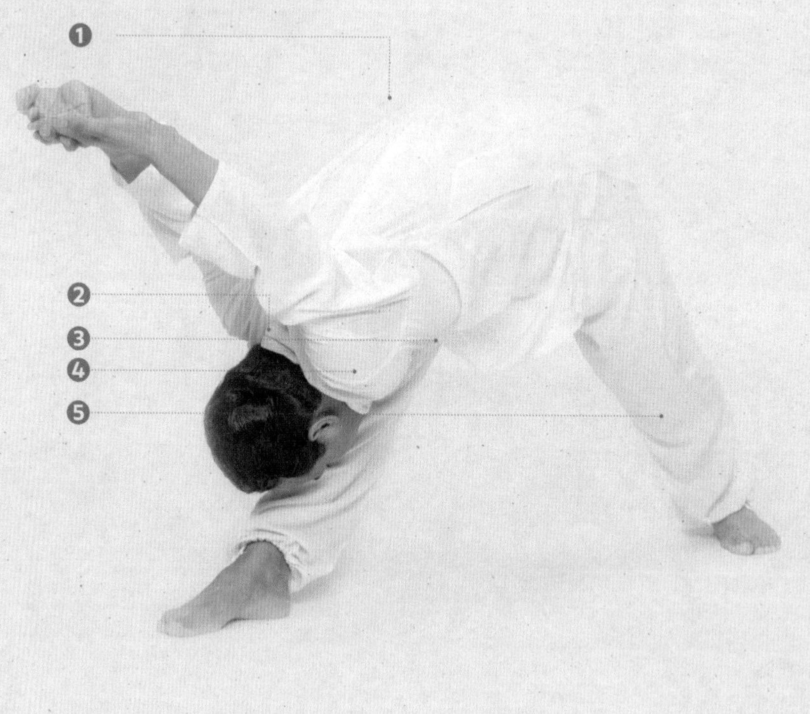

一式 双手在身后相交，吸气拉长身体前侧，呼气俯身向下，尽量用前额贴近腿部，保持 5 次呼吸。

注意事项：

1. 两臂弯曲互握肘部或手臂向上
2. 腹式呼吸
3. 展胸
4. 脚趾放松

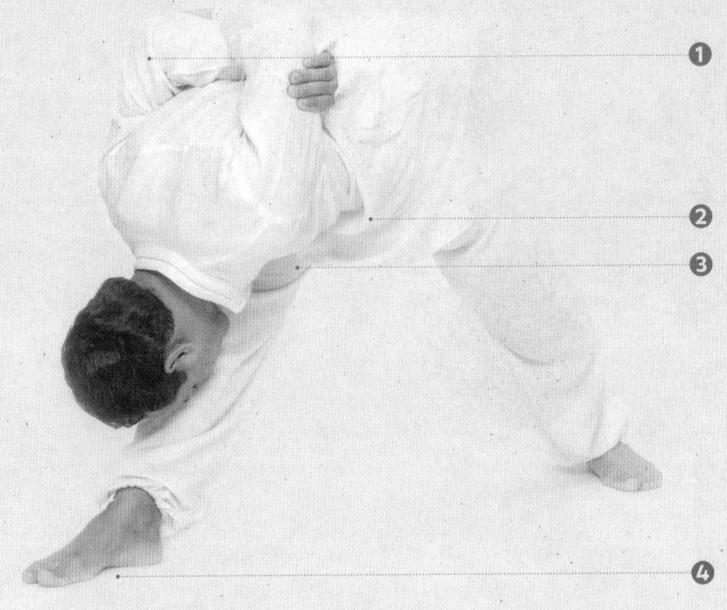

二式 双手互抱手肘，吸气拉长身体前侧，呼气俯身向下，尽量用前额贴近你的腿部，保持 5 次呼吸。

注意事项：

❶ 两手背后合十

❷ 缓慢而深长的腹式呼吸

❸ 胸部贴靠大腿

❹ 面部放松

❺ 左脚牢牢着地

❻ 放松脚趾

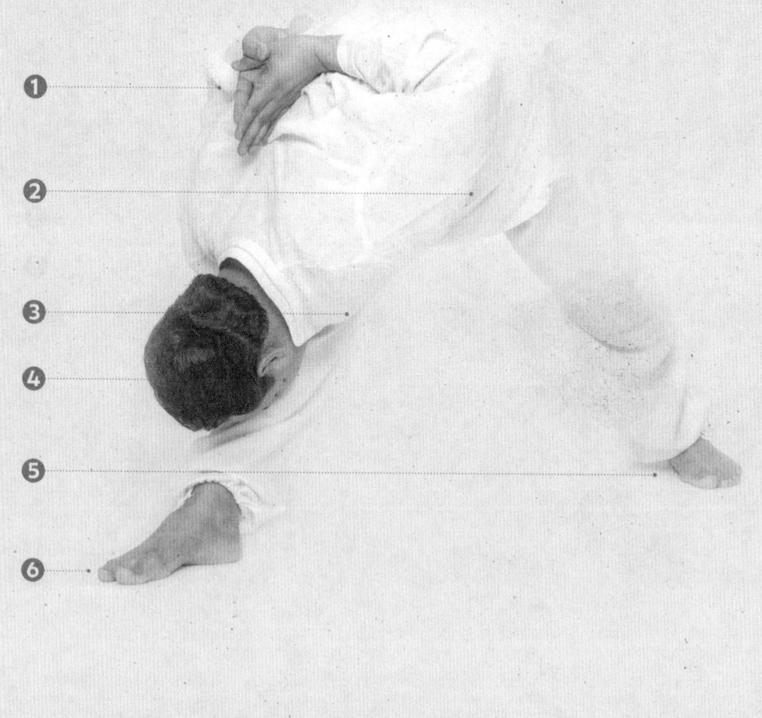

三式 双手在身后成敬礼式，吸气拉长身体前侧，呼气俯身向下，尽量用前额贴近你的腿部，保持 5 次呼吸。

07 三角扭转侧伸展式

Parivartta Parsvakonasana（Revolving Extended Lateral Angle Pose）

Parivratta = 旋转 | Parsva = 侧面或腰两侧 | Kona = 脚踝

这是一个旋转侧面的姿势。在这个姿势中，腹部的器官得到更多的收缩，增强消化力。

作用：

- 柔软脊柱
- 挤压按摩腹内脏器
- 强化腿部力量

普遍错误：

- 手臂没有伸直
- 右脚离开地面
- 右腿没有伸直
- 身体的重量放在下面的手臂上
- 呼吸不稳定
- 眼睛向下看

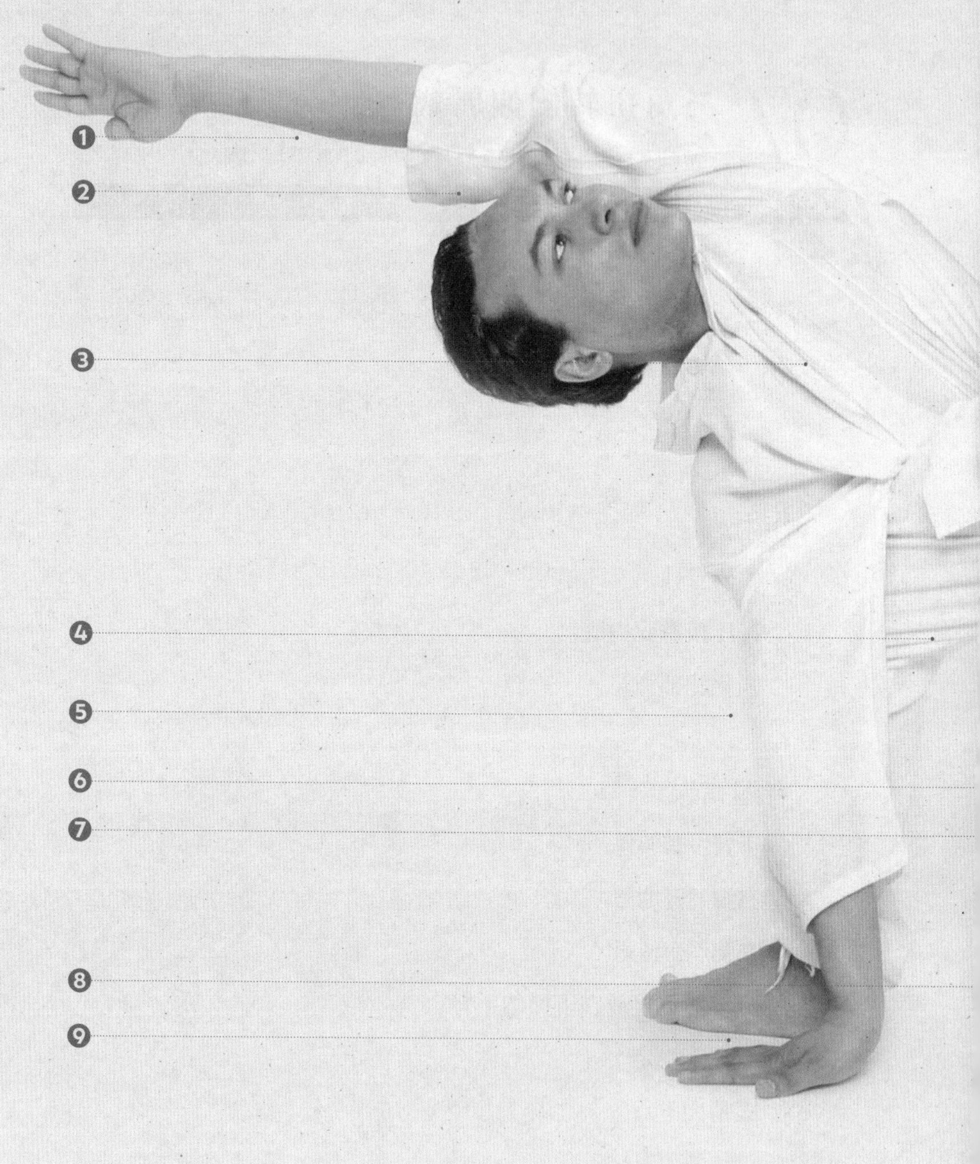

- 三角式站立，左脚尖向外打开，右脚尖稍往内收，吸气，呼气时弯曲左膝，上身向左转，右手掌在左脚外侧着地，左手贴靠头部，眼睛向上看，保持 5 次呼吸。

注意事项：

1. 伸直上面的手臂
2. 上面的手臂紧靠耳旁
3. 展胸
4. 左大腿平行于地面
5. 重量不要放在下面的手臂上
6. 将身体的重量最大化地转移到伸直的那条腿上
7. 后腿伸直
8. 重量在两脚外侧
9. 前腿的脚后跟对着后脚

- 再做另一侧练习。

08 三角侧伸展式

Utthita Parsvakonasan (Extended Lateral Angle Pose)

Utthita = 延长 | Parsva = 侧面 | Kona = 脚踝

这个姿势的强度较三角扭转侧伸展式弱，是一个拉伸侧肌的体式。三角侧伸展式可以激活腿部每一块肌肉，清除疲惫感，建立更好的坐姿，并提升身体的能量。

作用：

- 打开髋关节
- 强化大腿力量

普遍错误：

- 与三角扭转侧伸展式相似

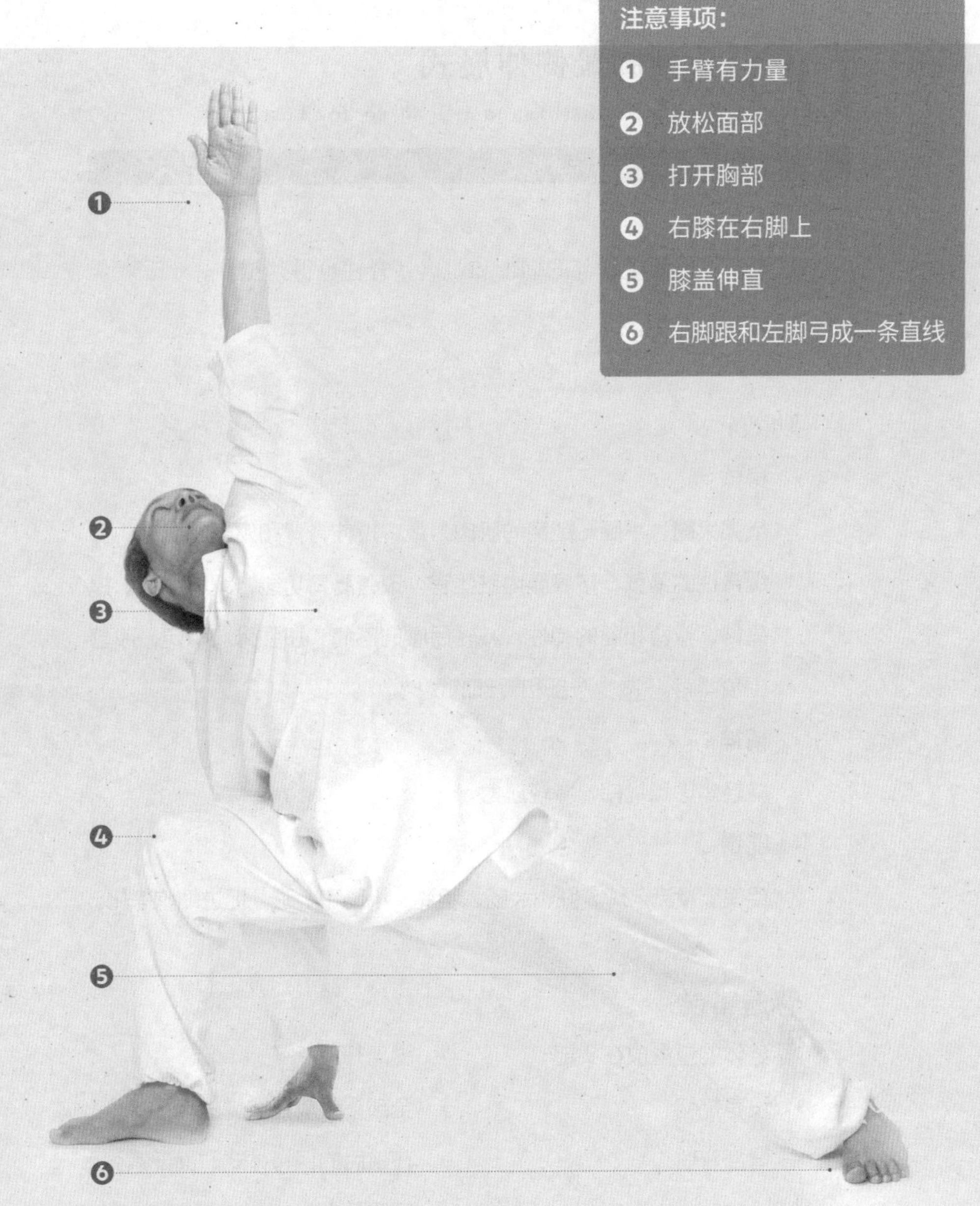

- 三角式站立，右脚尖向外打开，左脚尖稍往内收。吸气，呼气弯曲右膝，右手指尖触地，左手向上，眼睛向上看，保持呼吸 5 次。

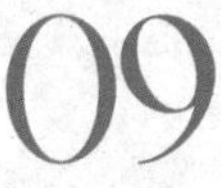

头到脚趾侧伸展式

Sirsha Angusthasana (Head To Toe Pose)

Sirsha = 头 | Angustha = 大脚趾

这个姿势伸展了腿部的韧带和肌肉，脊柱也得到拉伸。

功效：

- **身体**

  增强大腿、小腿、腿窝的肌肉力量，拉伸脊背和躯干的肌肉，舒缓脊柱的紧张，按摩腹内脏器官，改善肠胃功能，缓解便秘。提高臀、脊背和腿的弹性，减轻后腰的疼痛。加强骨盆稳定，改善生殖器官。减少腰部和臀部的赘肉。

- **精神**

  减轻焦虑和忧郁，减轻压力。

- **能量**

  促使能量流入脾、肝、大肠、胆囊、小肠和心脏，促进细胞净化。

普遍错误：

- 身体的重量放在头部
- 没有扩胸
- 背部弯曲
- 脚离开地
- 全部重量放在右脚上
- 在最后的保持体式时面部紧张，呼吸急促

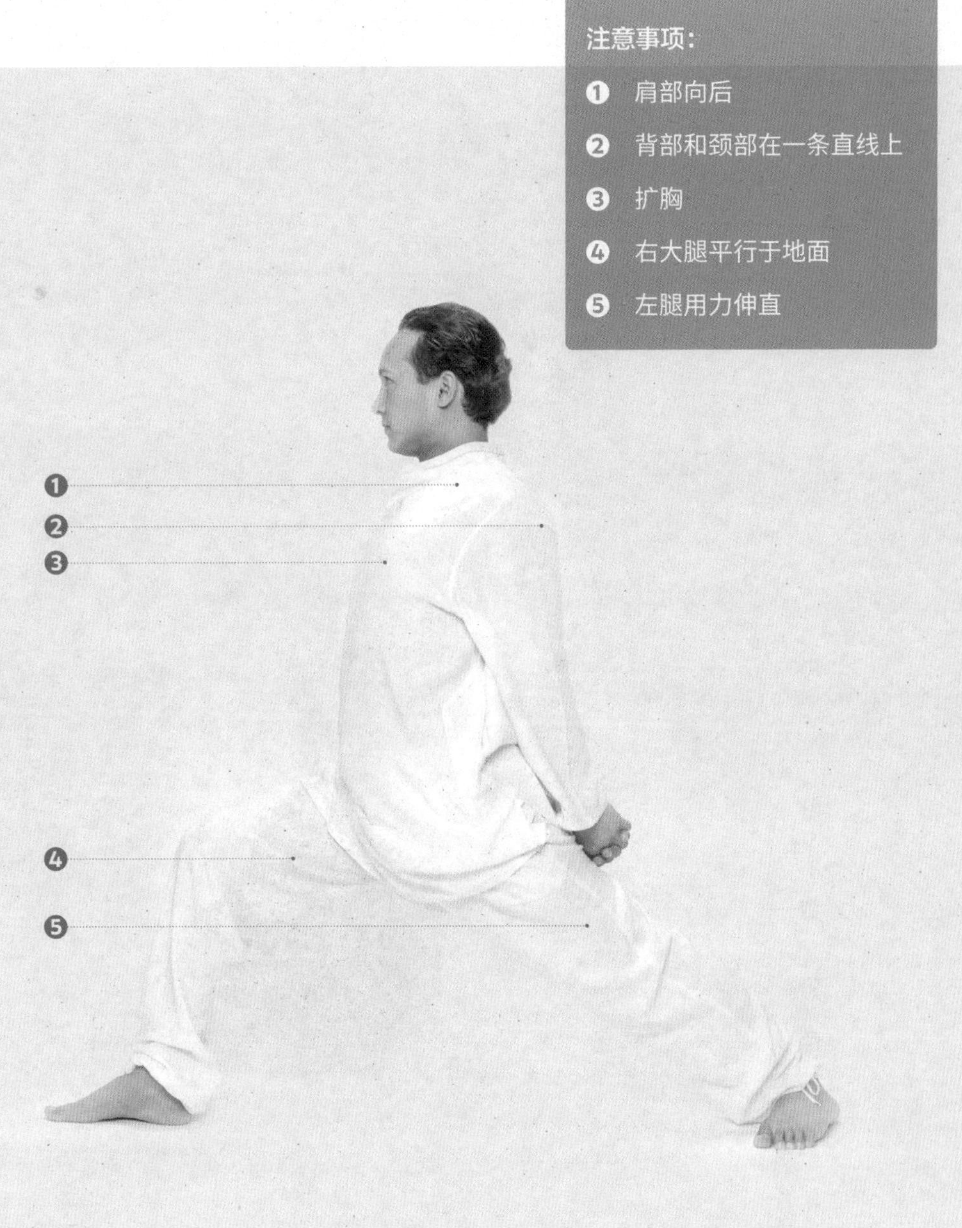

- 三角式站立，右脚尖向外打开，左脚尖稍往内收。吸气，呼气弯曲右膝，上身向右转，双手在身后相交，吸气身体向后仰。

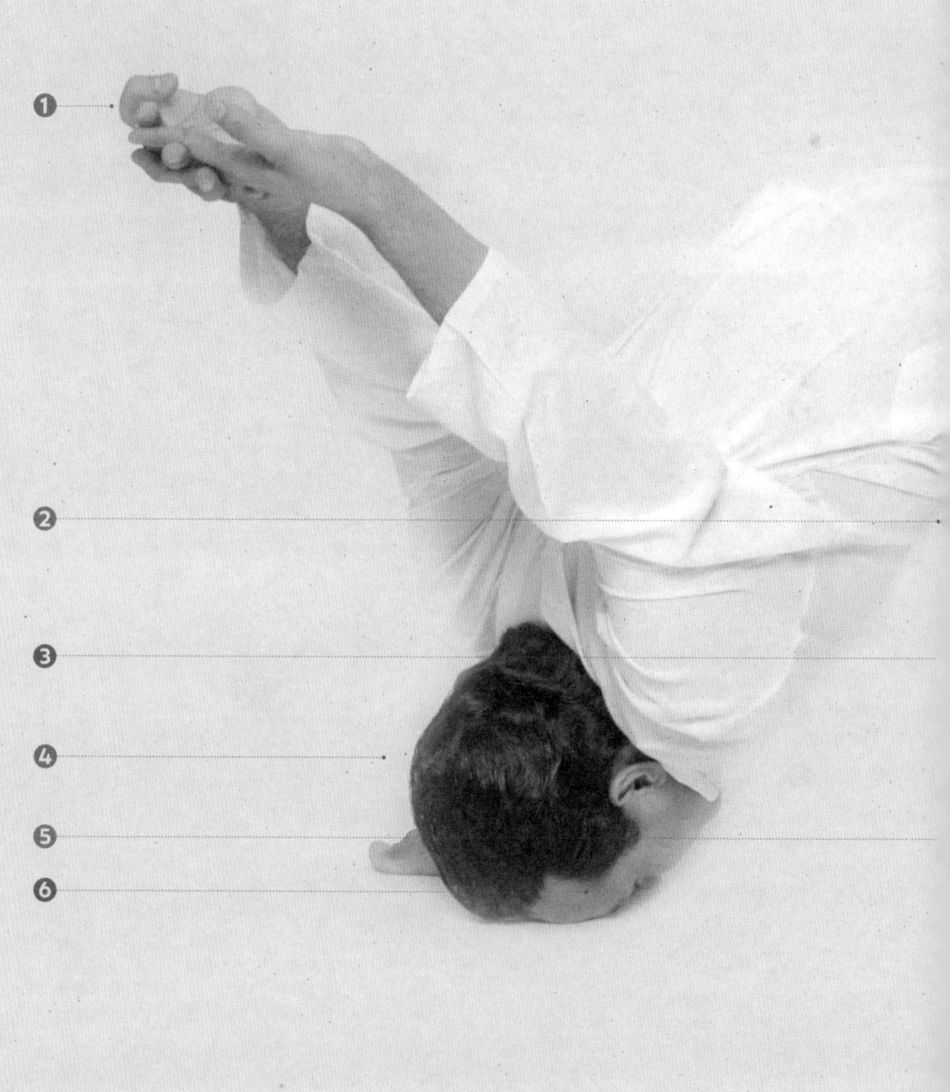

• 呼气，上身在右脚内侧向下，尽量让头和手去贴靠地面，保持呼吸 5 次。

注意事项：

❶ 手指相扣，手指伸直

❷ 腹式呼吸

❸ 将身体的重量最大化地转移到伸直的那条腿上

❹ 身体的重量不要放在头部

❺ 脚后跟下落

❻ 放松面部

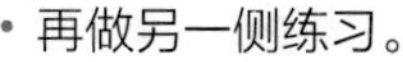

• 再做另一侧练习。

10 战士式

Vibhadrasana (Warrior Pose)

Virbhadra = 战士

此系列体式是奉献给强大的英雄的，创造者湿婆根据自己的卷发创造了此体式。

功效：

- **身体**

  加强肺部的功能，使呼吸绵长深远，放松颈部和背部，扩展胸部，改善小腿和大腿的形状，紧缩腹部肌肉，加强脚踝力量等，减少臀部和大腿的赘肉。提高精力和敏捷力。

- **精神**

  帮助增强自信，有规律地习练可以具有敏捷和无所畏惧的状态。

普遍错误：

- 躯体向一边倾斜
- 身体重量没有平均放在两腿之间
- 手臂没有力量
- 手臂没有伸直
- 左脚离开地面
- 手臂不在一条直线上
- 左腿弯曲
- 面部紧张，呼吸急促

注意： 心脏衰弱的人不要轻易尝试这个姿势。

注意事项：

❶ 视线放在右手指上

❷ 手臂和肩膀在一个水平面上

❸ 上身位于两腿正中

❹ 髋部打开

❺ 前腿的脚后跟对着后腿的足弓

❻ 左脚平放在地面上

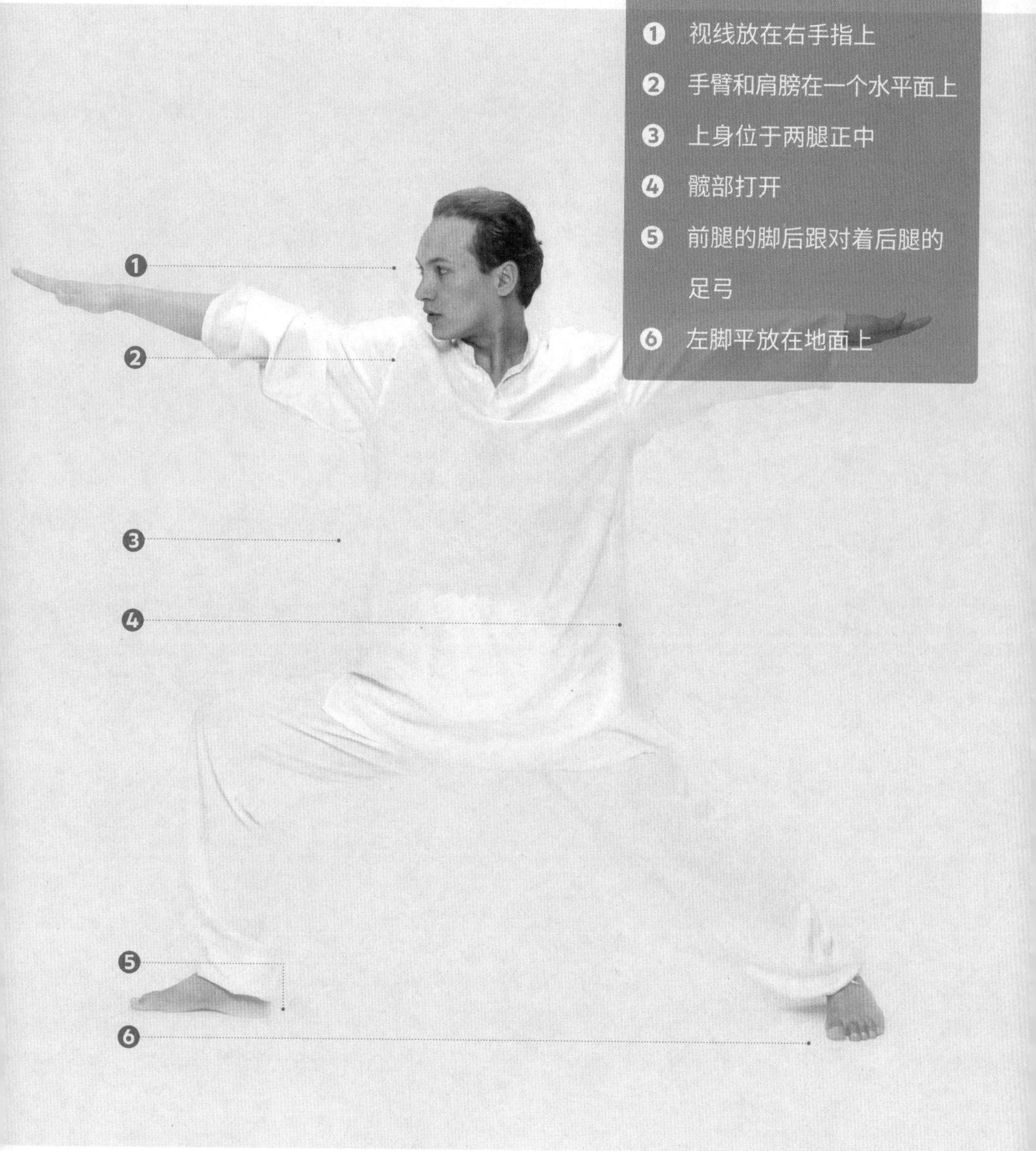

❶

❷

❸

❹

❺

❻

• 保持三角站立式，右脚尖向外，左脚尖稍稍向内。吸气，呼气时弯曲右腿，大腿平行地面。

注意事项：

❶ 胸部完全打开

❷ 背部、颈部和头在一条直线上

❸ 身体重量在正中

❹ 右大腿平行于地面

❺ 膝盖挺直

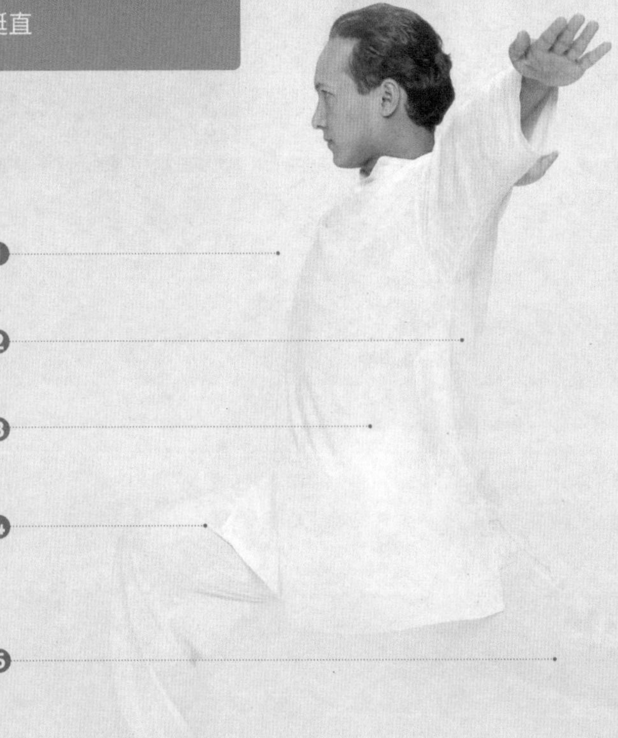

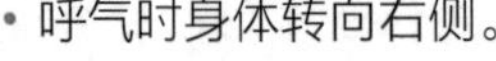

- 呼气时身体转向右侧。

注意事项：

❶ 两手合十

❷ 肘部伸直，眼睛向上看

❸ 保持胸腔展开

❹ 脊椎向上伸展

❺ 身体的重量最大化地转移到伸直的那条腿上

❻ 脚的外侧着地

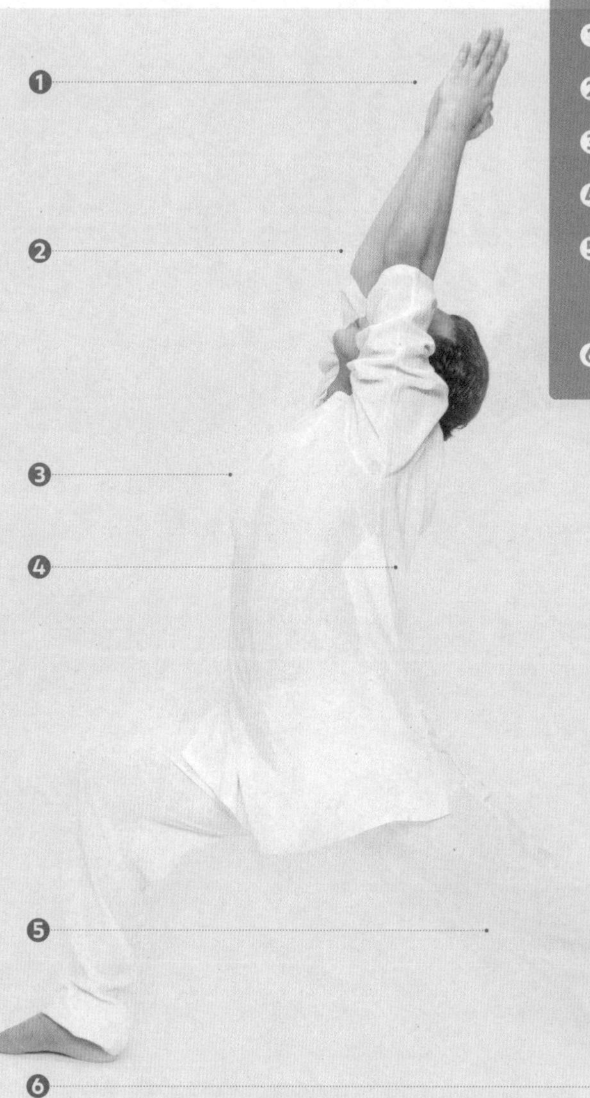

• 吸气，两臂在头顶合十。

注意事项：

❶ 眼睛看着大拇指

❷ 手臂伸直，伸展右侧

❸ 两腿有力地挺直

❹ 脚跟落地

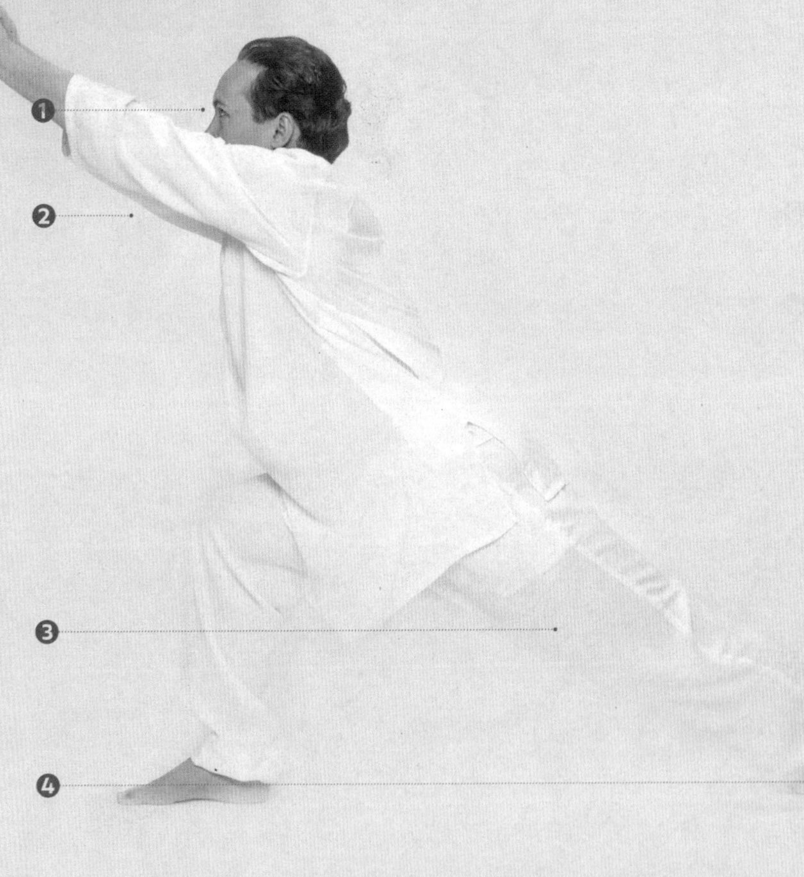

- 呼气，身体向前，手指尖指向前方。保持 5 次呼吸。

注意事项：

❶ 面部放松，正常呼吸

❷ 手指和脚趾在一条直线上

❸ 臀部两侧在一个水平面上

❹ 伸直后腿

❺ 伸展身体向右侧

❻ 右腿伸直

❼ 脚趾放松

• 慢慢地向上伸直右腿，同时抬高左腿，身体呈一条直线平行于地面。

11 树式

Vrksasana（Tree Pose）

Vrksh = 树

在此体式中，整个人站立成像一棵树似的，所以这个体式被称为树式。这是一个很好的锻炼平衡的体式。在初级阶段，先控制自己的身体，然后慢慢地去关注自我意识，让注意力集中。

功效：

- **身体**

  加强腿部、臀部等力量，锻炼平衡感。消除身心疲乏之感，培养专注的能力，减少臀部和腿部的赘肉。

- **精神**

  调节精神紊乱，培养头脑平衡及专注和决策能力。

- **能量**

  这个体式有效排除头脑杂念，是进一步进行冥想练习的有效体式。

普遍错误：

- 身体向一侧倾斜
- 左膝弯曲或向外
- 右膝向前
- 肘部没有伸直
- 脚趾没有放松
- 手臂没有伸直

注意事项：

❶ 两手合十在胸前

❷ 头部、颈部和脊椎在一条直线上，不要向前倾斜

❸ 右脚脚跟贴在左大腿内侧

❹ 左腿伸直

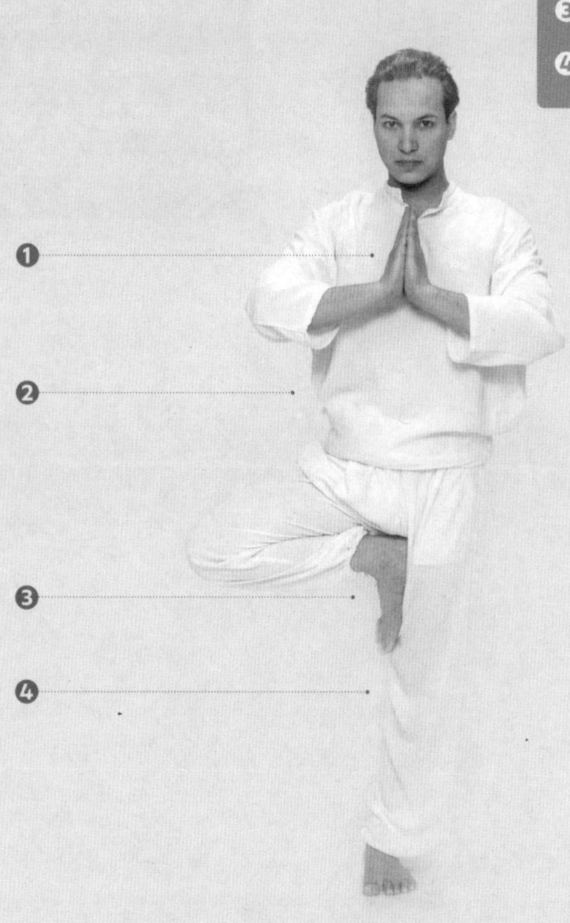

• 弯曲右腿，将右脚跟放在左大腿内侧，双手在胸前合十。

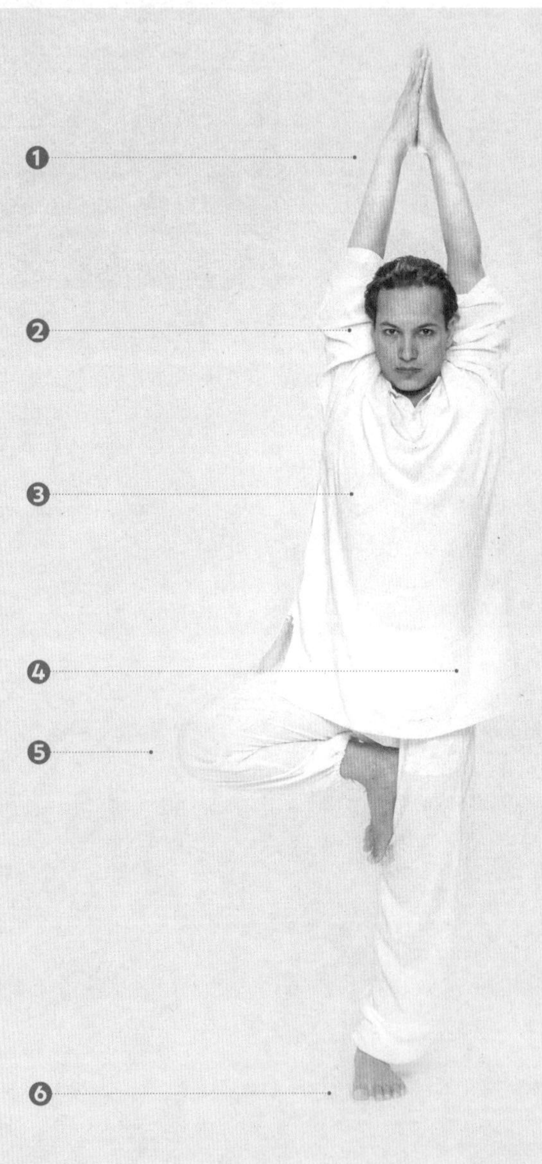

注意事项：

❶ 手臂伸直

❷ 视线集中在前方一点上

❸ 呼吸缓慢柔和

❹ 两臂带动腹部两侧的肌肉向上伸展

❺ 膝盖向外打开

❻ 放松脚趾

• 吸气，双手往上伸展，保持 5 次呼吸。

12 手抓大脚趾式

Utthita Hasta Padangusthasana （Raised Hand to Big Toe Pose）

Utthita = 延长 | Hasta = 头 | Pada = 脚

手抓大脚趾式是一个提升意志力的体式。可以针对腿部塑形，并且提升身体的平衡能力。

作用：

- 提升对整个身体的觉察力
- 强健腿部力量，美化腿部线条

普遍错误：

- 大脑不集中
- 弯曲膝盖
- 屏息
- 没有扩胸
- 后背和颈部没有直立

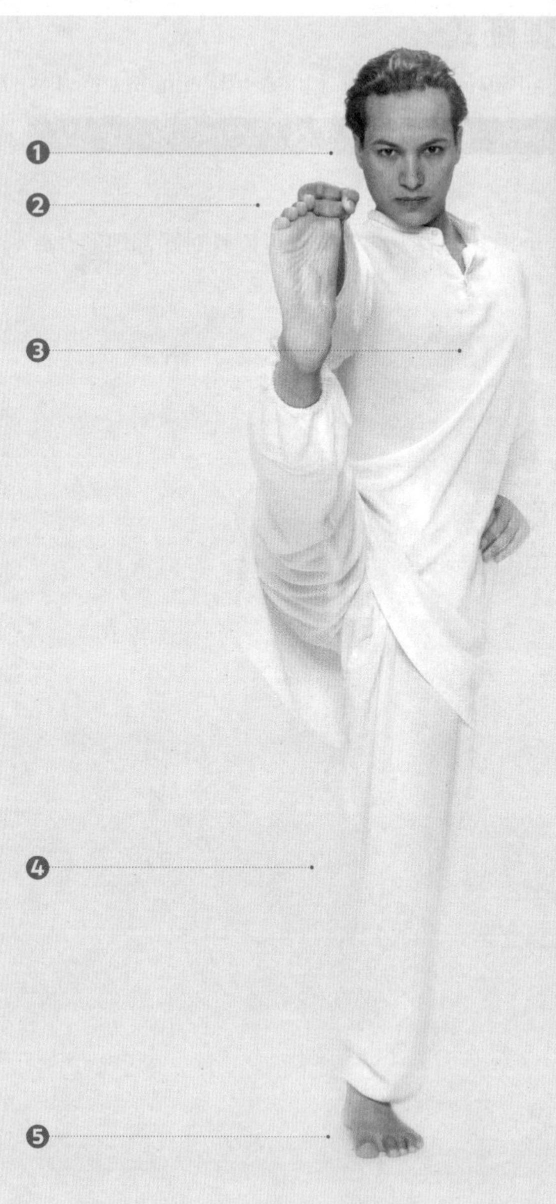

注意事项：

❶ 视线集中在前方一点上

❷ 手抓大脚趾

❸ 扩胸

❹ 膝盖挺直

❺ 放松脚趾

• 左脚单腿站立，左手扶髋，右手抓住右脚大拇指，吸气，手和脚同时向前伸直。保持 5 次呼吸。

❶
❷
❸
注意事项：
❶ 面部放松，集中注意力，视线看着前方一点
❷ 展开髋部
❸ 在最后的保持阶段，腿部挺直

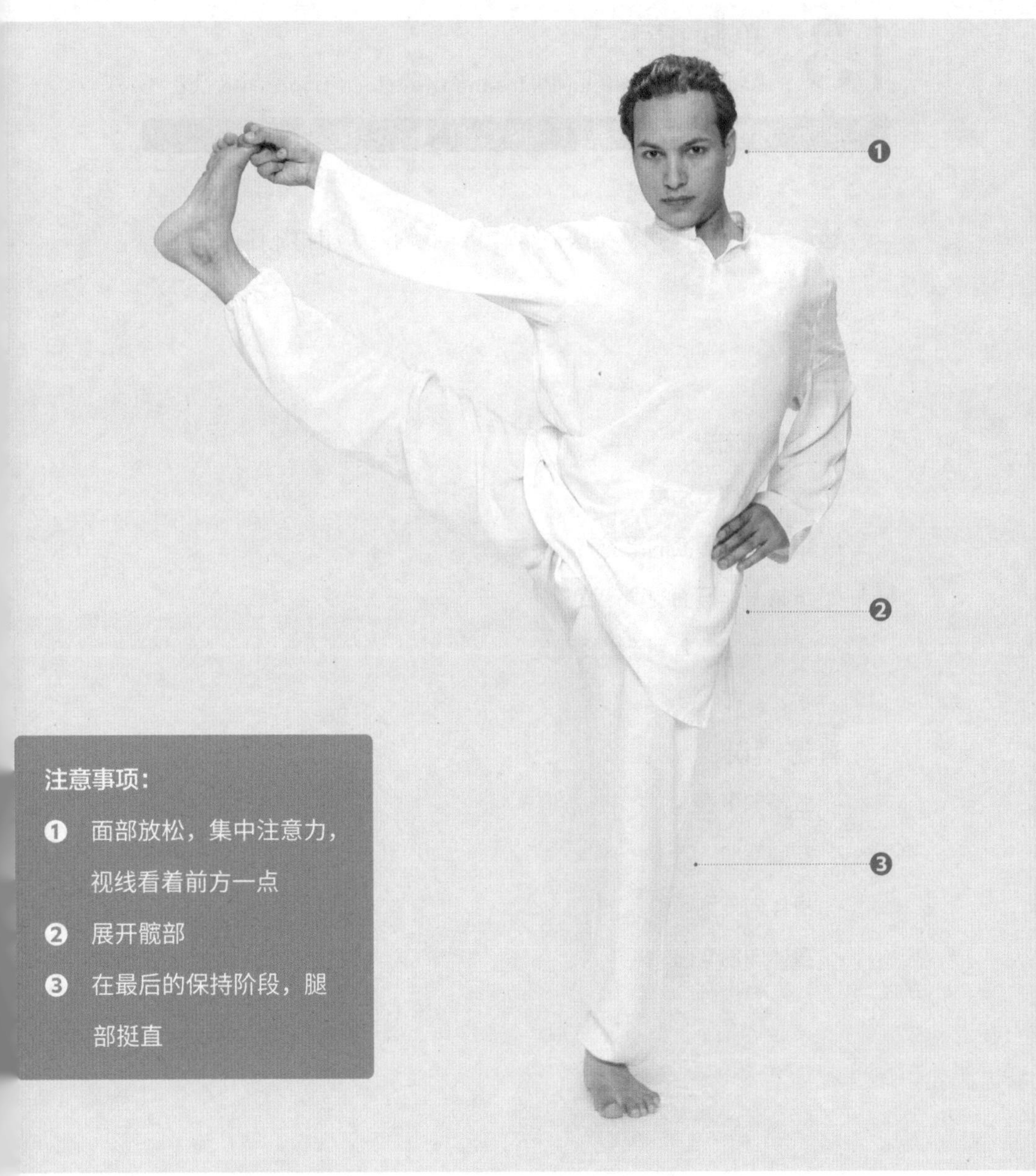

变体 左脚单腿站立，左手扶髋，右手抓住右脚大拇指，吸气，手和脚同时向右侧伸直。保持 5 次呼吸。

13 单腿扣手式

Baddha Hasta Eka Padasana (Interlock Hand One Leg Pose)

Baddha = 限度 | Hasta = 手 | Eka =1 | Pada = 脚

这是一个平衡体式，在这个体式中，我们两手相扣抓住一条腿。

作用：

- 提升肺活量
- 改善双肩灵活度
- 提升头脑层面的平衡感、专注力
- 维持身体层面的稳定度
- 长期练习，有利于坐姿稳定

普遍错误：

- 眼睛向下看
- 左膝弯曲
- 身体向一侧倾斜
- 身体向前弯曲

❶
❷
❸
❹
❺
注意事项：
❶ 放松面部，深呼吸
❷ 左肩向后
❸ 扩胸
❹ 膝盖挺直
❺ 脚趾放松

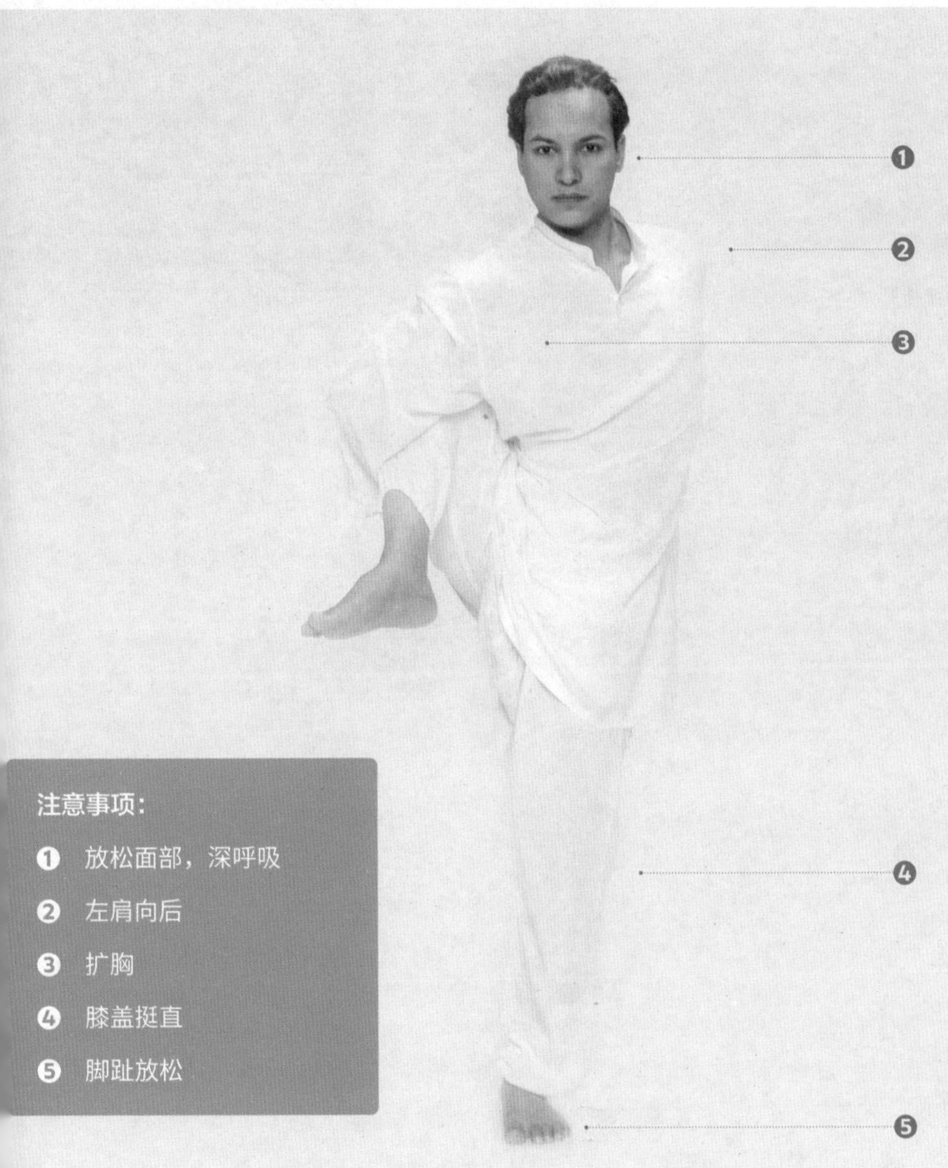

• 左腿站立，吸气，折叠右脚向上抬，呼气，向前弯曲身体，右手在腿内侧绕过膝盖，在身后与左手相扣。保持 5 次呼吸。

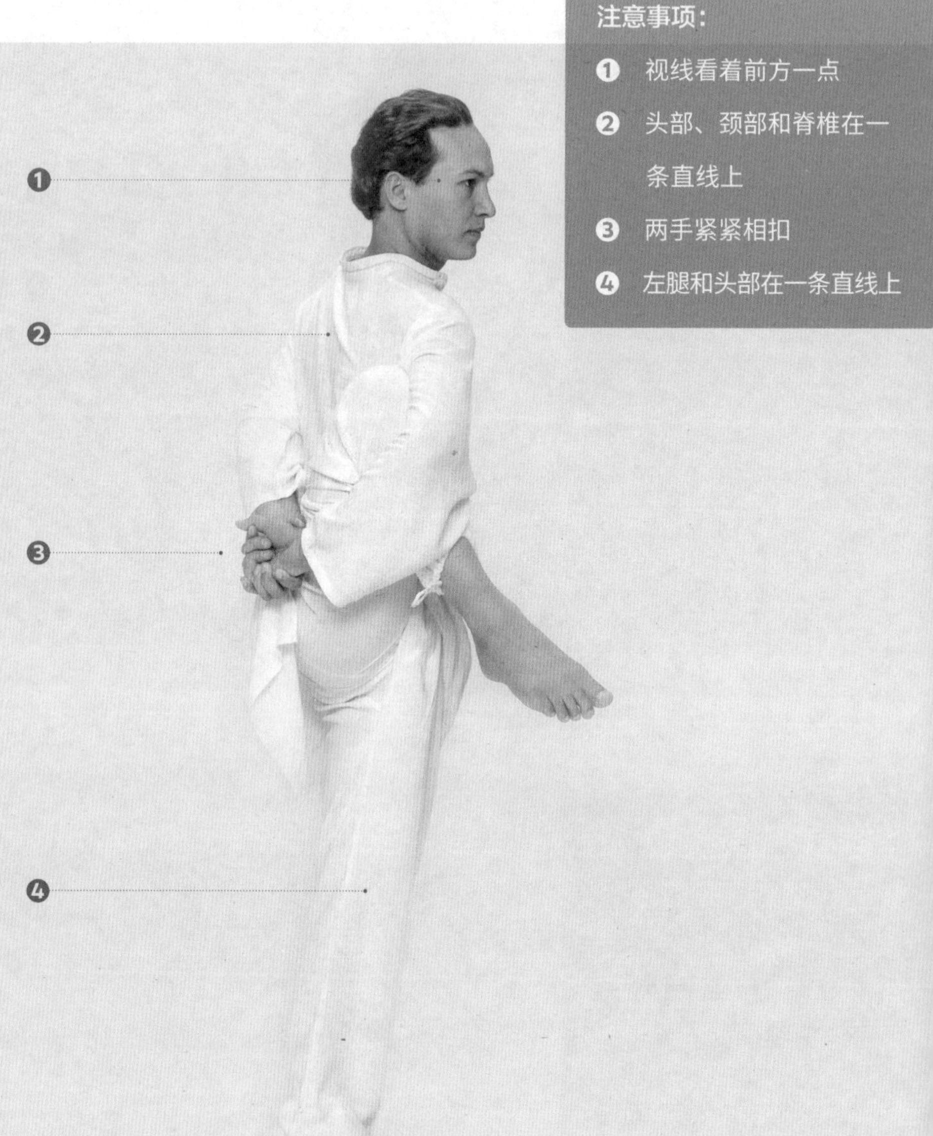
注意事项：
❶ 视线看着前方一点
❷ 头部、颈部和脊椎在一条直线上
❸ 两手紧紧相扣
❹ 左腿和头部在一条直线上
❶
❷
❸
❹

• 侧面展示图

14 舞蹈式

Natarajasana (Lord Shiva's Pose)

Nata = 舞者 | Raja = 国王

这是奉献给湿婆的一个有力而美丽的体式。舞王，他同样也是瑜伽的创始人。

功效：

- **身体**

  锻炼平衡感，增强身体的柔韧性。

- **精神**

  培养专注的意志力。

普遍错误：

- 在完成体式时，身体过于向前倾
- 身体向右或向左
- 弯曲膝盖
- 面部表情紧张

注意： 平衡感不太好的人，可以先扶着墙练习。

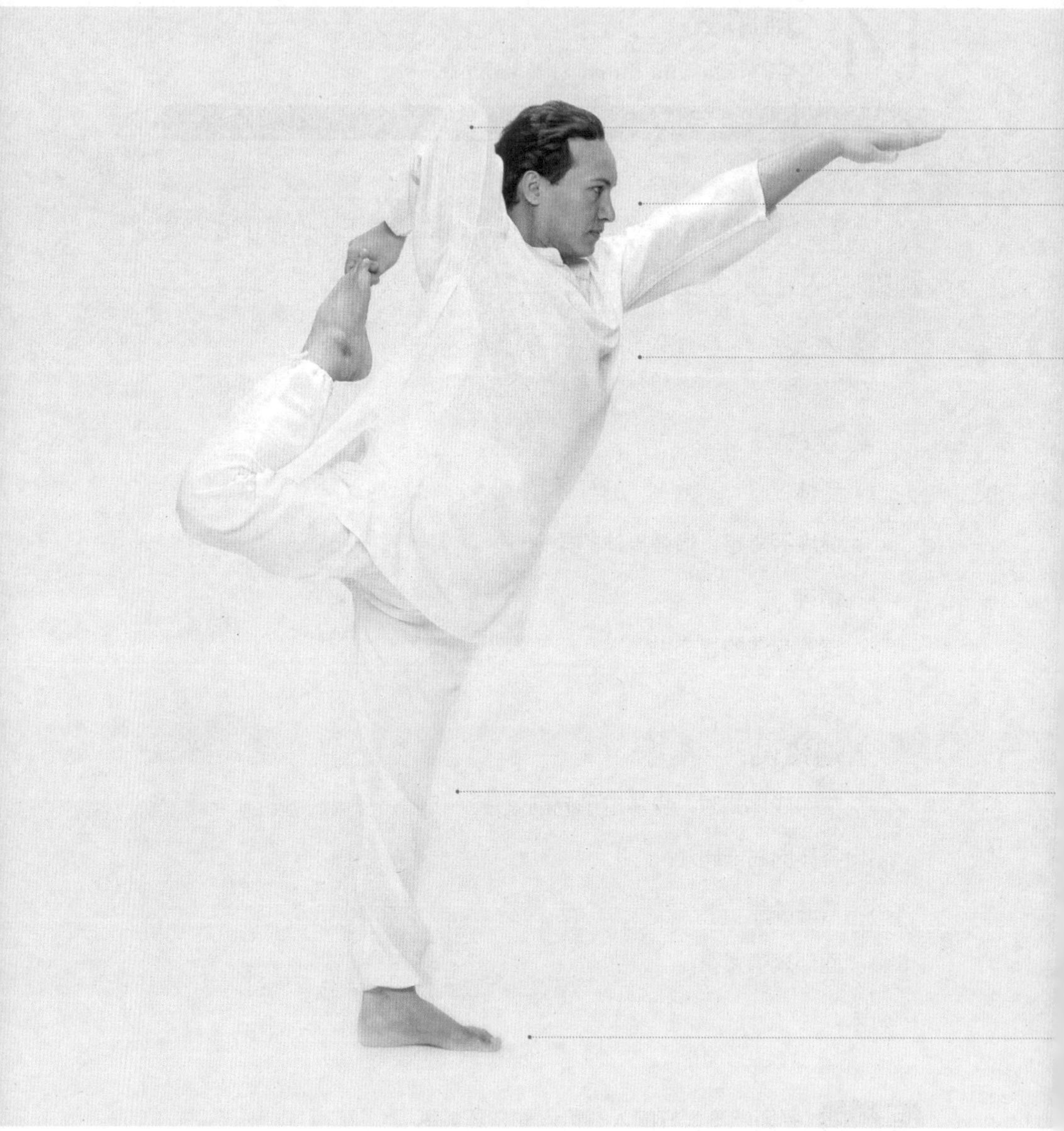

- 两腿并拢站立，吸气，慢慢向上抬高右腿。弯曲右腿，右手抓着右脚大脚趾，吸气，慢慢向上抬高右腿，同时将右肘部翻转向上。吸气，左手向前伸直，抬头，尽量将右脚心贴向头。眼睛向上看，保持呼吸 5 次。

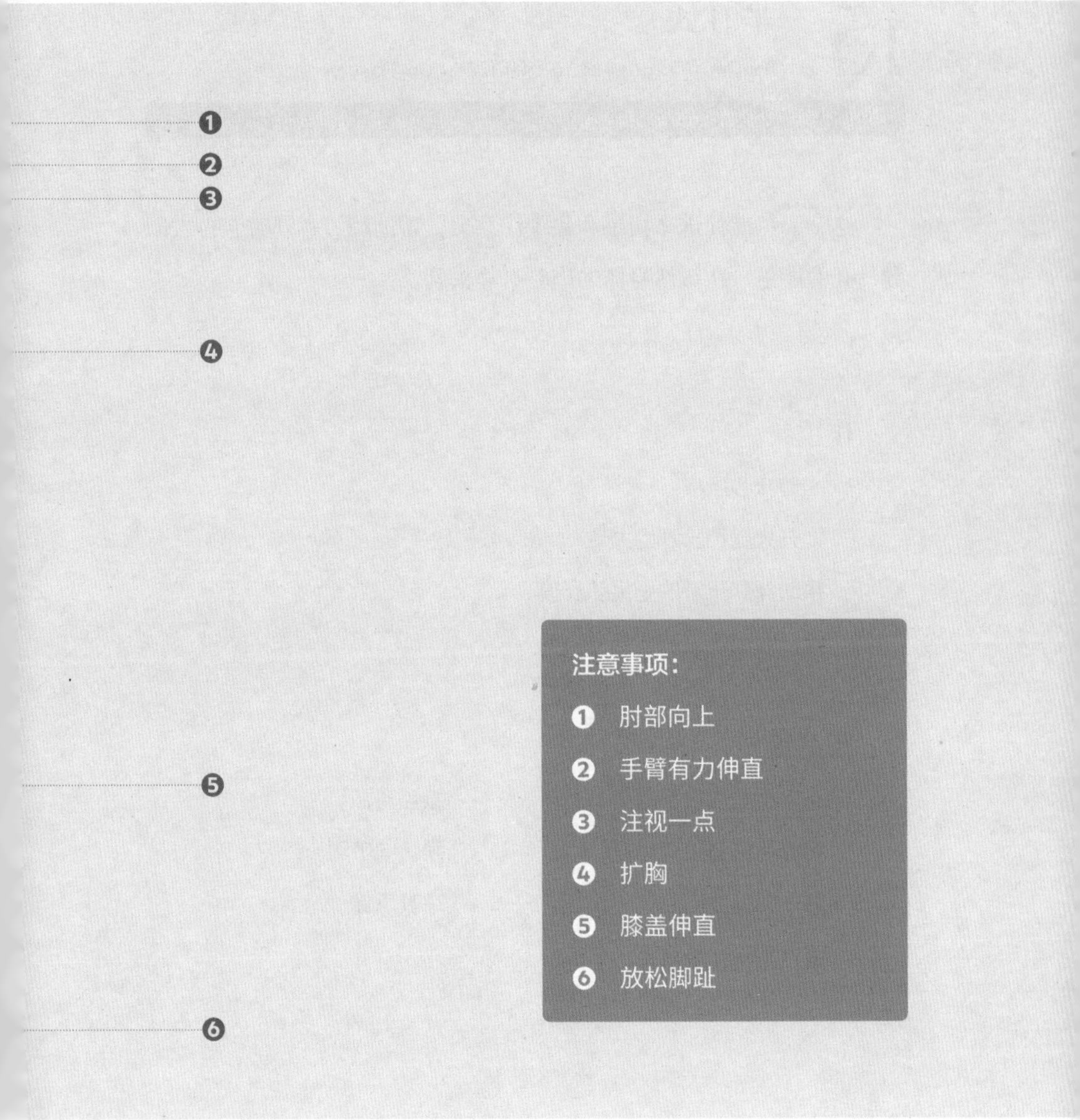

❶
❷
❸
❹
❺
❻

注意事项：

❶ 肘部向上

❷ 手臂有力伸直

❸ 注视一点

❹ 扩胸

❺ 膝盖伸直

❻ 放松脚趾

15 半月式

Ardha Chandrasana（Half Moon Pose）

Ardha = 半 | Chandra = 月

这个姿势能促进平衡感和集中注意力，帮助练习者同时获得太阳和月亮的能量，在激活身体的同时平静头脑。

作用：

- 强健核心肌群
- 提升大腿和脚踝的力量
- 帮助建立正常的腘绳肌长度
- 提升盆腔区域的能量

普遍错误：

- 身体重量放在手指上
- 胸部和髋部没有打开
- 身体向前或向后
- 手臂不在一条线上
- 膝盖弯曲
- 眼睛向下看
- 呼吸急促

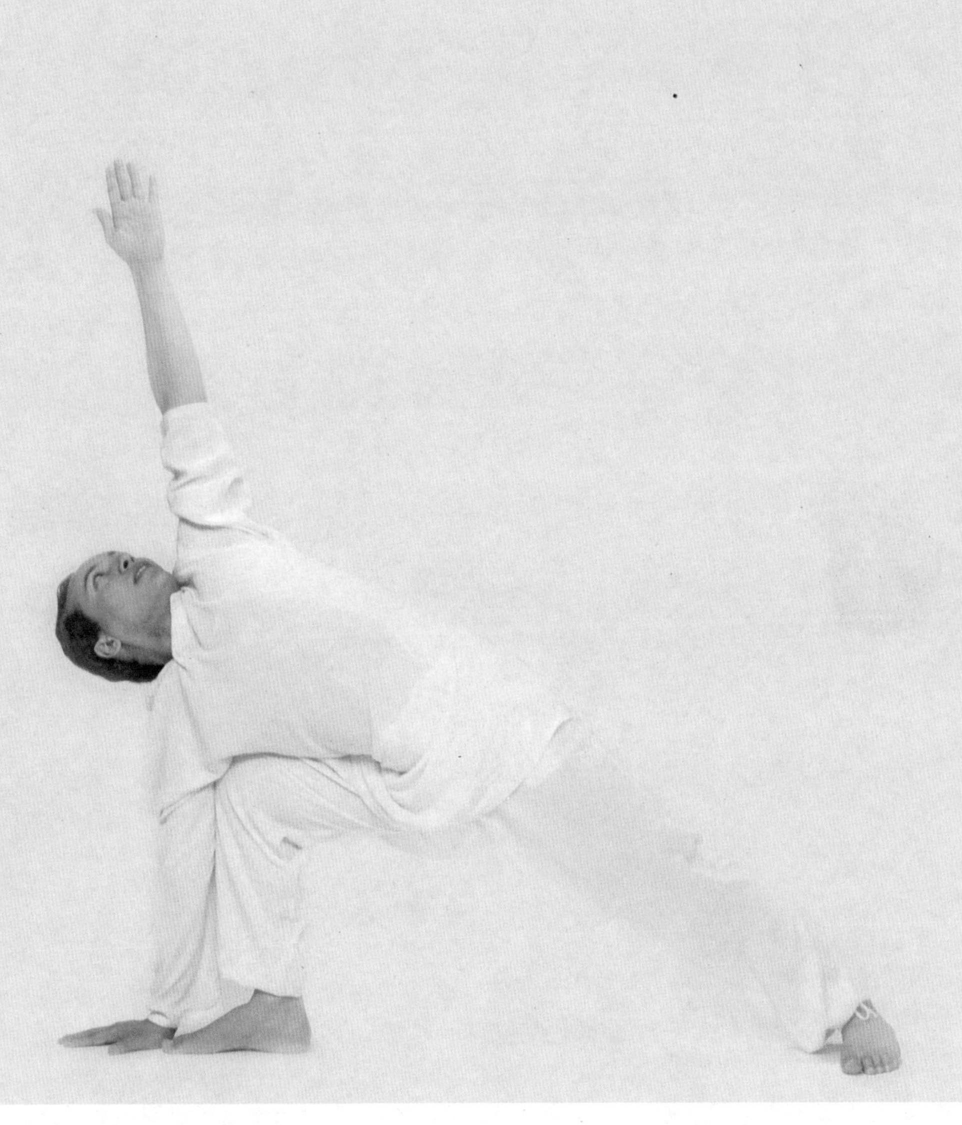

- 保持三角站立式，右脚尖向外，左脚尖稍稍向内。吸气，呼气时弯曲右腿，大腿与地面平行，右手掌着地，左手向上伸展，眼睛向上看。保持呼吸 5 次。

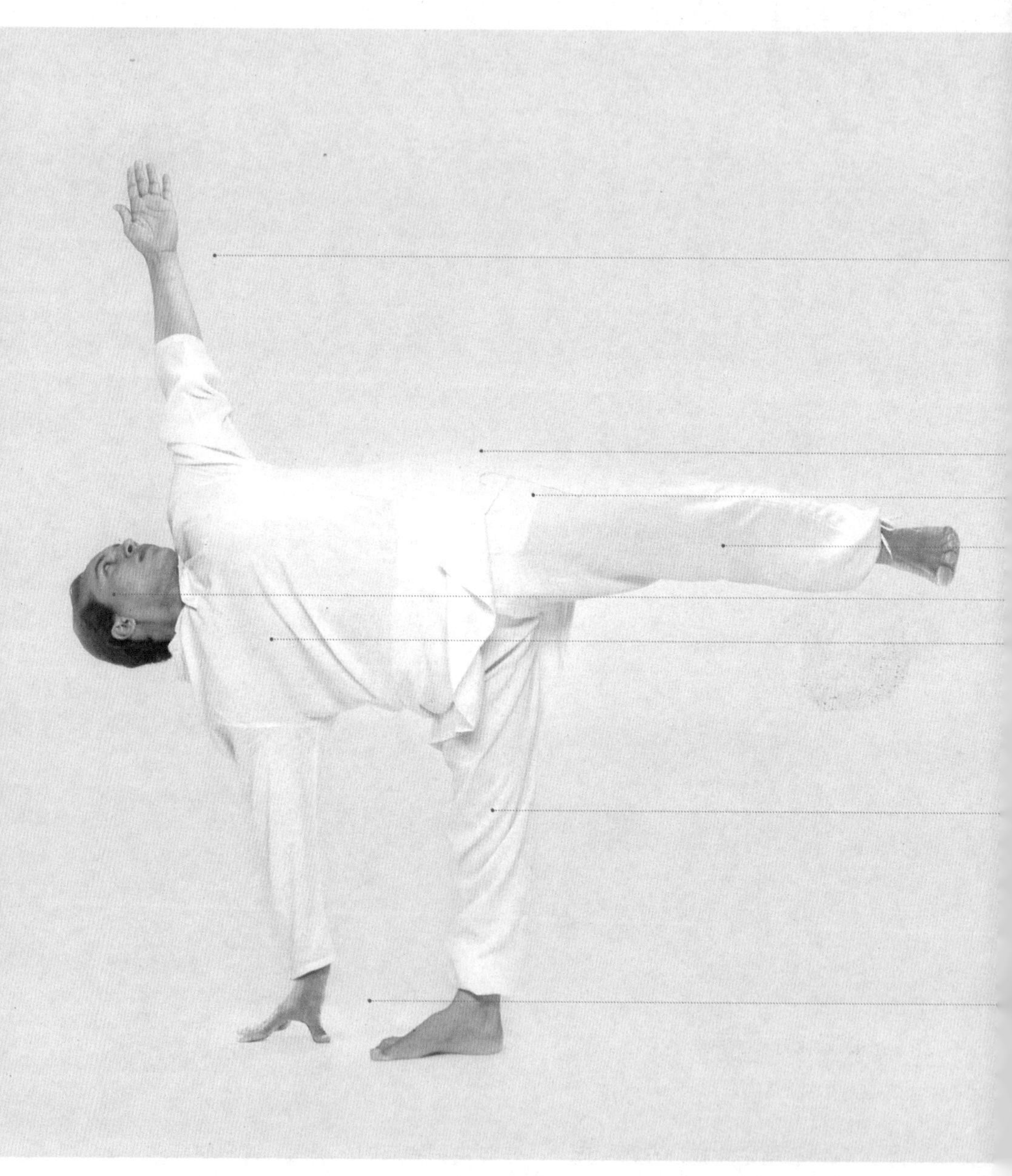

• 吸气，伸直右手和右腿，右手指尖触地，向上抬左腿，保持与地面平行，保持呼吸 5 次。

❶

❷
❸
❹
❺
❻

❼

❽

注意事项：

❶ 手臂伸直，与肩在一条直线上

❷ 髋部展开

❸ 臀部在一个水平面上

❹ 腿部有力地伸直

❺ 眼睛向上看

❻ 展开胸部

❼ 膝盖与脚趾保持在同一方向

❽ 身体的重量不要放在手指上

16 单腿垂直伸展式

Urdhva Prasrita Ekapadasana（Upright Extended Foot Pose）

Urdhva = 垂直的 | Prasarita = 延伸 | Eka =1 | Pada = 脚

单腿垂直伸展式属于高阶平衡体式，需要注意力百分之百在身体之上，否则容易摔倒。该体式可以提升身心的专注度和平衡感。

作用：

- 改善大脑供血，为脑细胞提供更好的滋养
- 提升腘绳肌的柔韧度
- 帮助腹内器官回归正位
- 强健膝关节和踝关节

普遍错误：

- 主力腿没有力量
- 主力腿膝盖弯曲
- 面部紧张
- 呼吸急促

注意事项：

❶ 眼睛看着地面一点

❷ 两手掌落地

❸ 左脚放平于地面

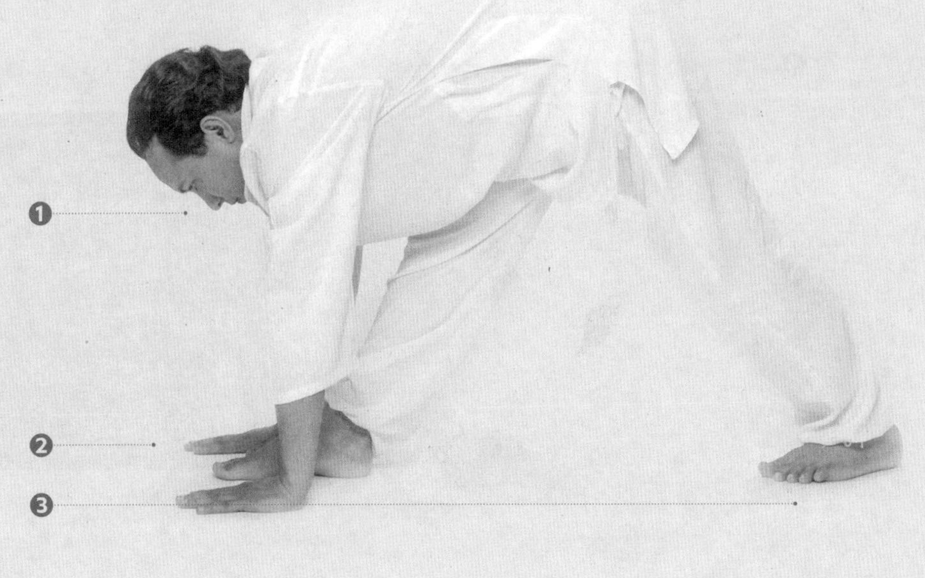

• 保持三角站立式，右脚尖向外，左脚尖稍稍向内。吸气，身体向右转，呼气时双手扶地，身体向下尽量贴靠右腿。

❶
❷
❸
❹
❺
注意事项：
❶ 两腿尽量伸直
❷ 膝盖用力伸直
❸ 腹式呼吸
❹ 头触右腿，面部放松
❺ 放松脚趾

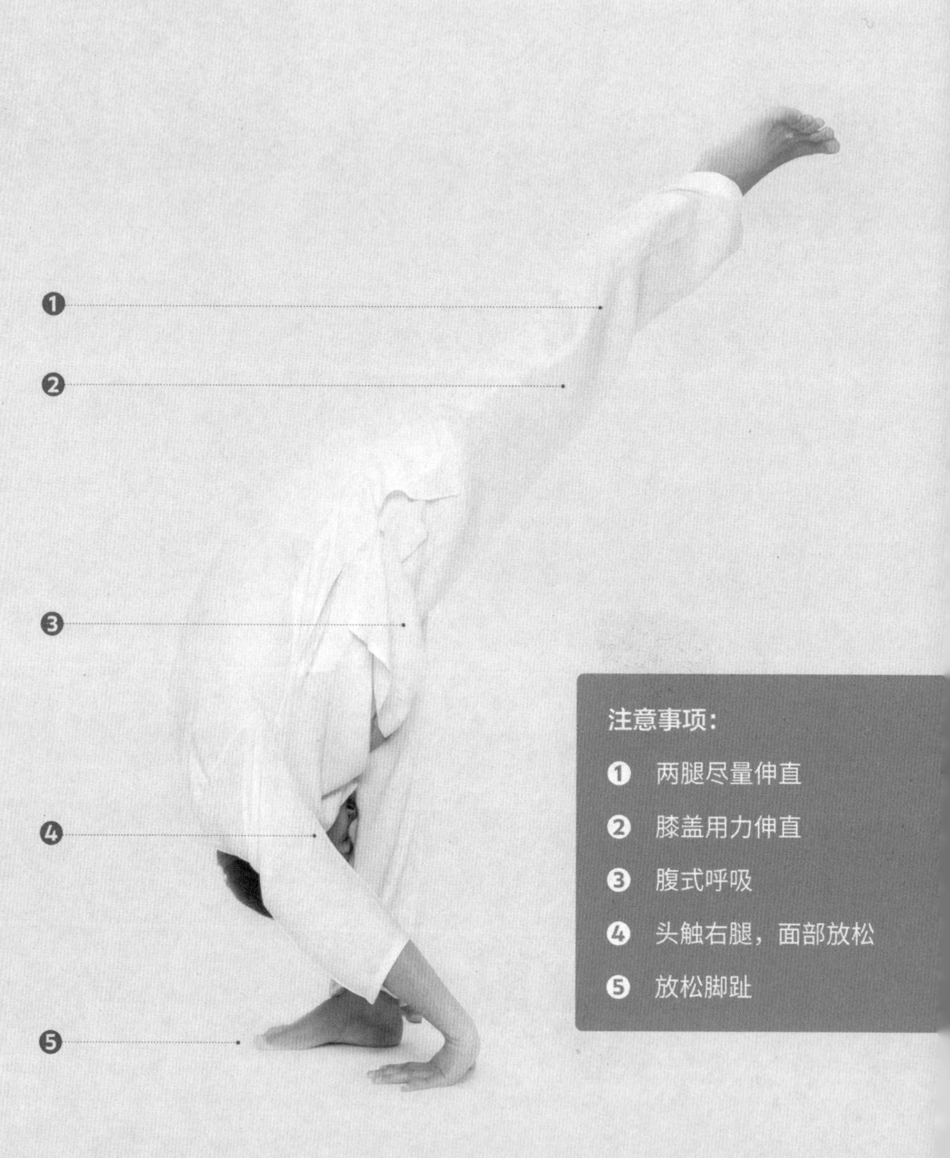

• 吸气，将重心移至右腿，左腿慢慢向上抬，保持呼吸 5 次。

17 起重机式

Bakasana (Crane pose)

Baka 在梵语中是起重机的意思，此体式被称为起重机式是由于做动作时身体采取了起重机的原理。

功效：

- **身体**

  加强上肢、腕关节和肩部的力量。增强身心的神经系统掌控力。改善腹部肌肉和器官。对女性的子宫下垂治疗也有帮助。加强身体平衡感。腹部的压缩，可以使肝脏、胰腺和肾更健康。

- **精神**

  摆脱虚弱无生气状态。增强自信，提高精神平衡能力。

- **能量**

  为肩膀和手臂注入新生能量。

普遍错误：

- 头向下
- 两手距离过小
- 重量在一侧
- 身体没有平衡
- 腿离地面太近

注意事项：

❶ 头部向上

❷ 膝盖靠在大臂上

❸ 十指张开

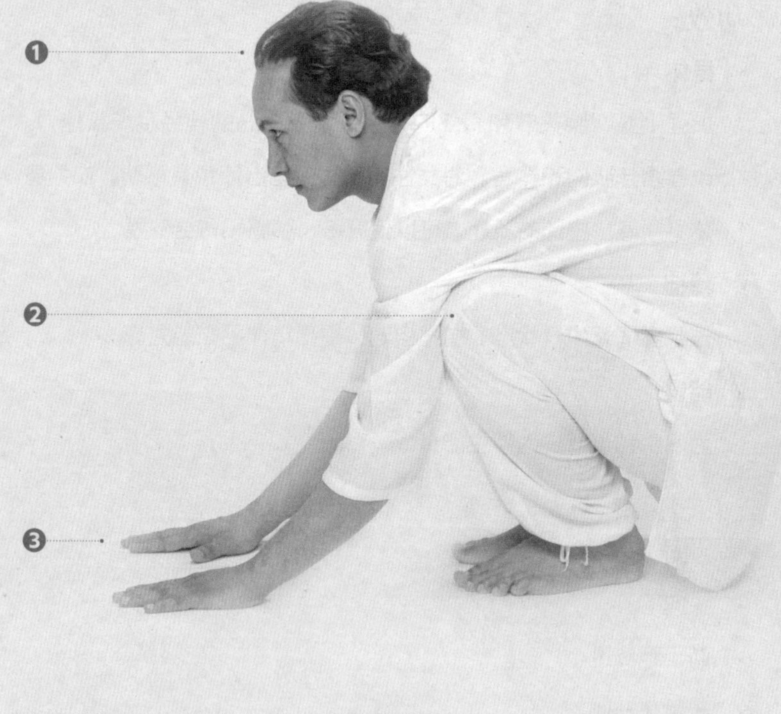

• 两腿并拢往下蹲，双手掌心向下放在地上，双腿膝盖顶住腋窝处，双眼直视前方。

注意事项：

❶ 抬高臀部

❷ 重心移至脚趾

❸ 手掌在肩下

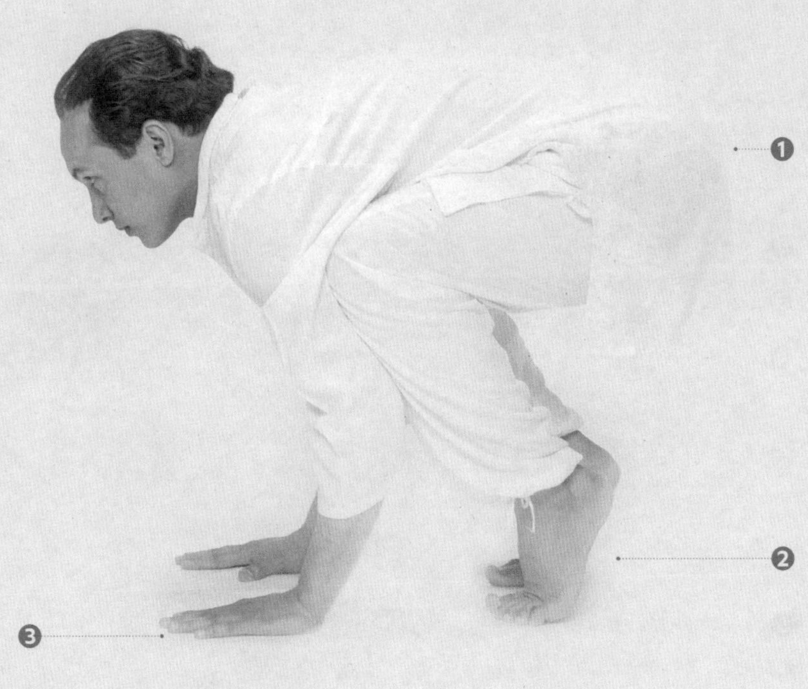

• 吸气，慢慢向上抬脚后跟。

注意事项：

❶ 升高臀部

❷ 膝盖靠在大臂上

❸ 放松面部，保持固有的呼吸

❹ 两脚相靠向上抬

❺ 全部的重量在手上

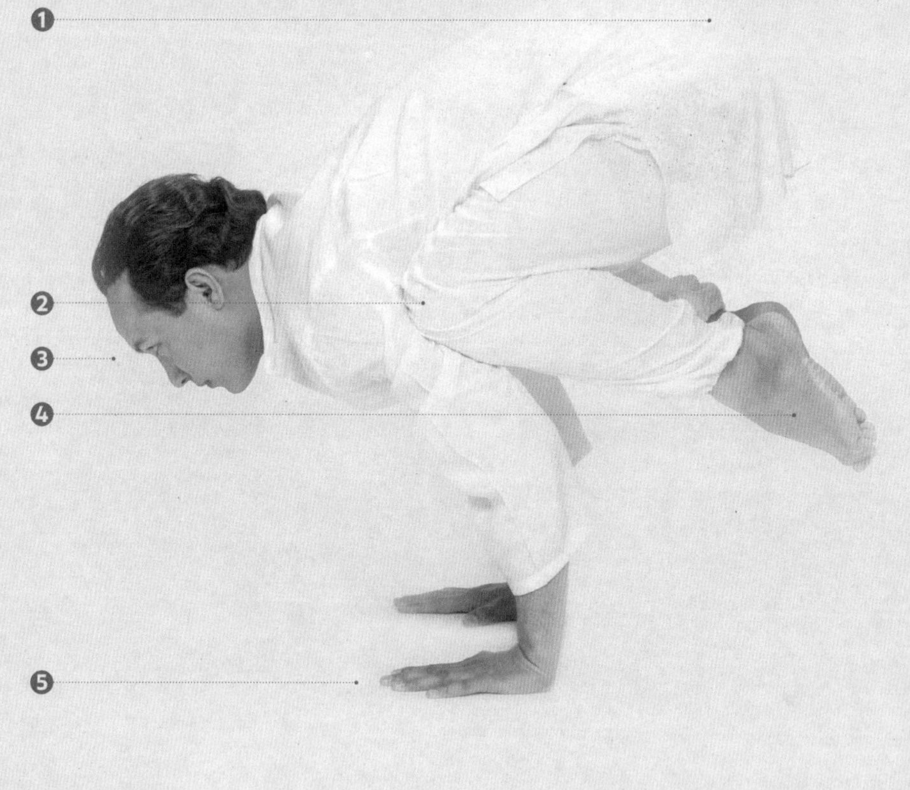

- 继续向上抬脚后跟，直至脚后跟完全离地，将重心放在两手上。保持呼吸 5 次。

18 单手眼镜蛇式

Eka Hasta Bhujangasana(One Handed Cobra Pose)

Eka = 1 | Hasta = 手 | Bhuja = 手臂

单手眼镜蛇式是一个调节神经系统的体式，使习练者神经系统获得平静，且起到唤醒昆达里尼的功效。

作用：

- 强健肱二头肌、肱三头肌
- 强健核心肌群
- 提升髋关节的灵活度
- 驯化头脑，平衡情绪

普遍错误：

- 身体向前
- 身体重量在一条手臂上
- 屏息
- 面部紧张

注意事项：

❶ 放松面部，保持呼吸

❷ 腿靠在大臂上

❸ 身体重量平均分配在手臂上

❹ 腿部有力伸直

❺ 十指尽量张开

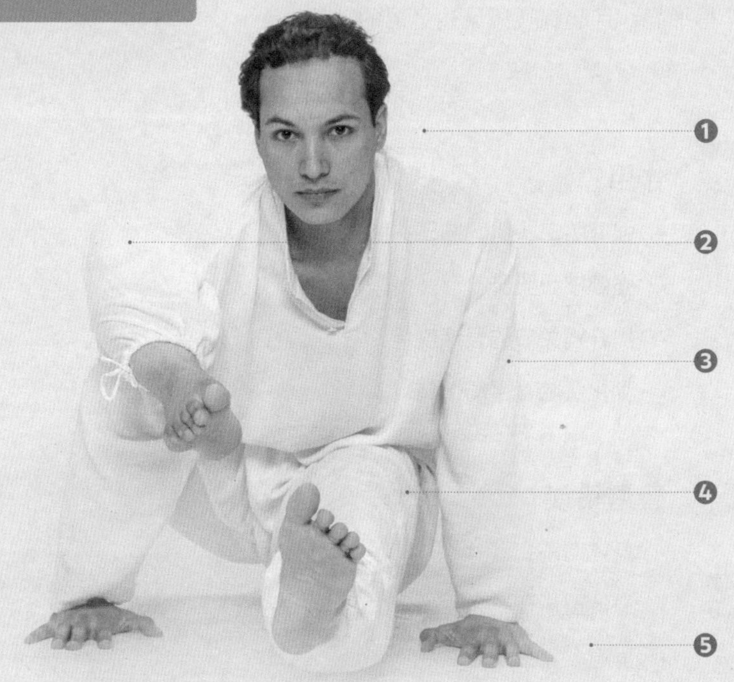

• 双腿并拢，下蹲，左手抓住右腿，右手扶地，将右腿绕过右肩，然后左手扶地，吸气，双手同时推地支撑住身体，保持呼吸 5 次。

19 单腿平衡式

Eka Pada Santulanasana (One Leg Balance)

Eka = 1 | Pada = 脚 | Santulana = 平衡

单腿平衡式可以很好地建立平衡感，该体式对髋关节有一定的挑战。在保持该体式的过程中，需要脊背挺直。只有髋关节较灵活且脊背挺直的习练者才能很好地完成该体式。

作用：

- 提升髋关节灵活度
- 加强股四头肌力量
- 锻炼腘绳肌，拉长小腿肌肉的长度
- 培养蹲立姿态下的平衡感
- 强化盆底肌群

普遍错误：

- 右膝弯曲
- 身体向一侧弯曲
- 脚趾没有放松
- 身体重量放在脚跟
- 胸部贴靠大腿

注意事项:

❶ 注视一点

❷ 后背和脖子在一条直线上

❸ 紧握脚

❹ 手臂伸直

❺ 扩胸

❻ 膝盖有力伸直

❼ 放松手臂

❽ 放松脚趾

❶

❷

❸

❹

❺

❻

❼

❽

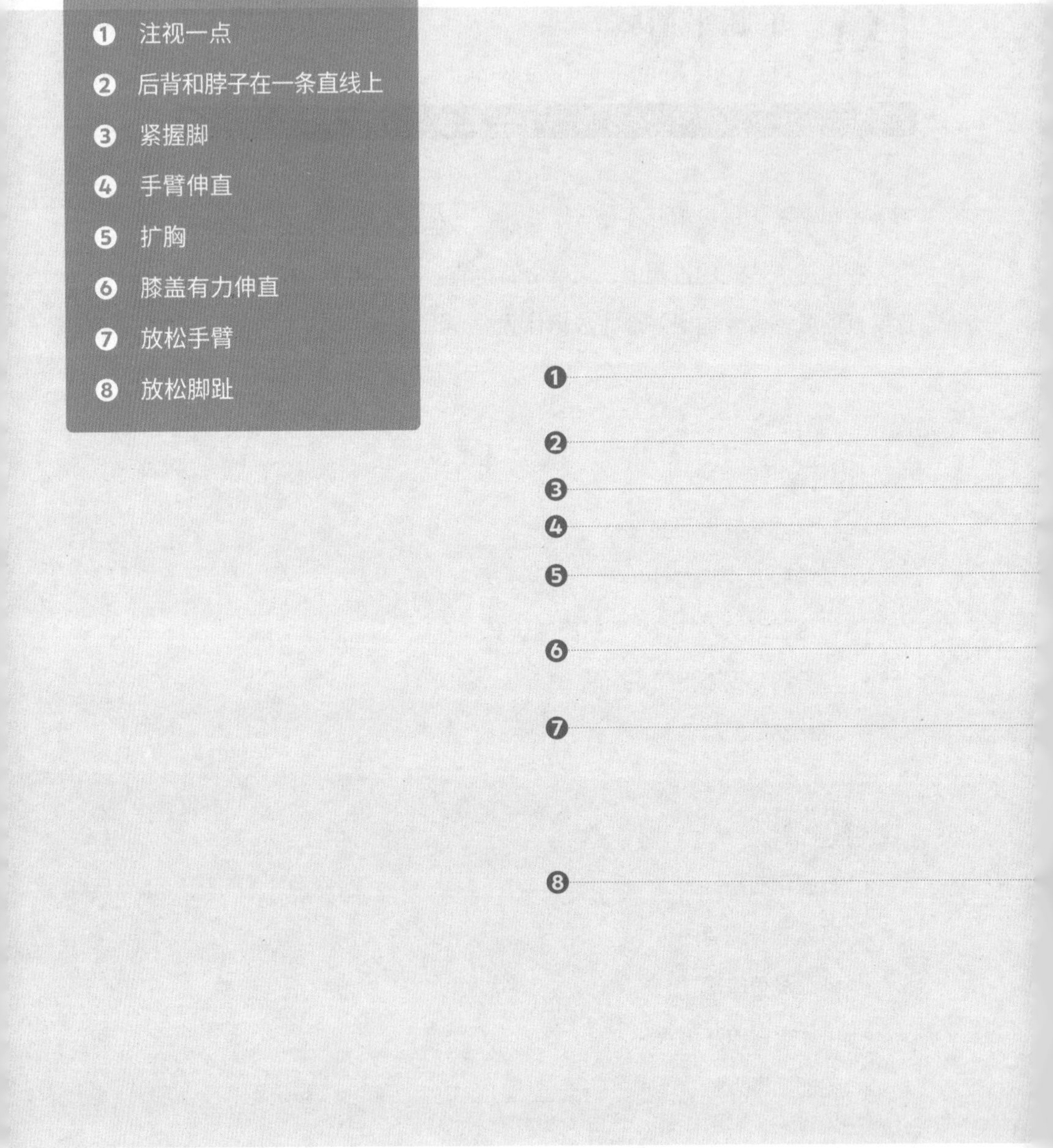

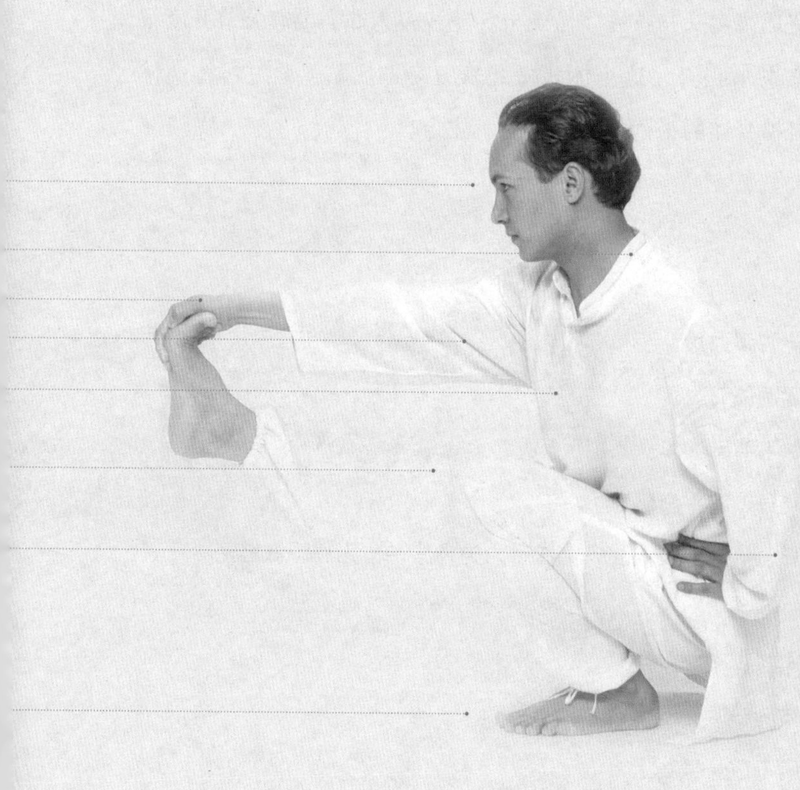

• 双脚并拢，下蹲，左手扶腰，右手抓住右脚尖，向前伸直，眼睛向前看。保持平衡，呼吸 5 次。

20 脚尖式

Pada Anguasthasana (Tiptoe Pose)

Pada = 脚 | Angustha = 大脚趾

想要完成脚尖式，首先要做到半莲花式，为此需要髋关节开度很大。如果髋关节很开，这个体式做起来就易如反掌。通过习练此体式，可以自检身体的平衡度和感官的专注力。

作用：

- 强化脚踝力量
- 灵活髋关节
- 去除下背部僵紧
- 提升身体的平衡感
- 让感官从外部收摄回来，注意力更为集中，为冥想做准备

普遍错误：

- 身体向一侧倾斜
- 两肩不在一条线上
- 屏息

注意事项：
❶ 注视一点
❷ 背部和颈部直立
❸ 右膝平行于地面
❹ 左脚后跟离地，右腿弯曲，右脚放于左大腿上
❶
❷
❸
❹

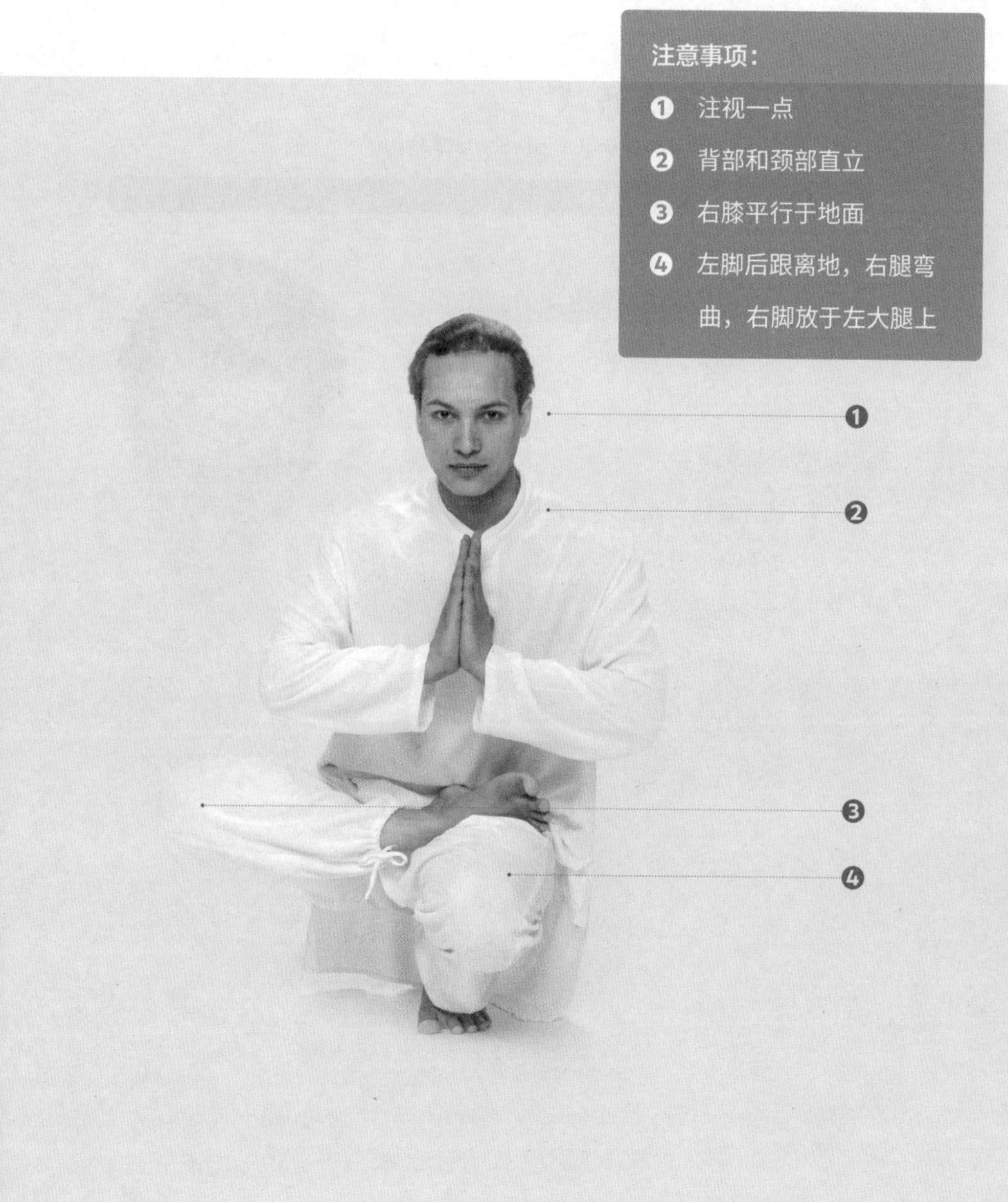

- 双脚离地，将臀部坐于脚跟上，折叠右脚，放于左腿上，双手合十，眼睛向前看，保持平衡，呼吸 5 次。

21 八字扭转式

Astavkrasana (Eight-twists Pose)

Asta = 8 | Vakra = 曲线

这个体式是献给精神之父的。

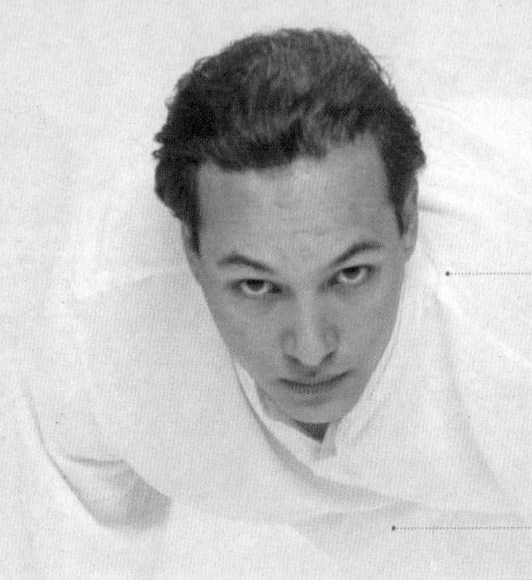

普遍错误：

- 膝盖弯曲，两腿没有并拢
- 面部紧张
- 身体向前
- 视线朝下
- 手指并拢
- 屏息

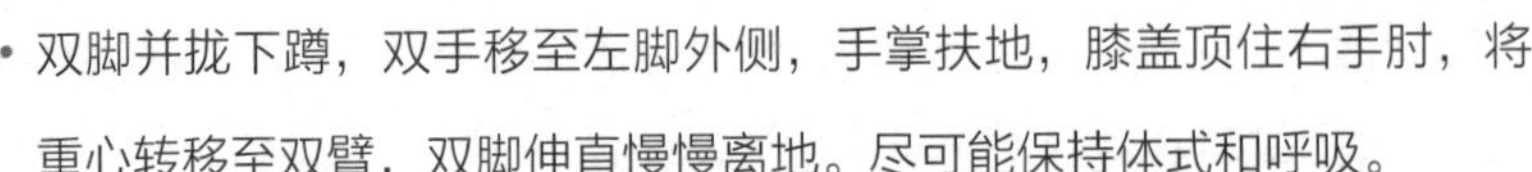

- 双脚并拢下蹲，双手移至左脚外侧，手掌扶地，膝盖顶住右手肘，将重心转移至双臂，双脚伸直慢慢离地。尽可能保持体式和呼吸。

注意事项：

❶ 眼睛向前看着一点

❷ 两腿并拢，膝盖伸直

❸ 身体尽可能地平行于地面

❹ 右臂伸直

❺ 手臂有力

❻ 手指张开

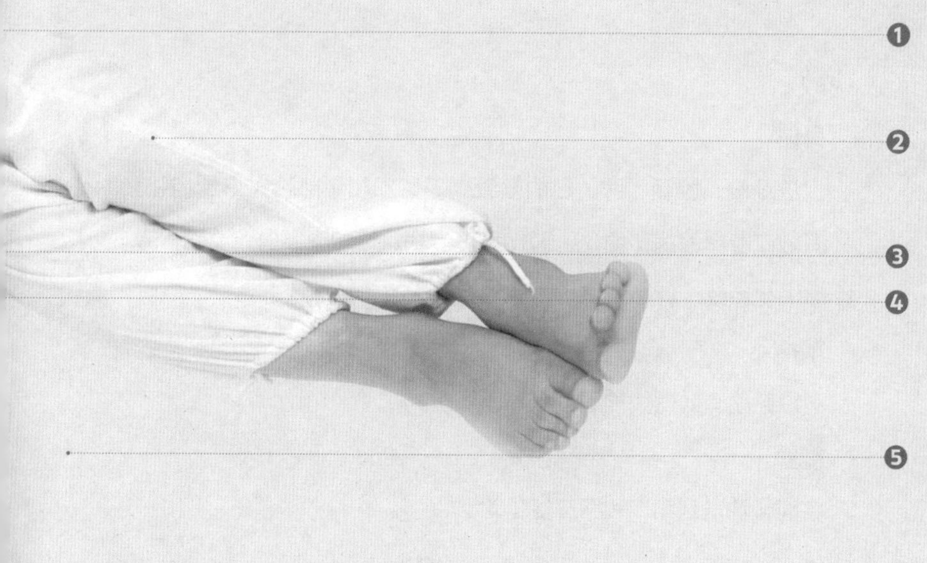

22 船式

Navasana (Boat Pose)

Naukasana = 船

这是一个传统体式，在古老的瑜伽文献中都被提及。最后的完成状态形似小船，故而得名。

功效：

- **身体**

  促进肝脏、胆囊、脾、肠的健康。下背部和腹部肌肉得到加强。有效改善糖尿病、便秘、消化不良症状。增加腹部血液流通，激发消化系统、循环系统和内分泌系统。改善精神状态。

- **精神**

  可以帮助有效摆脱神经紧张高压状态。

- **能量**

  将能量输送到第二和第三能量轮。

普遍错误：

- 呼吸不稳定
- 屏息
- 膝盖没有伸直
- 在完成体式上身体晃动

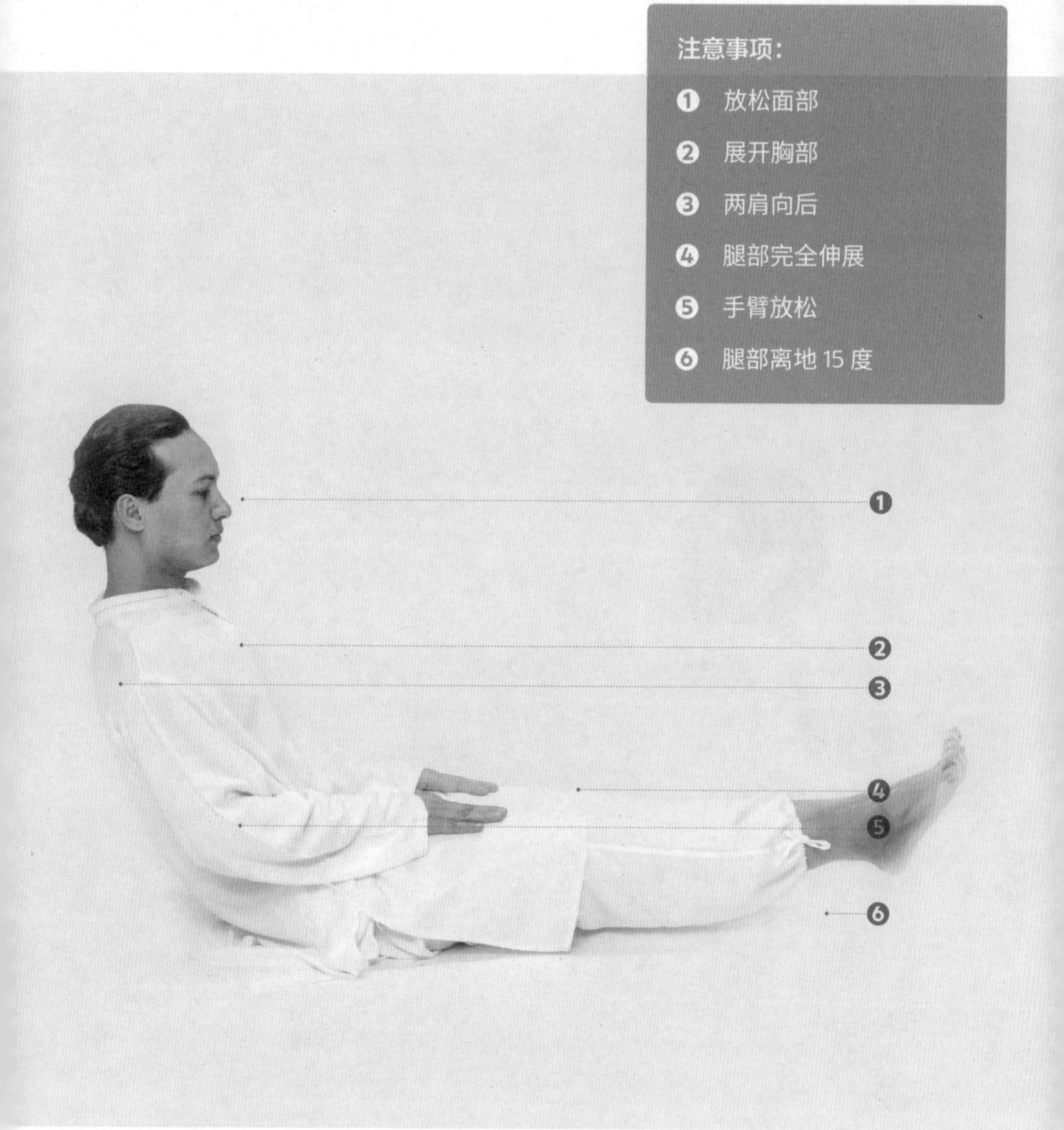

注意事项：

❶ 放松面部

❷ 展开胸部

❸ 两肩向后

❹ 腿部完全伸展

❺ 手臂放松

❻ 腿部离地 15 度

❶

❷

❸

❹

❺

❻

- 两腿并拢伸直坐于地，挺直后背，两手放于体后，手心着地，手指尖向前。
- 吸气，两腿伸直离开地面 15 度左右，将手轻轻放在大腿上，保持 7 次呼吸后，呼气，落下腿。

注意事项：

❶ 手指尖指向脚趾

❷ 膝盖伸直

❸ 用腹肌控制

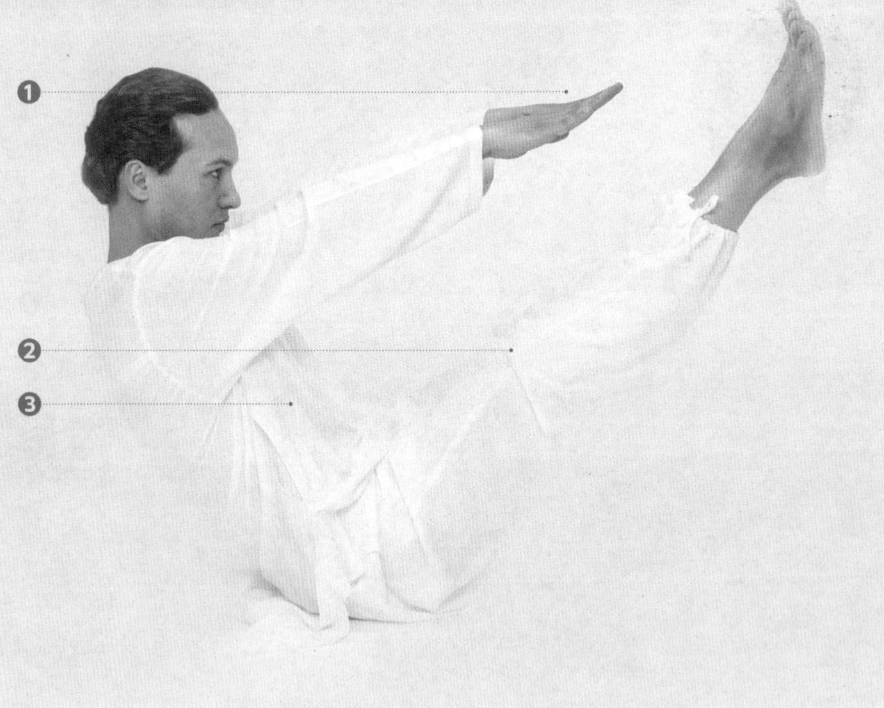

• 吸气，两腿伸直离开地面 60 度左右，将手伸直向斜上方，保持 7 次呼吸后，呼气，落下腿。

注意事项：

❶ 眼睛看着脚趾

❷ 手臂和腿部伸直

❸ 保持平衡在臀部上

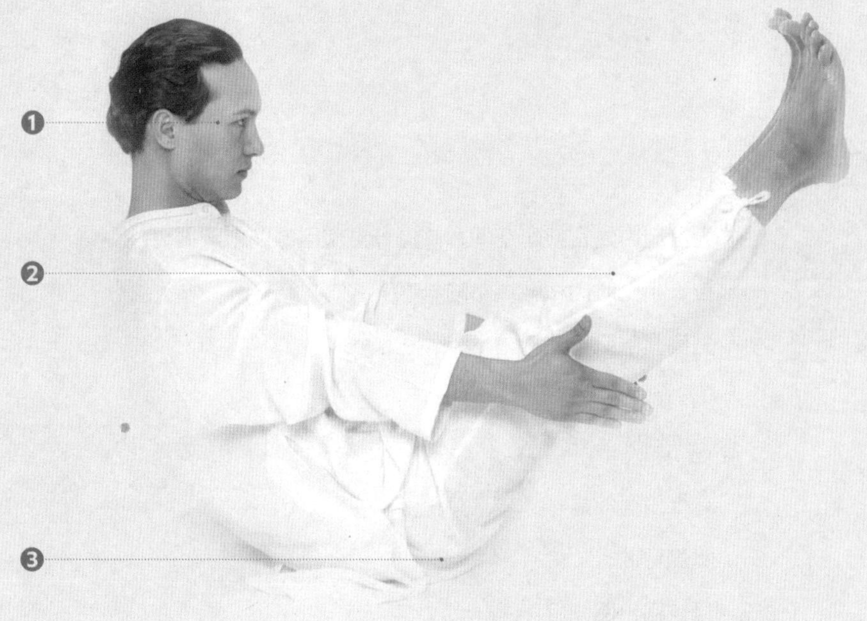

• 吸气，两腿伸直离开地面 60 度左右，将手伸直，指尖向正前方。保持 7 次呼吸后，呼气，落下腿。

23 脊柱式

Merudandasana (Spinal Column Pose)

Merudanda = 脊椎

这是一个平衡体式。它用平缓的动作促使身体平衡。脊柱式能否顺利完成基于两大要点：一、胸腔彻底打开；二、视线望向眉心的延长线，既不向上也不向下。如果完成以上两点，体式就不会失去平衡。

作用：

- 为盆腔内器官创建空间，并提升盆腔区域的血液循环
- 拉长小腿肌肉和腘绳肌的长度
- 强健腹部肌群

普遍错误：

- 脊椎没有伸直
- 膝盖弯曲
- 身体向一侧倾斜

注意事项：

❶ 眼睛平视一点

❷ 头部、颈部、背部伸直

❸ 手臂有力伸直

❹ 膝盖挺直

❺ 保持平衡在尾椎上

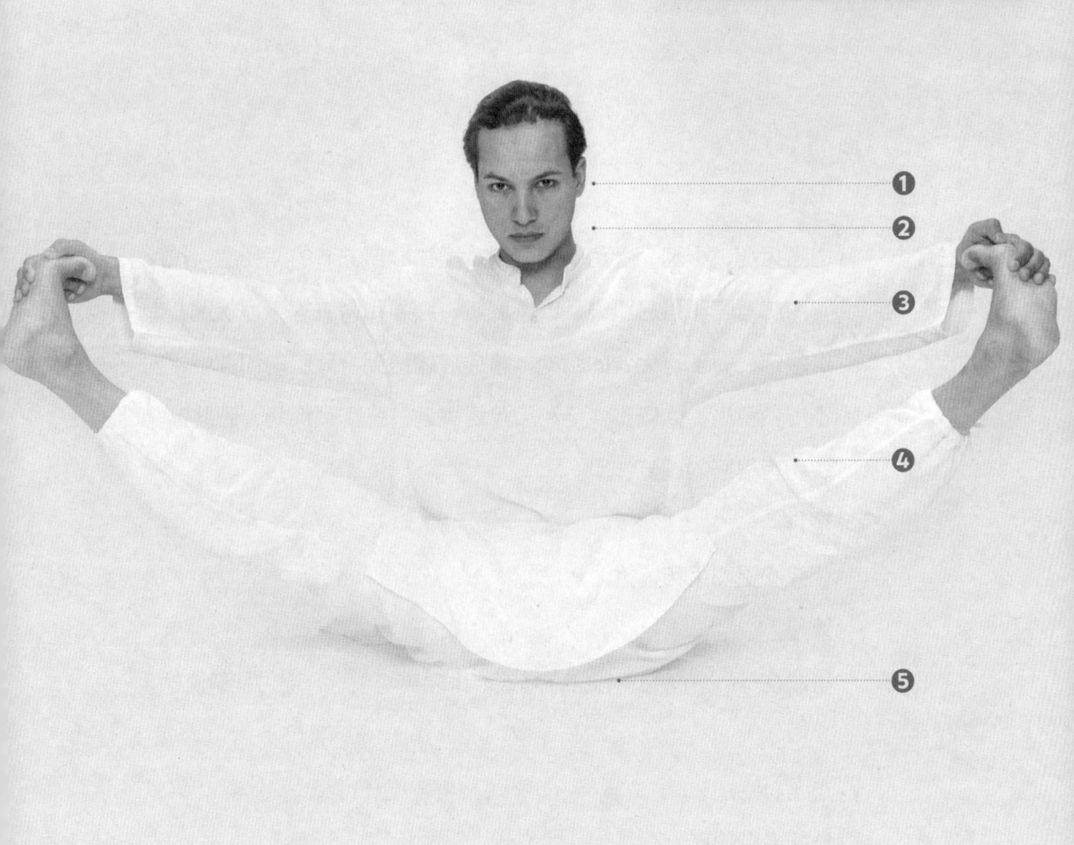

- 坐式，脚心相对，身体稍后倾，重心移至臀部，吸气，双手同时抓住脚尖，双腿离地，向两边伸展双腿和双臂。保持呼吸 5 次。

24 上脊柱式

Utthita Hasta Merudadasana (Spinal Column Pose)

Utthita = 延伸 | Hasta = 手 | Merudanda = 脊椎

上脊柱式是坐立姿态中非常好的平衡练习，该体式保持平衡的关键是脊柱的挺直。

功效：

- **身体**

  增强大腿、小腿、腿窝肌肉力量，增加臀部关节的柔韧度，按摩腹内脏器官和骨盆肌肉，改善肝脏、胰腺和肾脏等不适状况，减少腰部、臀部、大腿的赘肉，将血液输送到脊背肌肉和神经，对于支气管炎、大肠炎、便秘、月经失调、子宫颈疾病、肥胖症等疾病有很好的调节作用。

- **精神**

  让头脑更加平和，排遣焦虑。

- **能量**

  可以在身心方面为冥想打好基础。排除头脑杂念。促进能量流动。

普遍错误：

- 脊椎没有伸直
- 膝盖弯曲
- 身体向一侧倾斜

注意事项：

❶ 放松面部，眼睛看着脚趾

❷ 头部、颈部、背部在一条直线上

❸ 腿部伸直

❹ 用臀部保持平衡

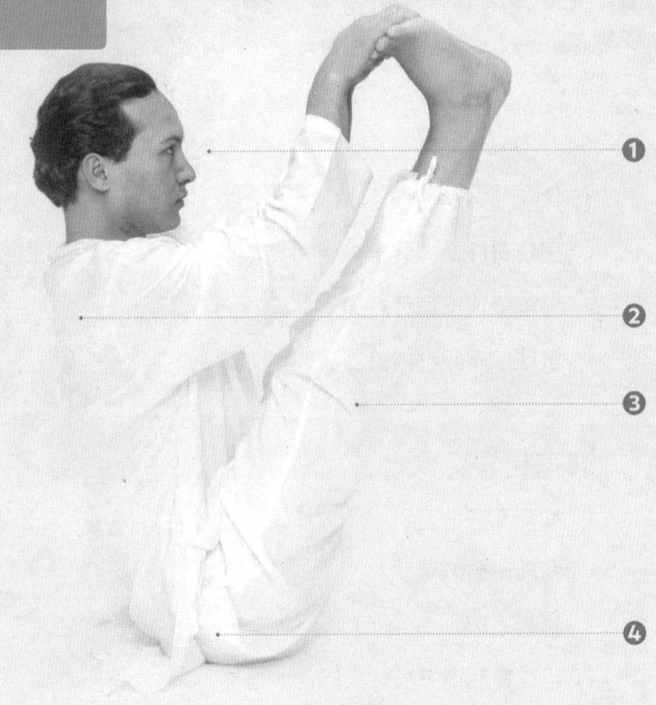

• 坐式，脚心相对，身体稍后倾，重心移至臀部，吸气，双手同时抓住脚尖，双腿离地，慢慢向前伸直双腿，双腿尽量贴近身体，保持 5 次呼吸。

25 脊柱扭转式
Vakrasana (Spine Twist)

此体式是半鱼王式的简化，不能完成半鱼王式者一定要练习此姿势。

作用：

- 扭转脊柱，伸展椎骨空间
- 缓解腰背部疲劳疼痛
- 挤压按摩腹部内脏器官

普遍错误：

- 臀部离开地面
- 背部没有挺直
- 看着肩部
- 手在背后离开身体太远
- 身体的重量落在后手上
- 身体向前或向后倾斜
- 脚没有平放在地面上

注意事项：
❶ 头部转向右肩
❷ 肩向后，扩胸
❸ 左肘部顶右膝外侧
❹ 右手平放于地面
❺ 腹部扭转
❻ 手与身体距离约一掌远
❶
❷
❸
❹
❺
❻

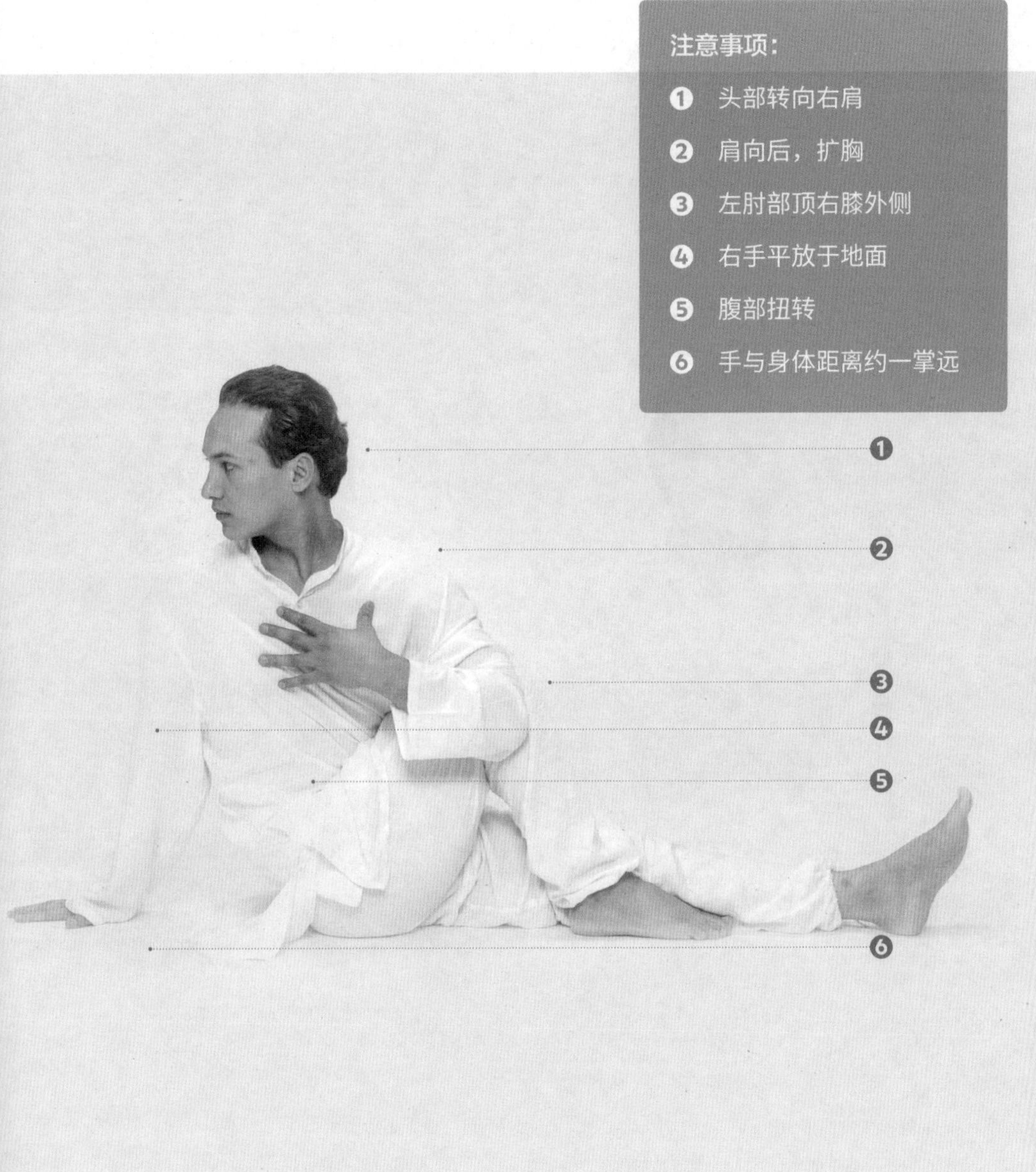

- 坐式，吸气，双手在体侧扶地，两腿向前伸，弯曲右腿至左腿膝盖处。呼气，上身往右拧转，目视前方，左手扶住胸部，手肘顶在右膝外侧，右手指尖朝外扶地。保持 5 次呼吸。

注意事项：

❶ 扩胸

❷ 左肘部顶着右膝

❸ 左手抓着左腿

❹ 右脚踝在左膝内侧

❺ 重量平均放在臀部

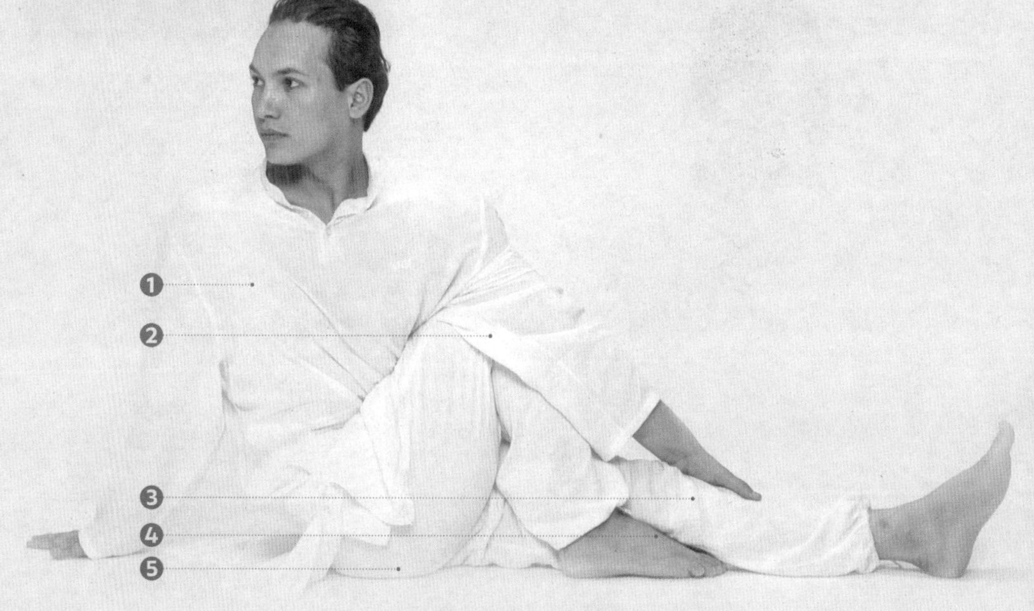

- 坐式，吸气，双手在体侧扶地，两腿向前伸，弯曲右腿至左腿膝盖处，呼气，上身往右拧转，目视前方，伸直左手，轻扶左腿膝盖。保持 5 次呼吸。

注意事项：

❶ 后背挺直与头在一个平面上

❷ 右手在左膝外侧

❸ 右膝挺直

❹ 左脚平放于地面

❺ 两手紧握

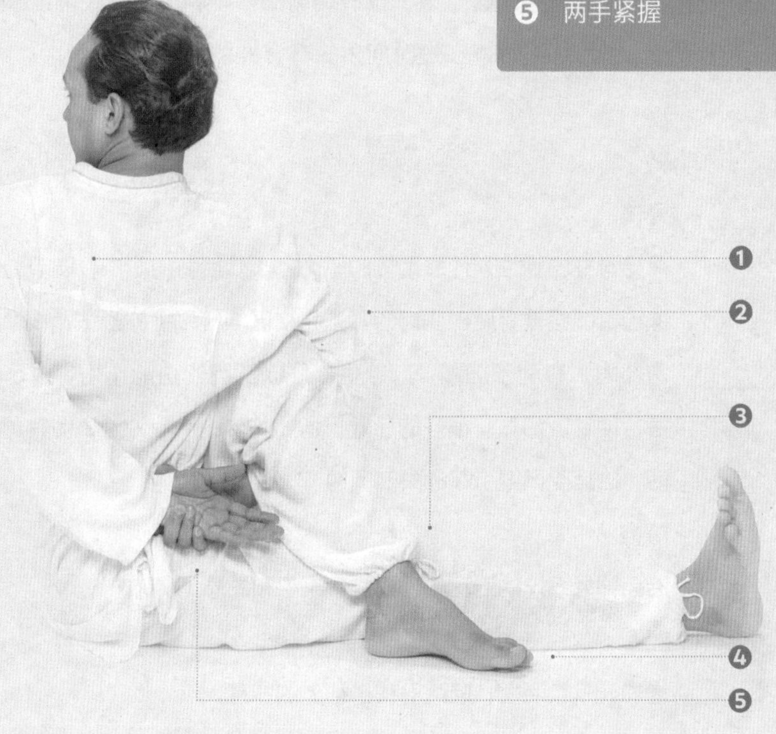

• 坐式，吸气，双腿向前伸，弯曲左腿放于右腿膝盖外侧。呼气，上身向左拧转，目视前方，右手穿过左膝下方，在身后与左手相交。保持5次呼吸。

26 半鱼王式

Ardha Matsyendrasana (Half Spinal Twist)

半鱼王式的命名来自于第一位人类瑜伽修习者。此体式可以改善消化系统，坚持练习可以在短时间内提升脊柱的灵活度。

功效：

- **身体**

  保持脊柱的弹性，伸展两侧的肌肉，柔软后背的肌肉，调节脊柱神经，减缓脊骨尾部肌肉的紧张和交感神经系统的紧张。按摩腹内器官，有利于胆囊、脾、肾、肝以及肠的功能作用。对于背疼、便秘、疝气有很好的疗效。增加关节的滑液分泌，使其更灵活，治疗因风湿引起的关节问题。

- **精神**

  治疗神经系统的混乱和无序，带来平和的感觉。

- **能量**

  增加元气和活力，唤醒潜在精神上的能量。

注意： 怀孕两个月以上的孕妇避免做此体式。肠胃溃疡的患者应在医生建议下，方可练习。

注意事项：
❶ 左手向上伸直
❷ 肩部水平
❸ 背部挺直
❹ 右膝弯曲跨过左膝
❺ 左脚跟与右臀相靠
❻ 放松脚趾
❶
❷
❸
❹
❺
❻

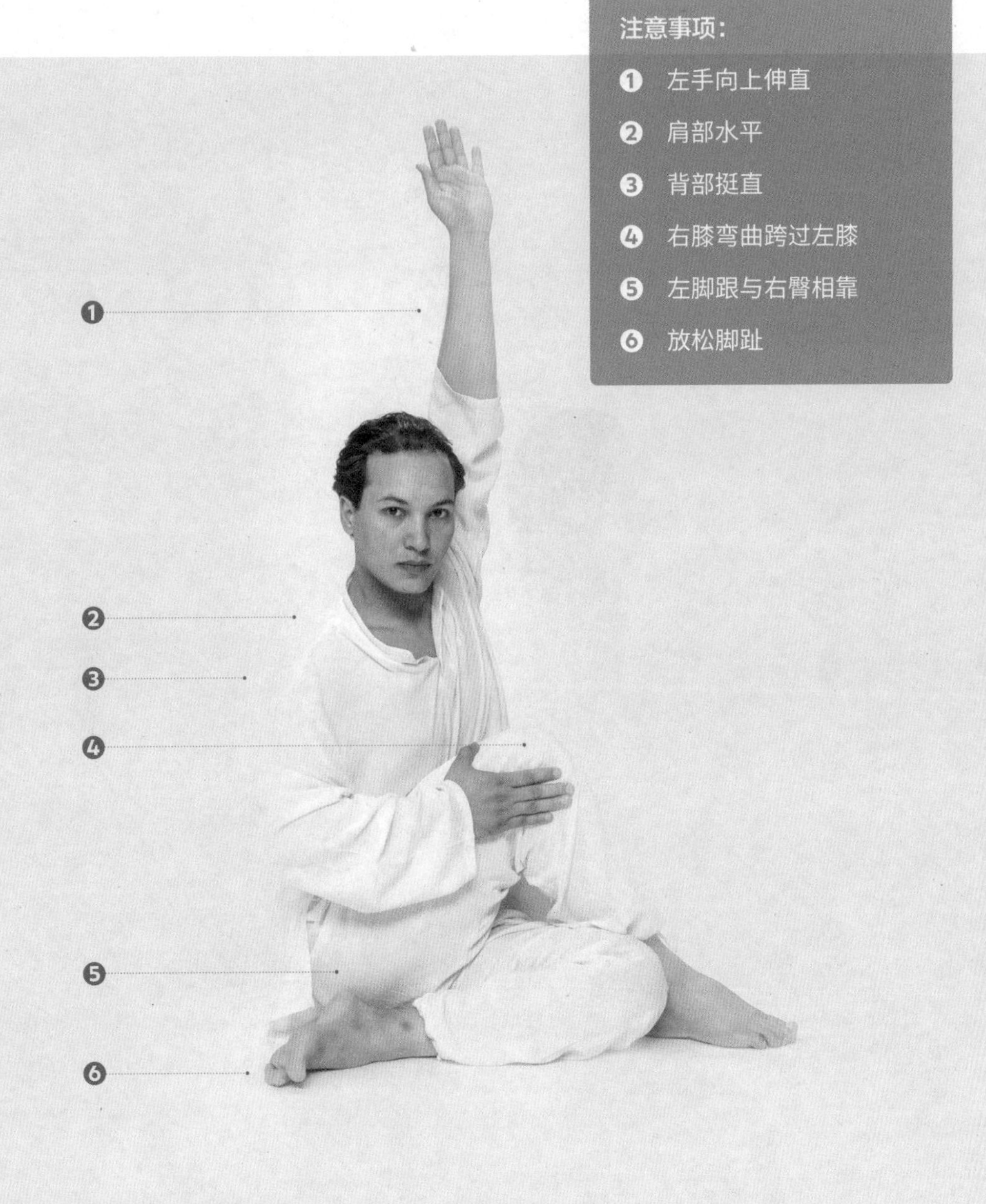

- 坐式，弯曲右腿放至左腿外侧，左脚跟收向右臀。吸气，右手扶住右膝盖，左手引领脊柱向上伸展，并向右扭转身体，保持 5 次呼吸。

注意事项：

❶ 头部向右肩方向转动

❷ 展胸腔

❸ 腹部扭转

❹ 左手放在右腿外侧并抓着右脚

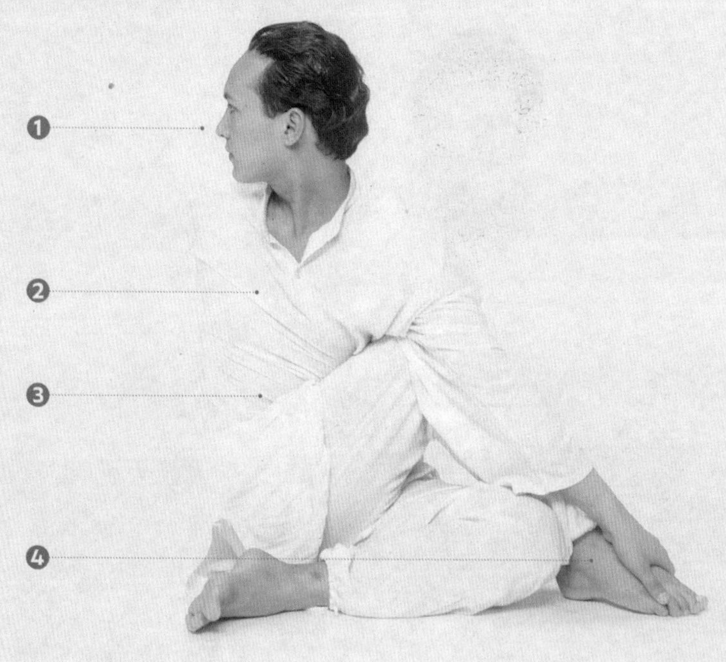

变化 1 坐式，呼气，落下左手扶住右脚，同时身体加强往右扭转，右手绕过身体搭在左腰处。保持 5 次呼吸。

注意事项：

❶ 右肩向后

❷ 左手顶右膝外侧

❸ 重量平均分配在臀部两侧

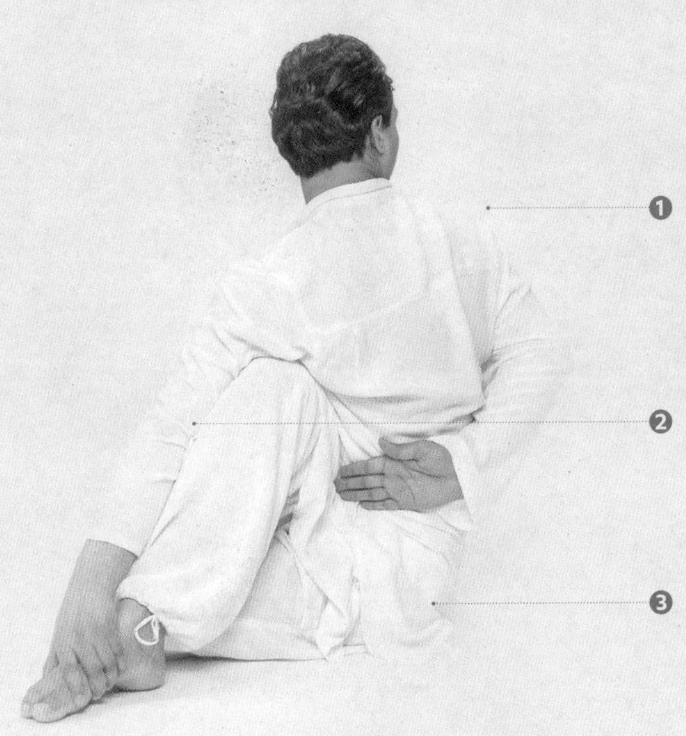

• 背面展示图

注意事项：

❶ 后背挺直

❷ 两手紧扣

❸ 右脚平放于地

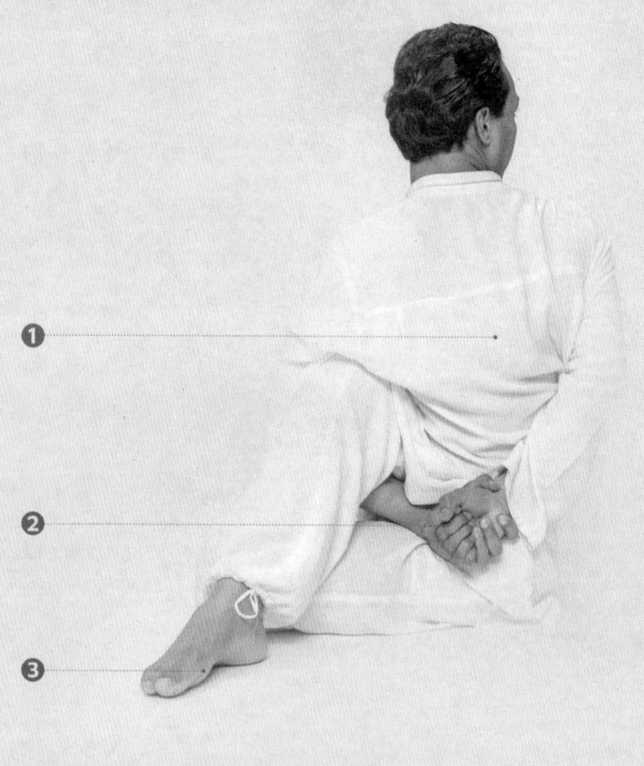

变化 2　坐式，呼气，左手穿过右膝下方，在身后与右手相交，同时身体加强往右扭转。保持 5 次呼吸。

27 圣哲玛里奇式

Marichyasana (Sage Marichi's Pose)

Marichi = Creator 的儿子，印度教的神

此体式是献给智者——圣哲玛里奇的，他是太阳神的祖父。

作用：

- 扭转脊柱，打开椎骨间的空间
- 提升肩关节的灵活度
- 按摩胰腺，平衡胰岛素和胰高糖素的分泌
- 激活调节肝脏和肾脏的功能
- 有益生殖系统健康
- 强化盆底肌群

普遍错误：

- 背部没有挺直
- 身体重量放在一侧的臀部上
- 身体向一侧倾斜
- 呼吸急促
- 面部没有放松
- 颈部紧张

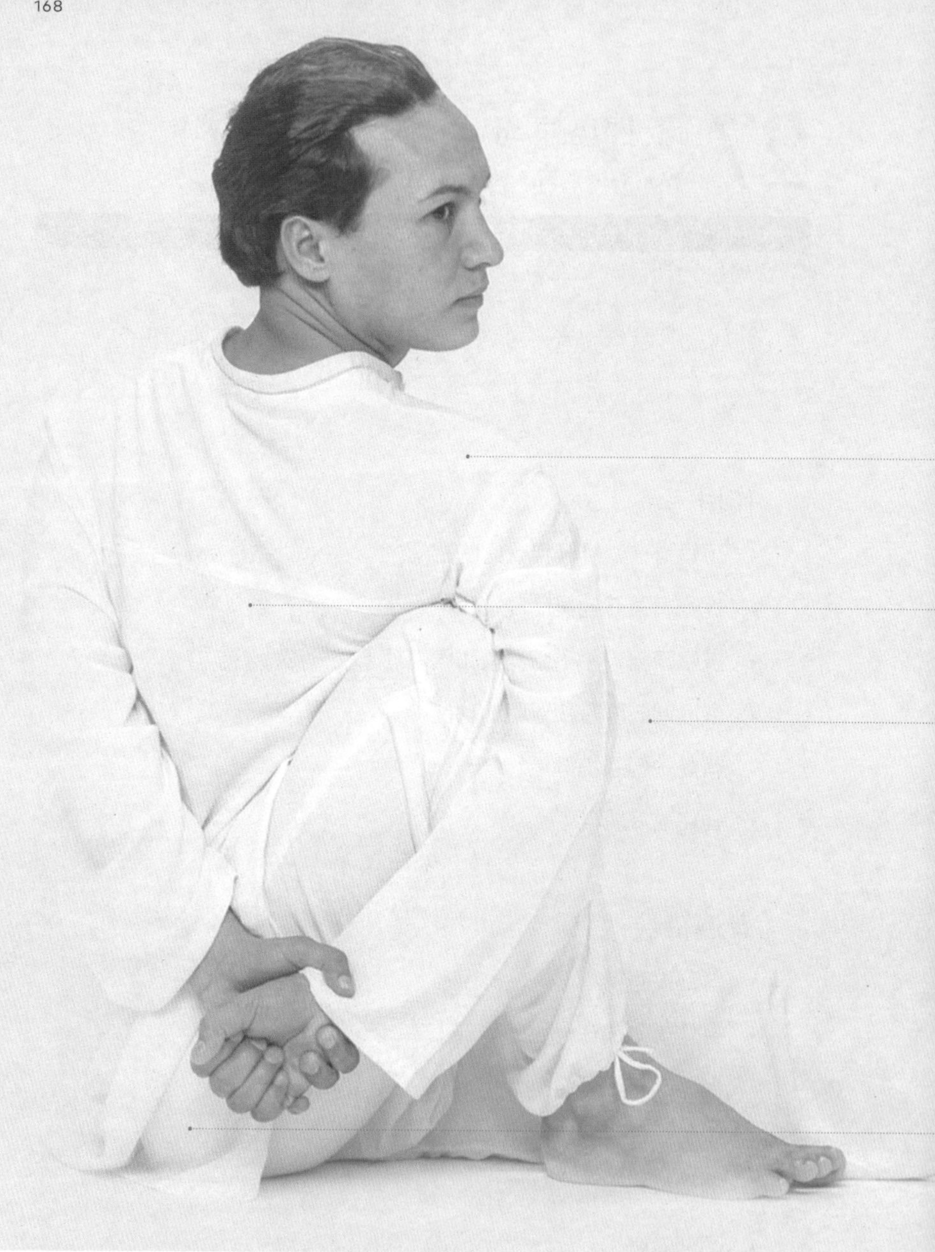

- 坐式，两腿向前伸，弯曲右腿至左腿膝盖处。吸气，扭转身体，呼气，弯曲右手绕至右腿外侧，左手在身后与右手相交，上身向右扭转，目视前方，保持呼吸 5 次。

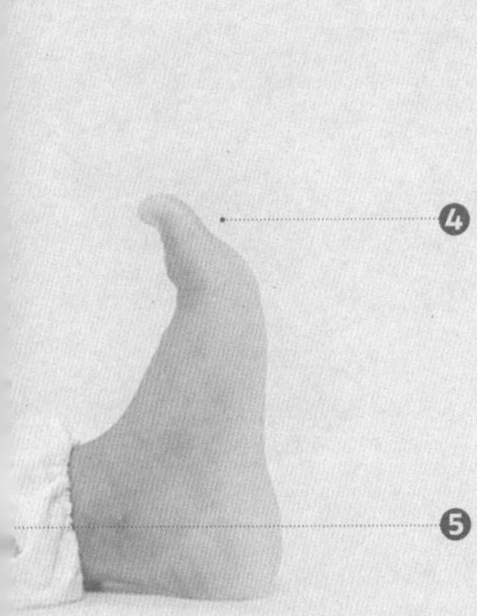

注意事项：

❶ 两肩在一个平面上

❷ 后背挺直

❸ 右手绕过右腿

❹ 放松脚趾

❺ 重量平均放在臀部上

注意事项：
❶ 放松面部，正常呼吸
❷ 两肩在一条水平线上
❸ 展胸腔
❹ 右手绕过左膝
❺ 脊柱挺直
❻ 右腿伸直
❶
❷
❸
❹
❺
❻

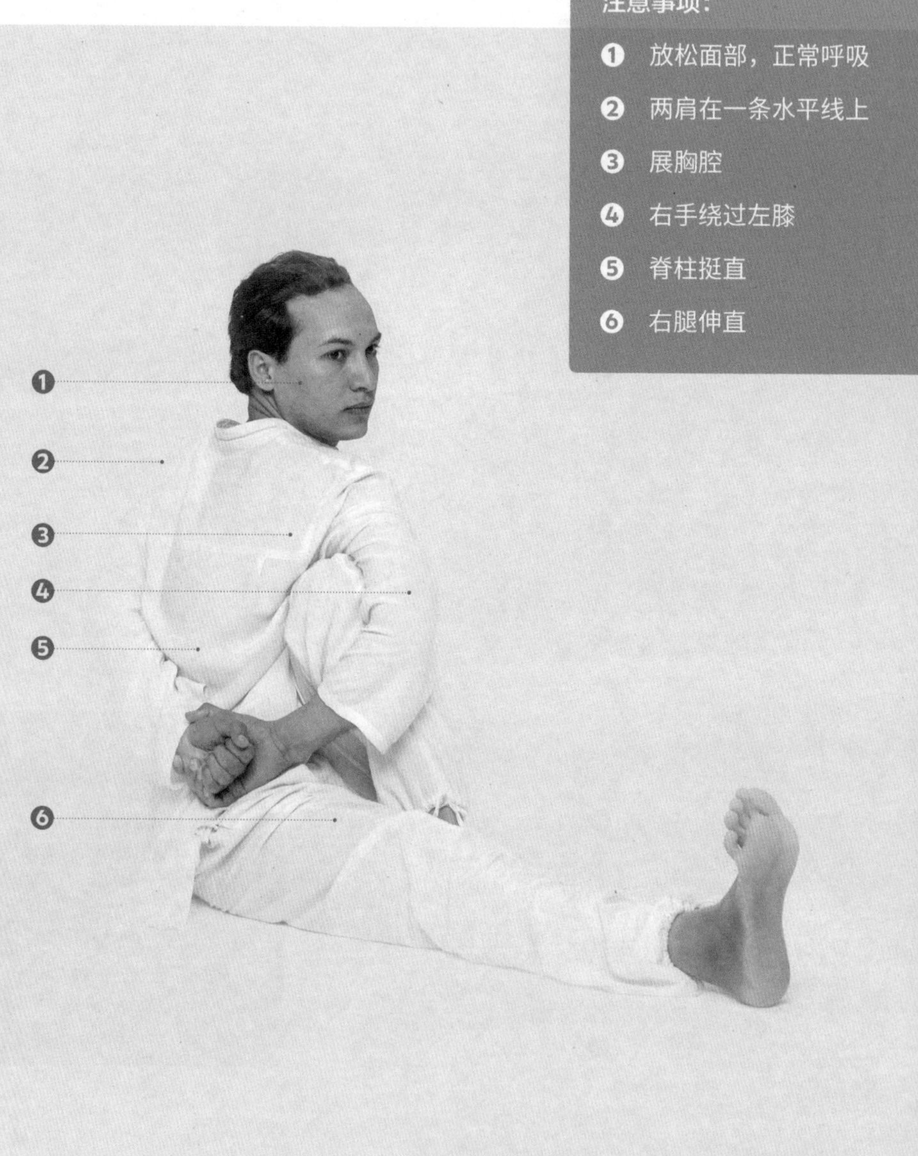

• 坐式，两腿向前伸，弯曲左腿至右腿膝盖处。吸气，呼气，向左扭转上身，右臂从左膝外侧绕过与左手在身后相交。目视前方，保持呼吸5次。

28 圣哲玛里奇式变体

Marichyasana (Sage Marichi's Pose)

功效：

- **身体**

  锻炼强化背部和臀部的肌肉。增强各关节的柔韧度，改善神经系统，让背部更柔韧，有效治疗背部和肌肉痉挛等问题。按摩腹内脏器官等。

- **精神**

  很好地提高集中力和持久力。让头脑和神经更加清晰。

- **能量**

  平衡能量，青春永驻，唤醒（瑜伽教理中的）生命力（据认为蜷伏在尾椎部，当上升至脑时，即激发悟道）。

普遍错误：

- 左膝离开地面
- 身体向一侧倾斜
- 右脚趾离开地面
- 背部没有挺直
- 呼吸不自然，面部紧张

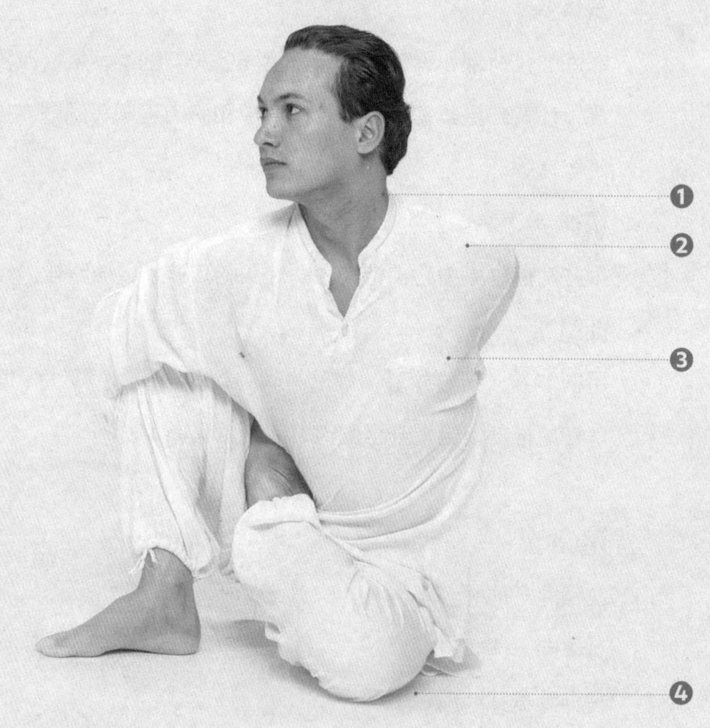

• 坐式，吸气，弯曲左腿至右大腿处，弯曲右腿。呼气，上身向前伸，右臂向前伸，绕过右膝，在身后与左手相交。吸气，后背立直，保持呼吸 5 次。

注意事项：

❶ 颈部放松

❷ 两肩在一条水平线上

❸ 展胸腔

❹ 左膝触地

❺ 向后扭转

❻ 左脚放于右大腿上，脚心贴着腹部

❼ 两臂向后扣紧

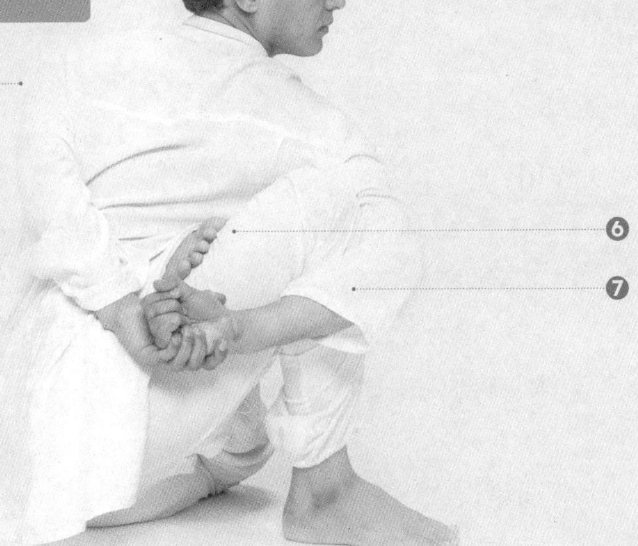

• 背后展示图

29 头碰膝式

JanuSirshasana (Head To Knee Pose)

Janu = 膝 | Sirsha = 头

头碰膝式是背部伸展式的简易变体，并且它有各种各样的变化。在这个体式中更容易完成前屈，因为身体一侧比另一侧获得了更充分的拉伸。不同的头碰膝式变体，具有各自的益处。头碰膝式几乎是最好的调节脊椎和消化系统的体式，并且能够使身体后侧变得灵活柔软。

作用：

- 伸展脊柱，伸展腰背部
- 灵活髋关节
- 消除跑步之后的腿部疲累
- 伸展腿部后侧肌肉
- 强健核心肌群
- 按摩腹内器官，调节肝脏和肾脏的功能

普遍错误：

- 呼吸急促
- 背部过于弯曲
- 弯曲膝盖
- 身体向一侧倾斜
- 臀部两侧没有同时落地
- 脊柱没有向脚趾方向伸展
- 面部紧张

注意事项：

1. 手臂有力地伸直
2. 背部伸展，脸部向前
3. 打开胸部
4. 当伸展手臂时，身体两侧都有伸展感
5. 勾脚
6. 右膝挺直
7. 左脚跟接触右大腿内侧

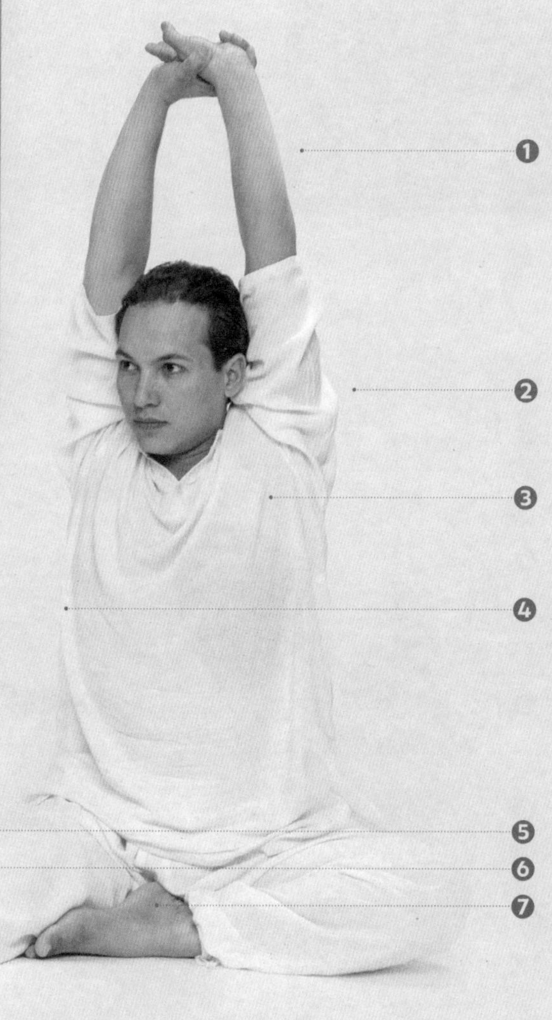

- 坐式，右腿伸直向前，另一腿弯曲，脚心贴着大腿内侧。吸气，两臂向上，十指相扣，拉长后背。

注意事项：

❶ 胸部尽可能地靠近大腿

❷ 头部向前

❸ 握住左手腕

❹ 肘部触地

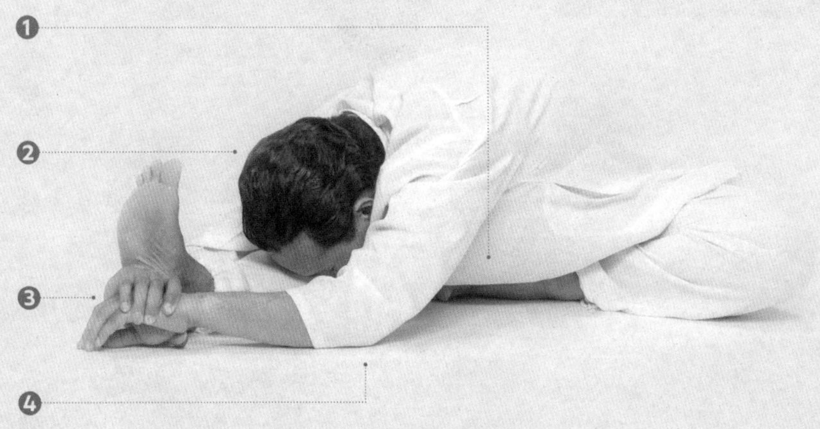

• 呼气，上身下落，去贴靠腿部。保持呼吸。

注意事项：

❶ 臀部两侧落地

❷ 左脚跟接触左臀部

❸ 胸部贴向大腿

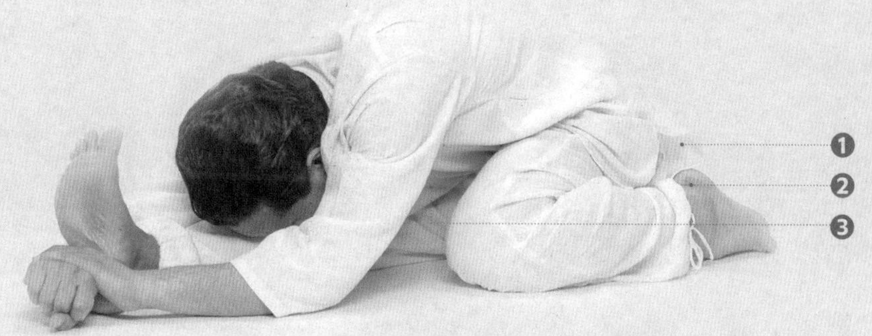

- 右腿伸直向前，另一腿弯曲向外。吸气，两臂向上，十指相扣，拉长后背。
- 呼气，上身下落，去贴靠腿部。保持呼吸。

注意事项：

❶ 左手抓住左脚，左脚心贴腹部

❷ 放松面部，用深呼吸按摩腹部区域

❸ 肘部落地

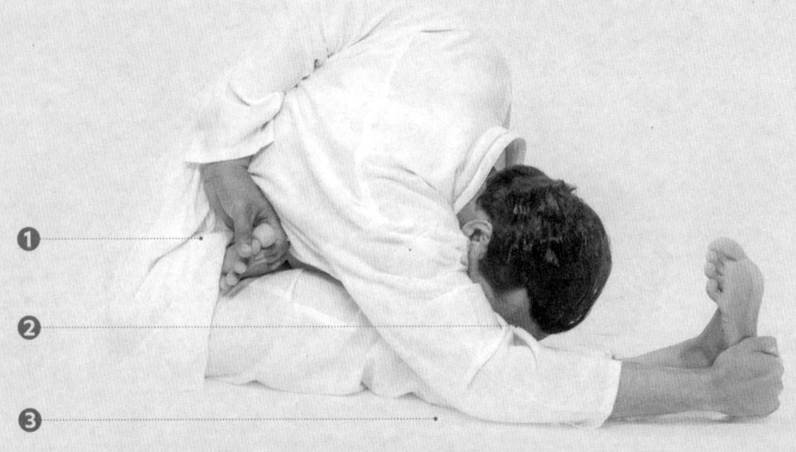

• 右腿伸直向前，另一腿弯曲，放于右腿大腿上。左手从背后绕过抓住左脚，右手抓住右脚。吸气，抬头，拉长后背。呼气，上身下落，去贴靠腿部。保持呼吸。

注意事项：

❶ 左手绕过左肩

❷ 背部向脚尖方向伸展

❸ 勾脚

❹ 右腿伸直

❺ 臀部两侧着地

❻ 左脚心紧贴右大腿内侧

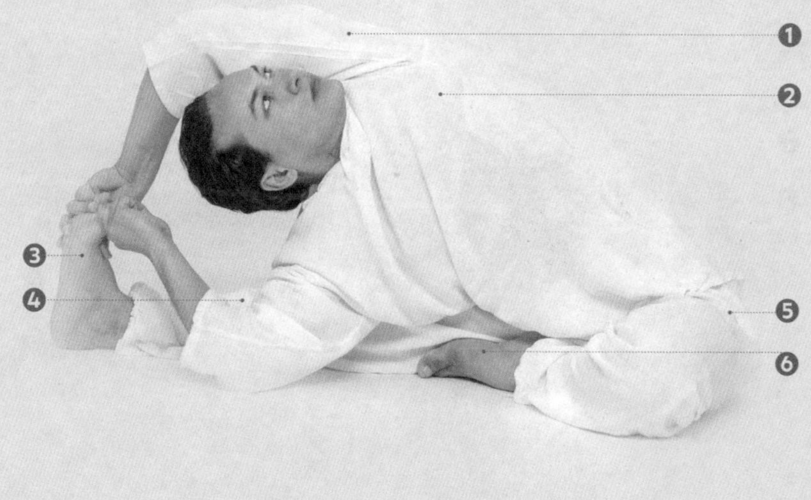

- 坐式，右腿伸直向前，另一腿弯曲，脚心贴着大腿内侧。吸气，身体向右侧伸展，双手抓住右脚大拇指，尽量向上扭转身体。眼睛向上看，保持呼吸 5 次。

注意事项：

1. 上面的肩膀尽可能地向后
2. 下面的肩膀向前
3. 在保持姿势时，扩胸呼吸
4. 最大限度地伸展身体的一侧
5. 臀部都着地

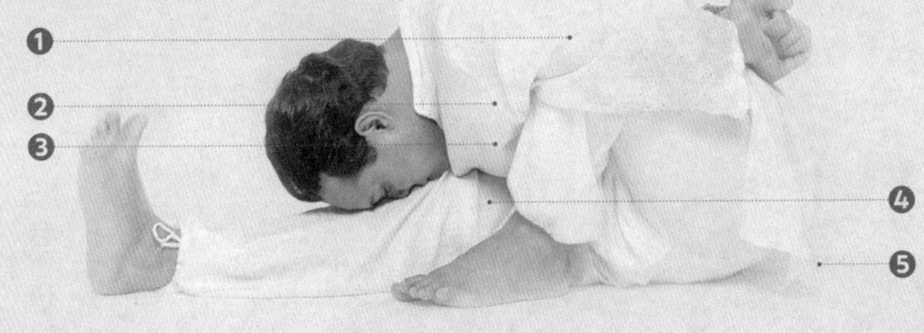

• 坐式，右腿伸直向前，弯曲左腿至右腿膝盖处，吸气，左手绕过左腿外侧在身后与右手相交，呼气，用头去碰右膝。

注意事项：

1. 背部、颈部和头部在一条直线上
2. 腿部伸直
3. 腿碰胸
4. 身体保持平衡
5. 下面的腿平放于地面

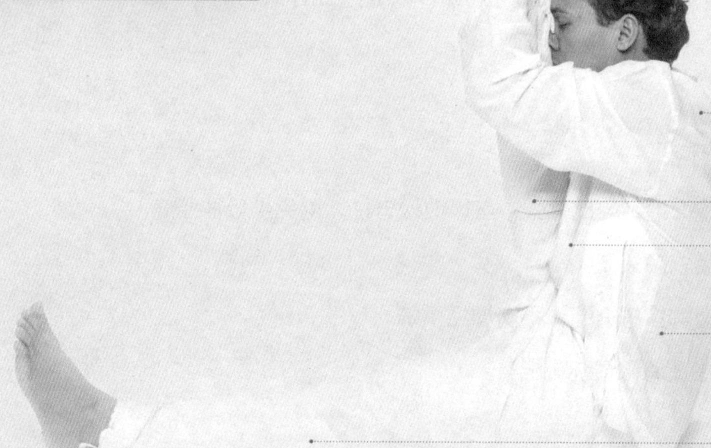

- 坐式，双腿伸直向前，弯曲右腿至右腿膝盖处，吸气，双手抱住右脚跟，慢慢向上伸直右腿，用头去碰右膝，保持呼吸 5 次。

30 背部伸展式

Paschimottanasana (Back Stretching Pose)

Paschim = 西方 | Uttana = 伸展

背部伸展式是记述在《哈他之光》当中十五个经典哈他瑜伽体式之一，应该每天规律练习该体式。任何人想要获得健康的脊柱、灵活的髋关节、柔韧的腿部肌肉，都可以通过此体式习得。

作用：

- 规律地练习此体式，可以放松脊柱，避免坐骨神经痛
- 柔软髋关节
- 缓解焦虑情绪，平衡神经系统
- 提升消化系统功能

普遍错误：

- 背部过于弯曲
- 膝盖弯曲
- 呼吸急促
- 面部紧张
- 脊柱没有伸展
- 两臂放松
- 用头而不是用胸去贴靠大腿
- 脚尖向外
- 头部不在两腿之间

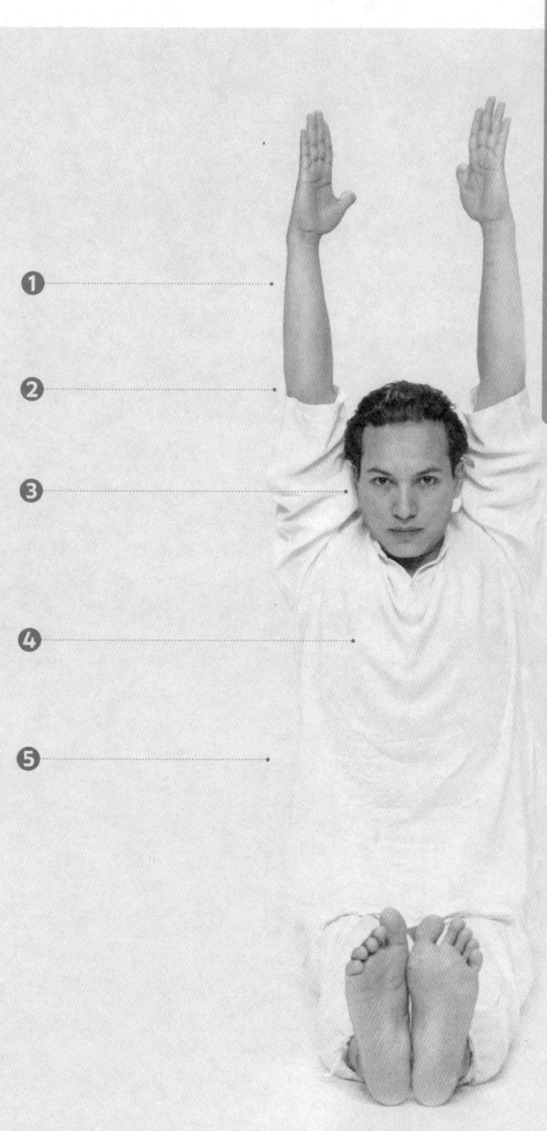

注意事项：

❶ 两臂在耳旁向上伸展

❷ 肘部伸直

❸ 头部、颈部和背部成一条直线

❹ 展胸腔

❺ 伸展两臂带动腰部两侧向上延伸

• 坐式，两腿并拢向前伸直，双手向上伸直。吸气，抬头，拉长后背。

注意事项：

❶ 勾脚

❷ 胸部去贴靠大腿

❸ 肘部落地

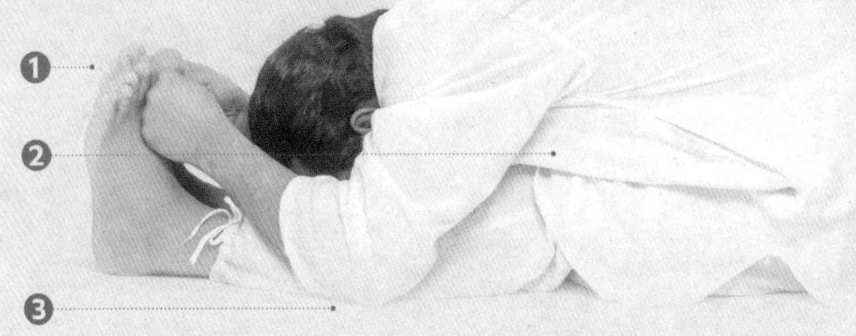

• 呼气，俯身向前，双手抓住大拇指，肘部落地。保持呼吸。

注意事项：

❶ 身体向脚趾方向伸展

❷ 头在两腿中间

❸ 脚趾向头的方向伸展

❹ 两手紧握

❺ 腿部伸直并平放于地面

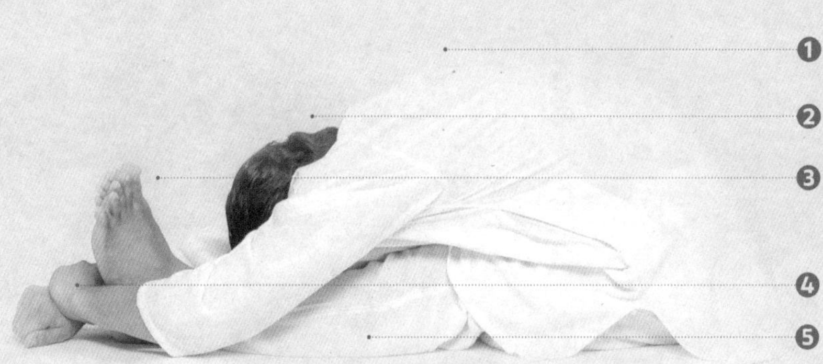

• 将手松开，再慢慢移至脚后，相扣。保持呼吸。

注意事项：

❶ 两手合十

❷ 手臂伸直

❸ 勾脚

❹ 胸部贴靠大腿

❺ 膝盖伸直

• 吸气，双手合十与地面平行，拉长后背往前。

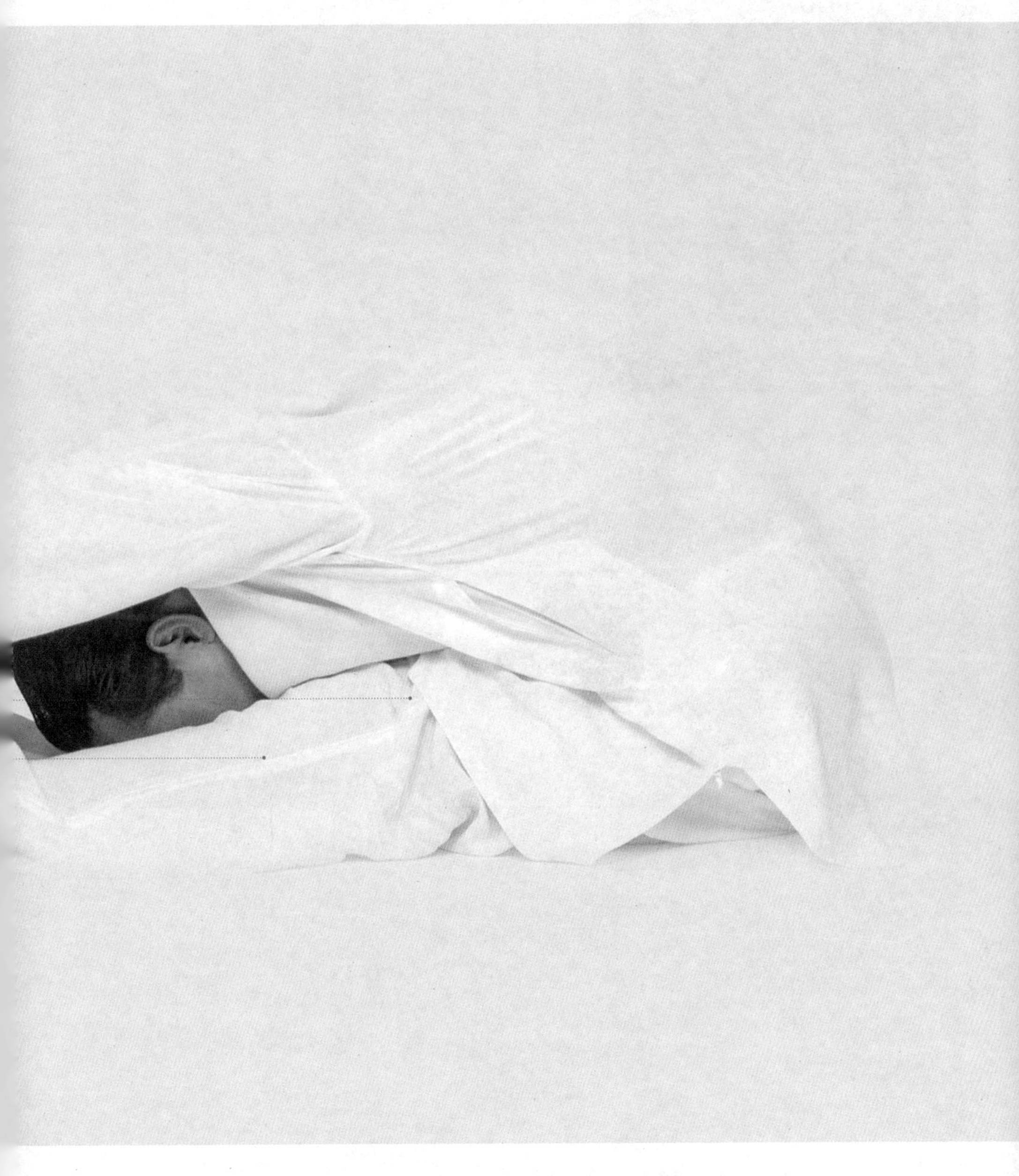

注意事项：

❶ 两手在背后合十

❷ 放松颈部

❸ 勾脚

❹ 面部表情放松，呼吸缓慢而深长

❺ 腿部有力地伸直

❻ 胸部去贴靠大腿

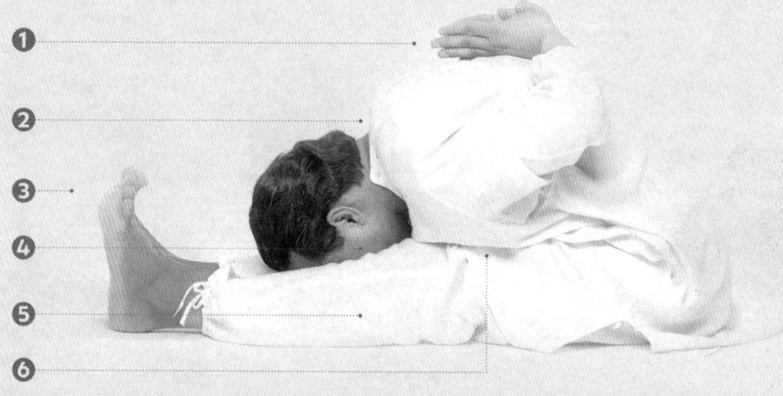

· 两腿并拢伸直，两手在身后成敬礼式，拉长后背往前。

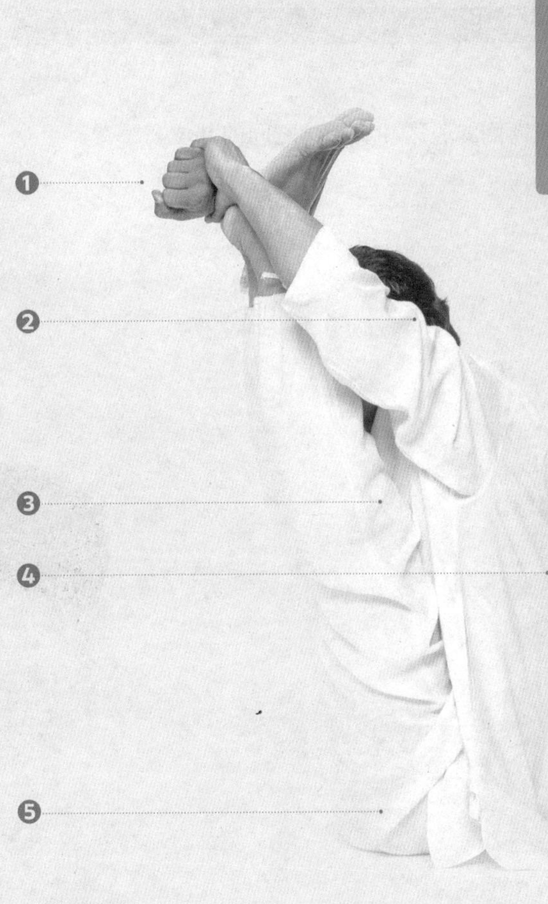

注意事项：

1. 两手抓牢
2. 头部放松在两腿中间
3. 膝盖伸直
4. 背部伸直
5. 用两臂保持身体平衡

• 双手在脚跟处相扣，吸气，双腿伸直向上，尽量地靠近上身，保持呼吸。

31 坐角式

Upavishta Konasana (Legs Spread Back Stretch Pose)

Pada = 腿 | Prasar = 延伸 | Paschim = 西方

此体式伸展了两腿内侧的肌肉和肩胛骨之间的部位。

普遍错误：

- 膝盖弯曲
- 后背没有伸直
- 臀部一侧离地
- 面部紧张，呼吸急促

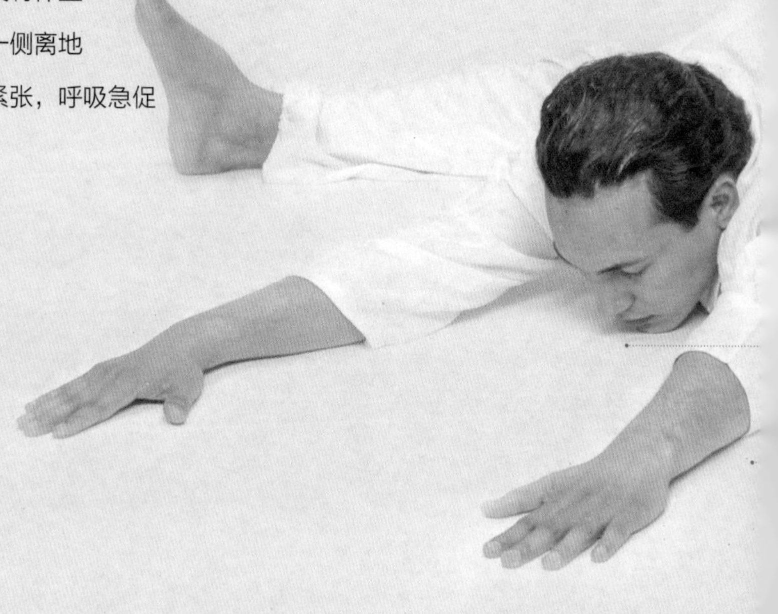

注意事项：

❶ 保持背部挺直，最大限度地伸展上身

❷ 不要让身体上下起伏

❸ 胸部贴地

❹ 保持呼吸缓慢

❺ 手臂伸直向前

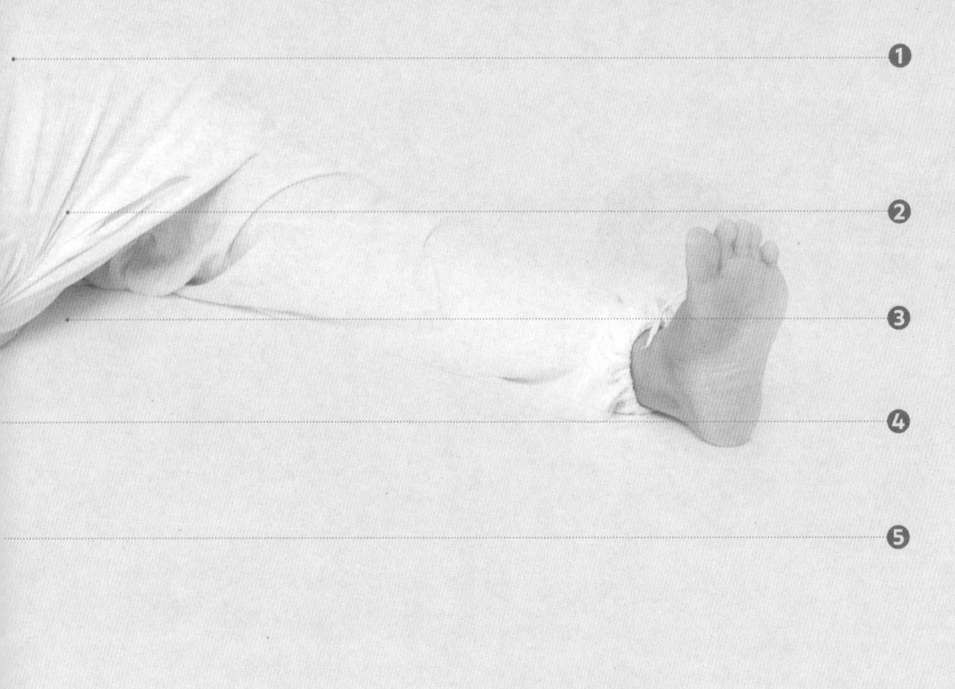

• 坐式，双腿向两侧打开，吸气，双手向上伸，呼气，拉长后背往前，将上身贴靠地面，保持 5 次呼吸。

注意事项：

❶ 用手抓着脚

❷ 面部放松，呼吸缓慢

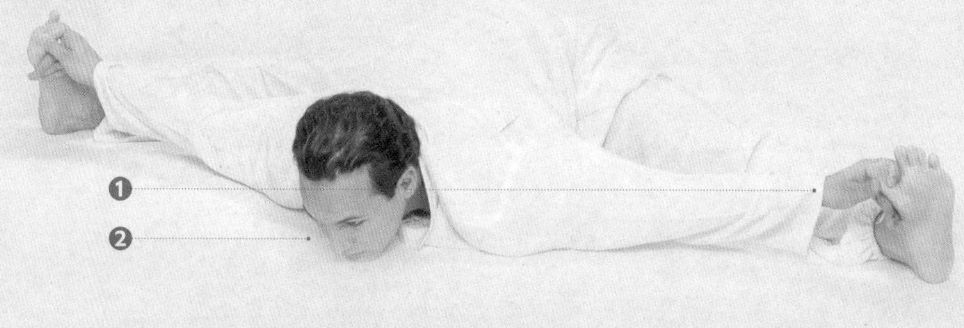

• 坐式，双腿向两侧打开，吸气，双手向上伸，呼气，拉长后背往前，将上身贴靠地面，双手分别抓住两脚的大拇指，保持呼吸 5 次。

注意事项：

❶ 身体向右侧伸展

❷ 胸部贴大腿

❸ 勾脚

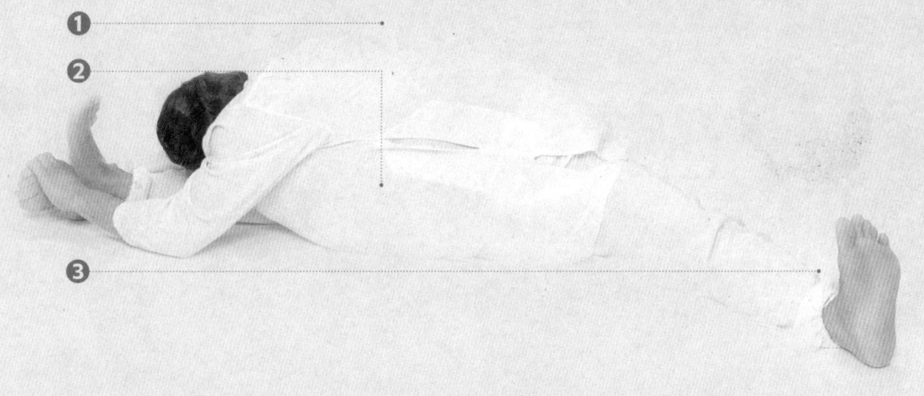

• 坐式，双腿向两侧打开，吸气，双手向上伸，呼气，拉长后背，双手在脚后跟相扣往右侧伸展身体，将头部贴靠右腿，保持 5 次呼吸。

注意事项：

❶ 左肩尽可能地向后

❷ 尽量打开胸部

❸ 下肩向前

❹ 脚趾向身体方向勾

❺ 肘部落地

• 坐式，双腿向两侧打开，吸气，双手向上伸，呼气，拉长后背，双手抓住右脚往右侧伸展身体，右手肘贴地，向上扭转身体，眼睛向上看，保持 5 次呼吸。

32 龟式

Koormasana (Tortoise Pose)

Koorma = 龟

龟式是一个帮助感官和头脑由外向内收的体式，对神经系统有平复安抚的功效。如果想要练成此体式，最重要的是髋关节足够开。

作用：

- 调节消化系统
- 改善肝脏、肾脏功能
- 有益于生殖系统健康
- 避免神经系统的疾病

普遍错误：

- 过分弯曲膝盖
- 面部紧张，呼吸急促
- 手臂没有伸直
- 脊柱过于弯曲
- 喉部没有伸展

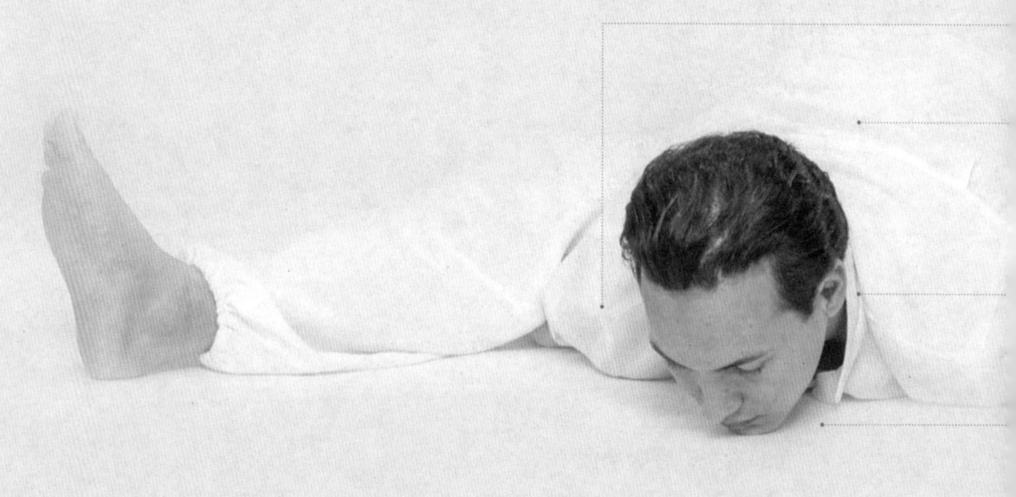

• 坐式，双腿向两侧打开，吸气，双手向上伸，呼气，拉长后背，将双手穿过两腿下方，下巴尽量贴地，保持 5 次呼吸。

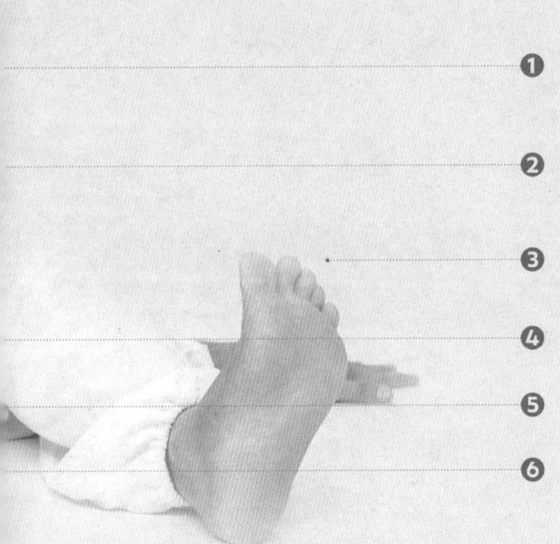

注意事项：

❶ 肩部不要紧张

❷ 尽可能地伸展脊柱

❸ 脚趾向身体方向勾

❹ 面部放松，闭上双眼

❺ 手臂在腿的下方，手指向后

❻ 下巴向前触地，使血液流向喉部区域和按摩甲状腺

33 拉弓式

Akarna Dhanurasana (Shooting Bow Pose)

Karna = 耳 | Dhanu = 弓

该体式名称来自于《罗摩衍那》中的一个神话。在这个神话中，婴儿 Sita 能够举起湿婆的巨大弓。当她到了结婚年龄时，只有 Rama 能够挥舞它，因此成为她的丈夫。双手抓脚趾，将一条腿拉向自己的耳旁，像拉弓一样。

作用：

- 调节腹部肌群，提升肌张力
- 改善消化系统功能
- 提升髋关节和脊柱的灵活度
- 提高自身免疫力
- 激活昆达里尼能量

普遍错误：

- 头部去贴脚趾
- 身体向前倾斜
- 左腿没有伸直
- 头部向一侧转动
- 臀部一侧离开地面

注意事项：

❶ 伸展头部

❷ 双手抓双脚

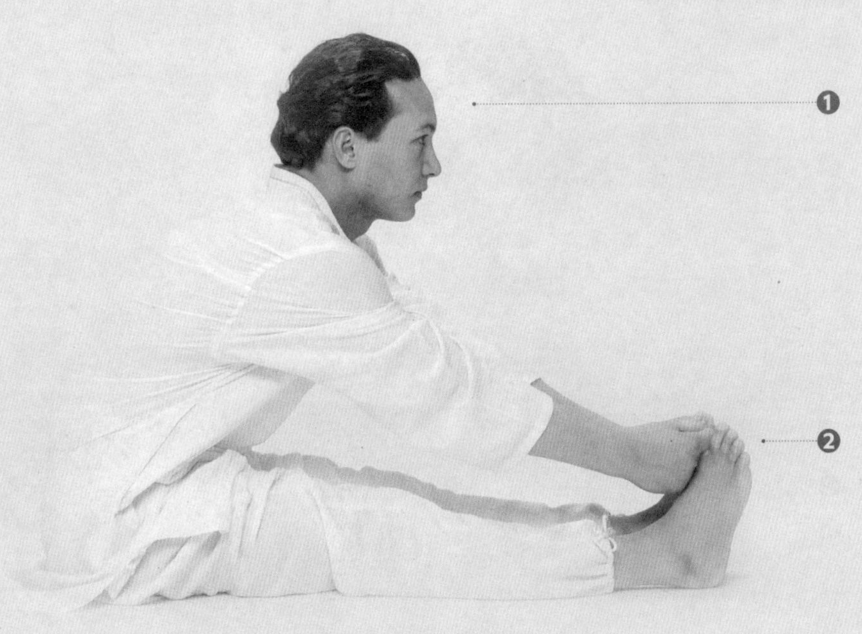

• 坐式，双腿向前伸，双手抓住双脚的大拇指。

注意事项：

❶ 抬头

❷ 将脚拉至耳旁

❸ 抓牢左脚

❹ 左腿伸直

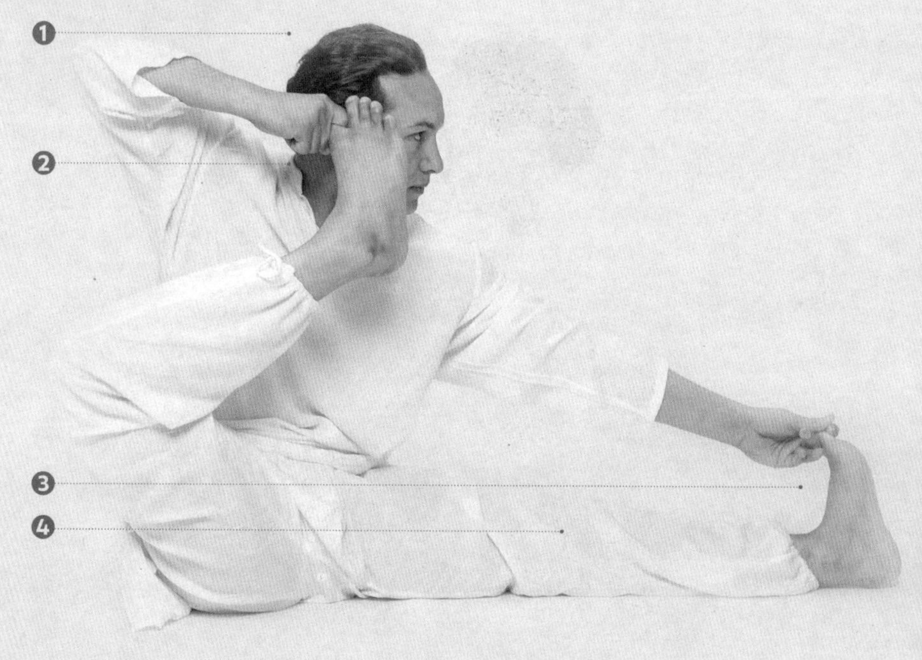

• 吸气，用右手将右脚拉至右耳侧，左手保持原有姿势。保持 5 次呼吸。

注意事项：

❶ 左肘部向后

❷ 右大脚趾贴靠左耳

❸ 尽可能伸展身体

❹ 右臂伸直

❺ 右手抓左脚大脚趾

❻ 左腿伸直

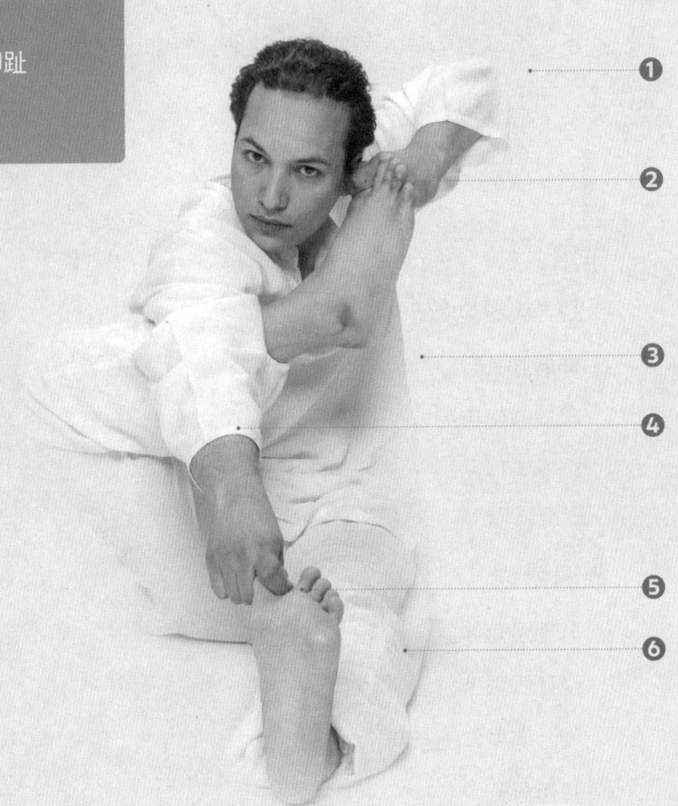

• 坐式，双腿向前伸，左手在右手下方，交叉抓住双脚的大拇指，用左手将右脚拉至左耳处，右手保持原有姿势。保持 5 次呼吸。

34 雷电坐

Vajrasana (Thunderbolt Pose)

Vajra = 雷电

这是一个冥想姿势，两腿弯曲贴地，臀部坐于腿上。在最后的完成体式，闭上双眼。

作用：

- 拉伸大腿前侧肌肉
- 伸展膝关节
- 释放双腿疲劳
- 延展脊柱

普遍错误：

- 背部没有伸直
- 坐在脚跟上
- 脚趾向身体的方向
- 膝盖分开

注意事项：

❶ 两肩放松下垂

❷ 背部、颈部和头部在一条直线上

❸ 深长的腹式呼吸

❹ 两手放于大腿上

❺ 坐在两脚跟之间

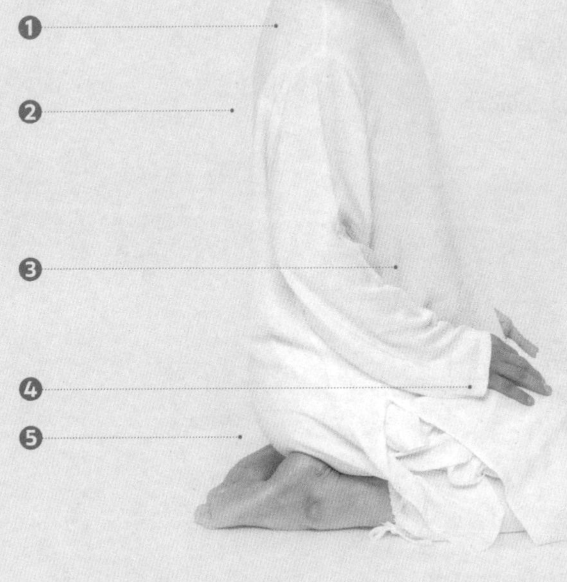

• 双腿跪坐，双手放在大腿上。

35 骆驼式

Ushtrasana (Camel Pose)

Ushtra = 牛

在这个姿势中，脊柱向后弯曲，可以让年长者和脊柱有伤者根据自身情况尝试。

作用：

- 按摩腹部内脏器官
- 有助于消化能力的提升

普遍错误：

- 张开嘴
- 两膝靠拢
- 膝盖和脚趾不在一条直线上
- 臀部靠近手臂

注意事项：

1. 胸部向上
2. 闭上嘴唇
3. 头部向后
4. 将腰部向上顶
5. 手臂伸直
6. 两膝距离与髋同宽
7. 膝盖和脚趾在一条直线上

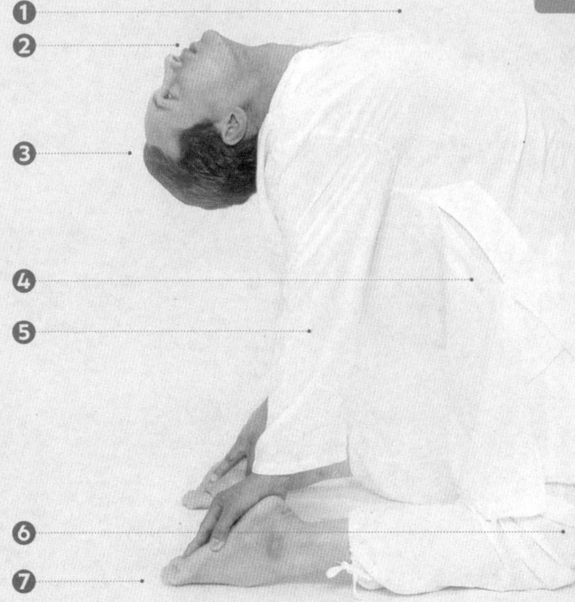

- 双手抓住双脚后跟，吸气，拱起背部，头有控制地往后倾，保持 5 次呼吸。

36 卧英雄式

Supta Vajrasana (Lying Thunderbolt Pose)

Supta = 躺下 | Vajra = 雷电

此体式是雷电坐的发展，折叠双腿躺于地，故而称为卧英雄式。

作用：

- 拉长大腿前侧，打开髋关节前侧
- 增加消化火力

普遍错误：

- 臀部没有落地
- 膝盖分开
- 肩离地
- 脚趾向内
- 下背部过于紧张

注意事项：

❶ 两膝并拢

❷ 臀部在两腿之间

❸ 将小腿肌肉向外打开

❹ 放松手臂

❺ 头、颈、肩都落地

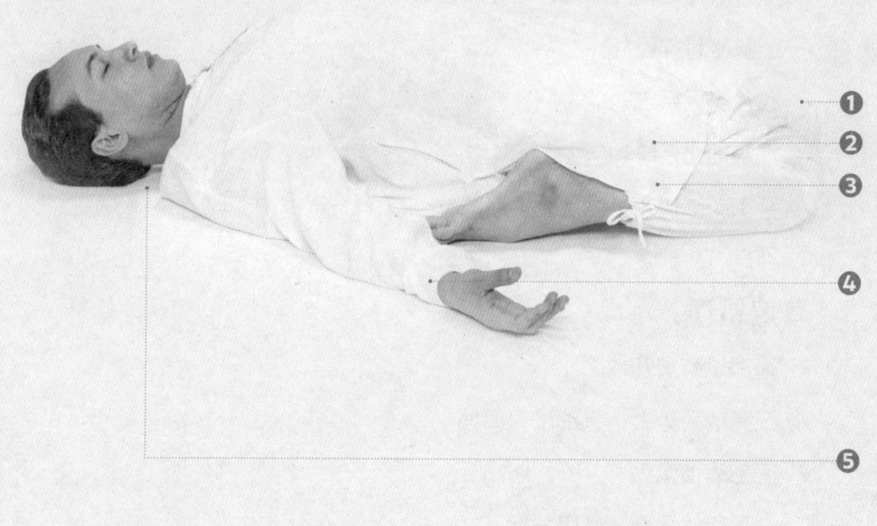

- 弯曲两腿，两膝并拢，两腿分开，臀部落在两腿之间，双手放在两腿上。吸气，呼气时将上身平躺于地面，双手放在身体两侧，闭上眼睛，保持 5 次呼吸。

37 全鸽式

Kapotasana (Pigeon Pose)

Kapota = 鸽子

在这个体式中，胸部扩张像一只鸽子，故而得名。

作用：

- 消除肩关节、脊背的僵紧
- 提升喉咙区域的能量，使呼吸更顺畅
- 缓解坐骨神经痛
- 改善泌尿系统功能
- 提升消化系统功能
- 平衡新陈代谢，激活免疫系统

普遍错误：

- 臀部没有离开地面
- 在完成姿势上，头部没有离地
- 面部表情紧张
- 在最后体式上，呼吸急促
- 屏息

注意事项：

❶ 肘部向上

❷ 两膝距离与髋同宽

❸ 手掌在肩下

❹ 头部和颈部在一条水平线上

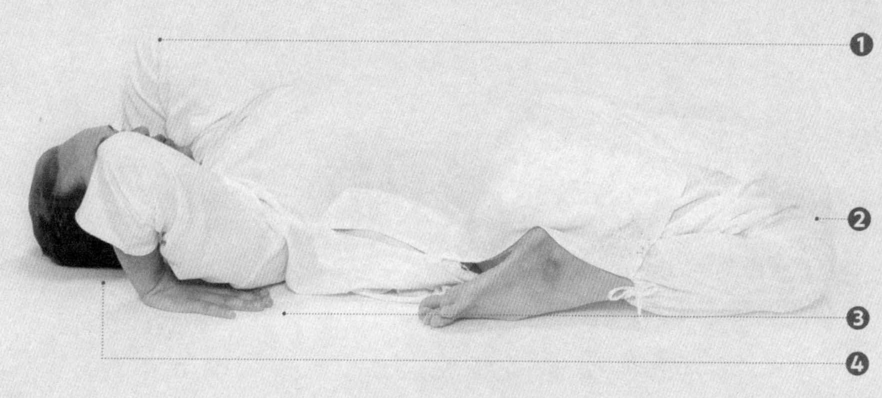

• 弯曲两腿，两膝并拢，两腿分开，臀部落在两腿之间，双手放在两腿上。吸气，呼气时将上身平躺于地面，双手上升后折叠，掌心向下靠近肩部。

注意事项：

❶ 胸部向上

❷ 尽可能将骨盆区域向上推

❸ 面部放松，呼吸正常

❹ 将手指靠向脚趾

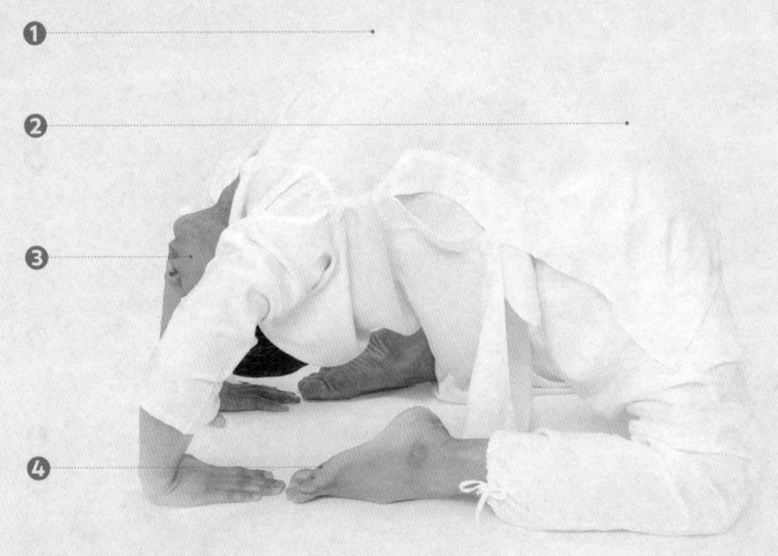

• 吸气，双手推地，胸部向上，颈部向后仰，后背拱起。保持呼吸 5 次。

38 下犬式

Adho Mukha Svanasanas (Down Wards Facing Dog)

Adho = 向下 | Mukha = 脸 | Svana = 狗

此姿势类似狗伸展上身的动作。

功效：

- **身体**

  锻炼两腿的肌肉和韧带，尤其是拉伸腿部后侧，美化腿部线条。放松肩部，治疗肩周炎和颈椎病。促进面部血液循环，具有美容的功效。

- **精神**

  消除紧张和疲劳，舒缓情绪，缓解压力。

普遍错误：

- 膝盖和肘部弯曲
- 身体的重量落在头部
- 腹部向外
- 脚跟离地
- 脚跟和手掌不在一条直线上
- 身体重量没有平均放在两手之间
- 头部和背部不在一条直线上

注意： 高血压和眩晕症患者应在医生建议下方可练习。

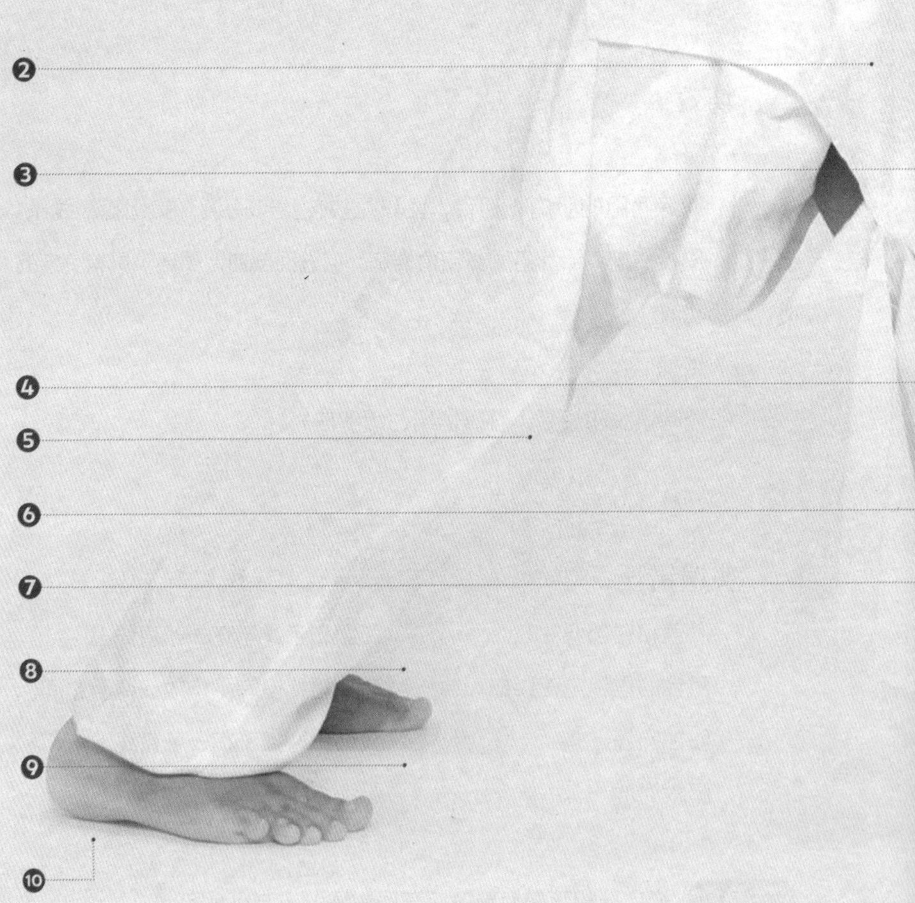
1
2
3
4
5
6
7
8
9
10

注意事项：

❶ 坐骨向上

❷ 收腹

❸ 后背伸展向下压

❹ 十指张开

❺ 膝盖挺直

❻ 肘部伸直

❼ 额头着地，但不要把全身的重量放在头部，面部放松

❽ 脚趾放松

❾ 手和脚在一条直线上

❿ 脚跟落地

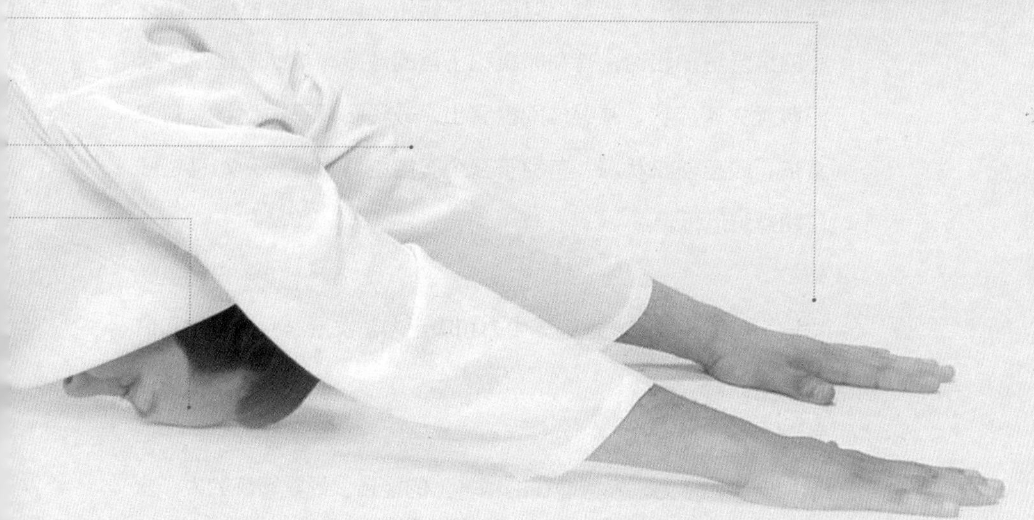

- 四肢着地，两腿并拢伸直，脚跟尽量向下踩。拉长手臂，手心贴地，十指张开。
- 呼气，上身向下，尽量让头部着地。保持 30 秒。

39 侧板式

Vasisthasana (Vasistha's Pose)

Vasistha是一个著名的智者和预言家，他是太阳族的国王和吠陀梵语的创造者，在吠陀经上属于第七坛场，是婆罗门教中七位智者之一，是力量的象征，他确定了大熊星座。此体式是献给他的。

功效：

- **身体**

  加强背部、腹部和骨盆肌肉。自然激发神经系统。对患有哮喘等呼吸道疾病的人群有很好的调节作用。调节神经系统，让身心的结合更加和谐，有利卵巢和子宫的健康，帮助减轻经期或妇科类失调症状。减缓椎间盘突出，减轻腰背不适症状。刺激食欲，改善便秘状况，有利于整个腹内脏器官健康，尤其是肝脏和肾脏运行。

- **精神**

  排遣积压负面情绪，增强集中力和决定力。发展身心内在的和谐与平衡。

- **能量**

  增加元气和活力，唤醒潜在的精神上的能量。经常习练的人，永远精力充沛，不知疲倦。

普遍错误：

- 手臂没有伸直
- 两脚落地
- 在最后保持体式时，身体不平稳，来回摇晃
- 面部紧张，呼吸急促
- 眼睛向下看

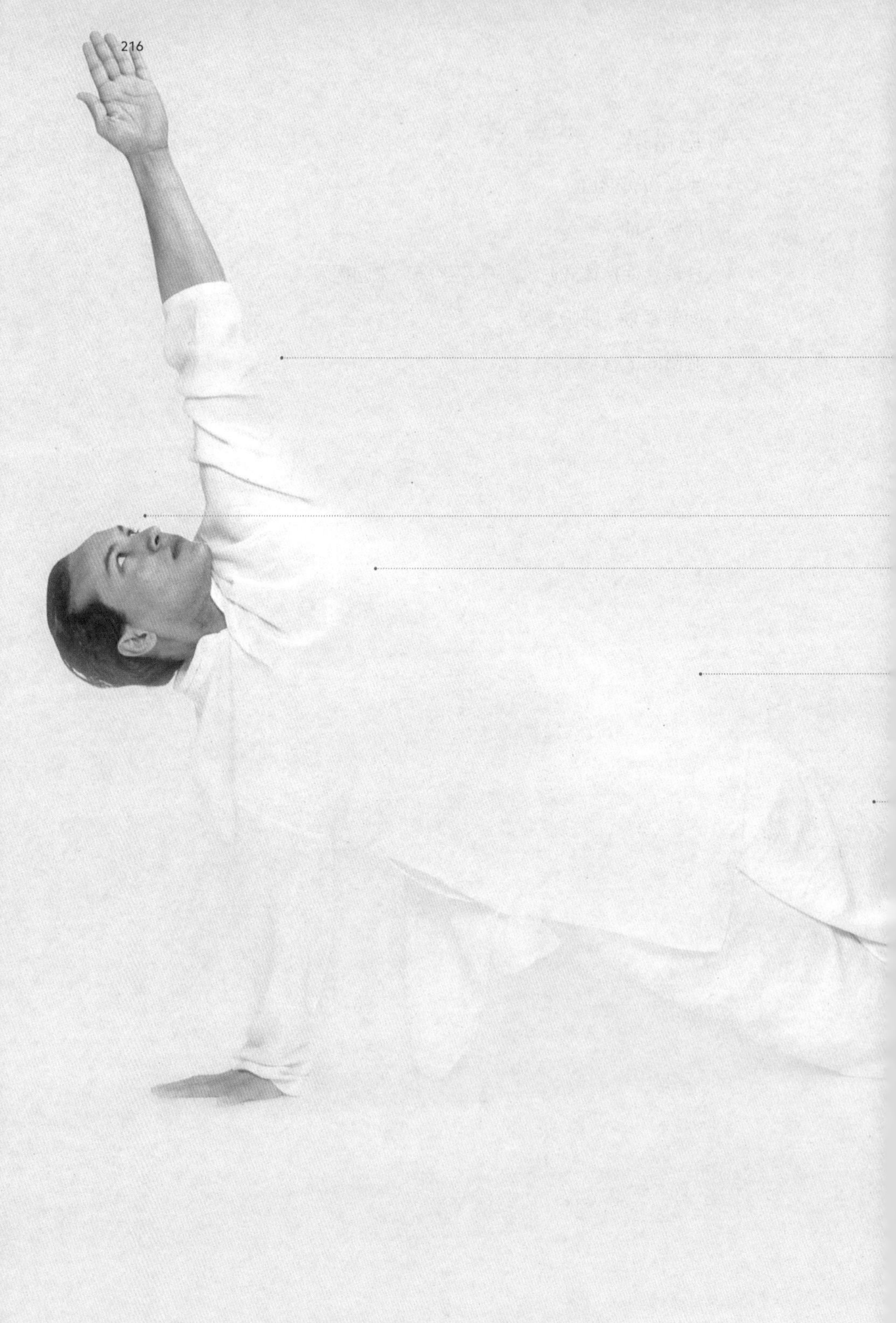

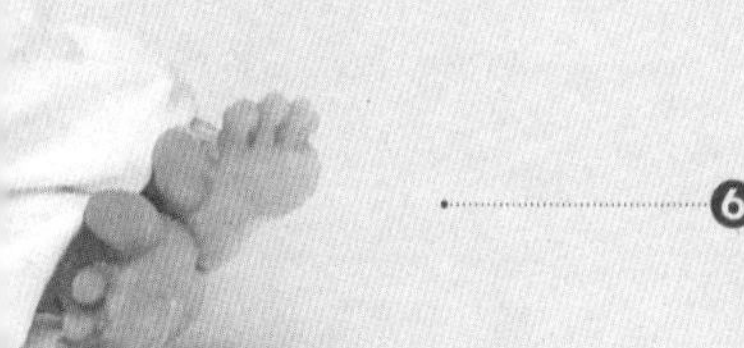

注意事项：

❶ 两臂伸直呈一条直线

❷ 眼睛看上面的手臂

❸ 打开胸部

❹ 展开髋部

❺ 两腿并拢伸直

❻ 脚趾张开

- 身体向右侧躺下，右手肘部着地支撑身体。吸气，伸直右手将身体向上推起离地，左手向上伸展，双手与地面保持垂直，保持身体呈一条直线，目视上方，保持 5 次呼吸。

40 上犬式

Urdhva Mukha Svanasana (Upwards facing dog)

Urdhva = 垂直 | Mukha = 脸 | Svana = 狗

Urdhva Mukha 是指嘴向上。此体式类似狗伸展时，头对着天空的样子。

功效：

- **身体**

  消除背部、腿部和肩部的僵硬感，伸展脊椎，调节骨盆区域的血液循环。丰满胸部，增强肺部功能。治疗坐骨神经痛、脊椎关节错位和腰部风湿。

普遍错误：

- 膝盖接触地面
- 两腿并拢
- 肘部弯曲
- 两肩向前

注意事项：

❶ 头向后伸展

❷ 肩部向后

❸ 尽可能地将胸部向上

❹ 身体尽量向后仰

❺ 手臂有力地伸直

❻ 膝盖和臀部离开地面

❼ 十指张开

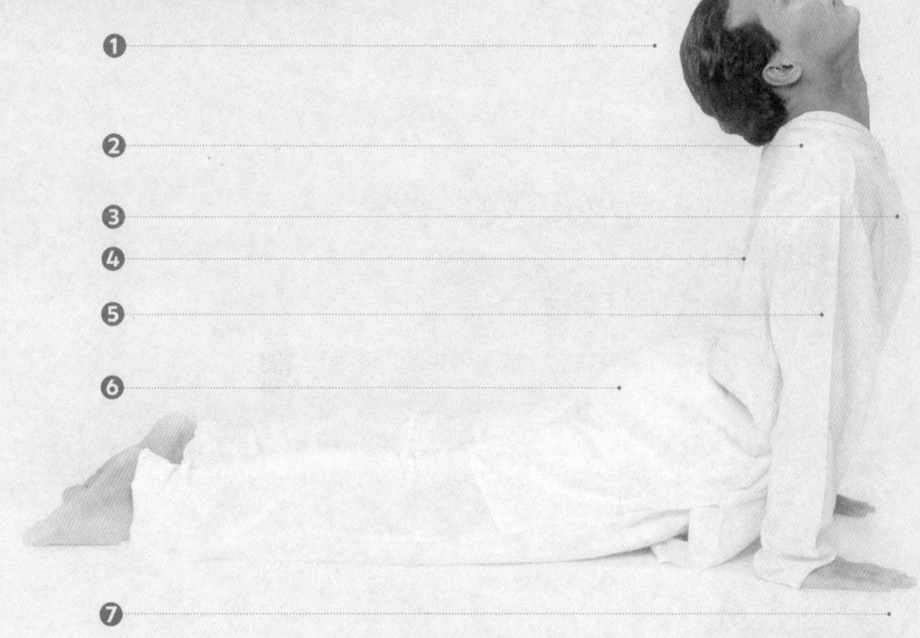

- 俯卧，两腿稍分开。两手十指张开放于肩下。
- 吸气，伸直两臂，上身尽量向后伸展。脚背撑地，两腿伸直离开地面。保持 30 秒。

41 眼镜蛇式

Bhujangasana (Cobra Pose)

Bhujang = 眼镜蛇

这个体式因最后的完成状态像一条高高抬头的蛇而得名，它是一个很好的锻炼脊椎的体式，帮助矫正不良的体态，并可以治疗各种背痛和轻微的脊柱损伤。

普遍错误：

- 身体重量放在手上
- 在最终体式，两腿分开并离地
- 髋部离地
- 面部紧张，呼吸不自然
- 在最后保持时，身体向上或向下晃动，不稳定

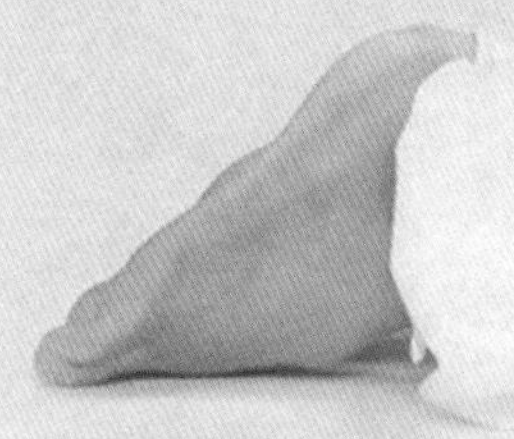

注意事项：

❶ 肘部向上

❷ 两腿伸直落于地面

❸ 额头着地

❹ 手掌落于肩下

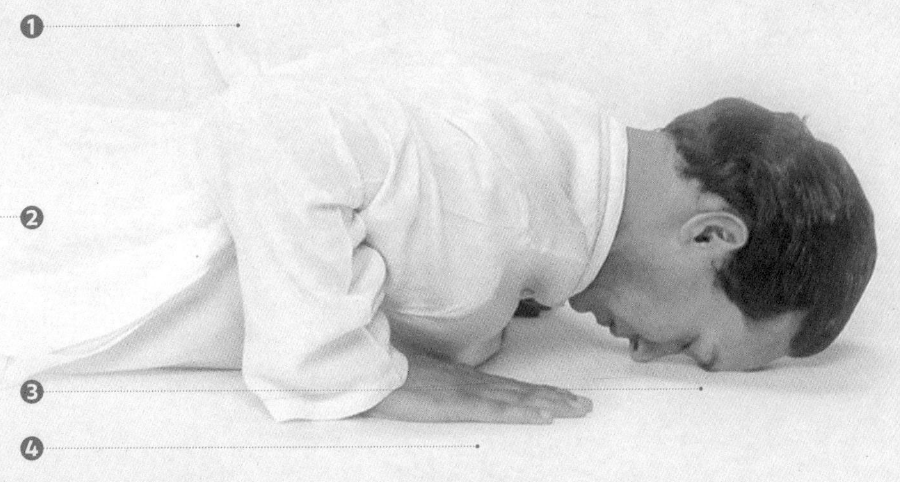

• 俯卧，两手十指张开放于肩下。

注意事项：

❶ 头部向后，向上看

❷ 脚背落地

❸ 身体重量不要放在手掌上

❹ 髋部贴地

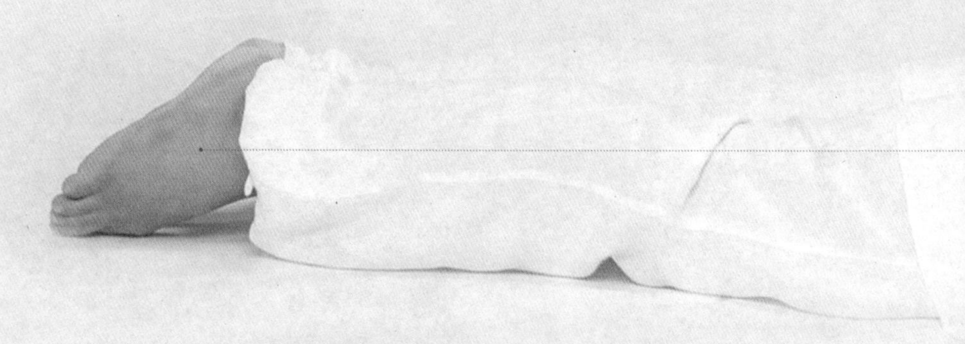

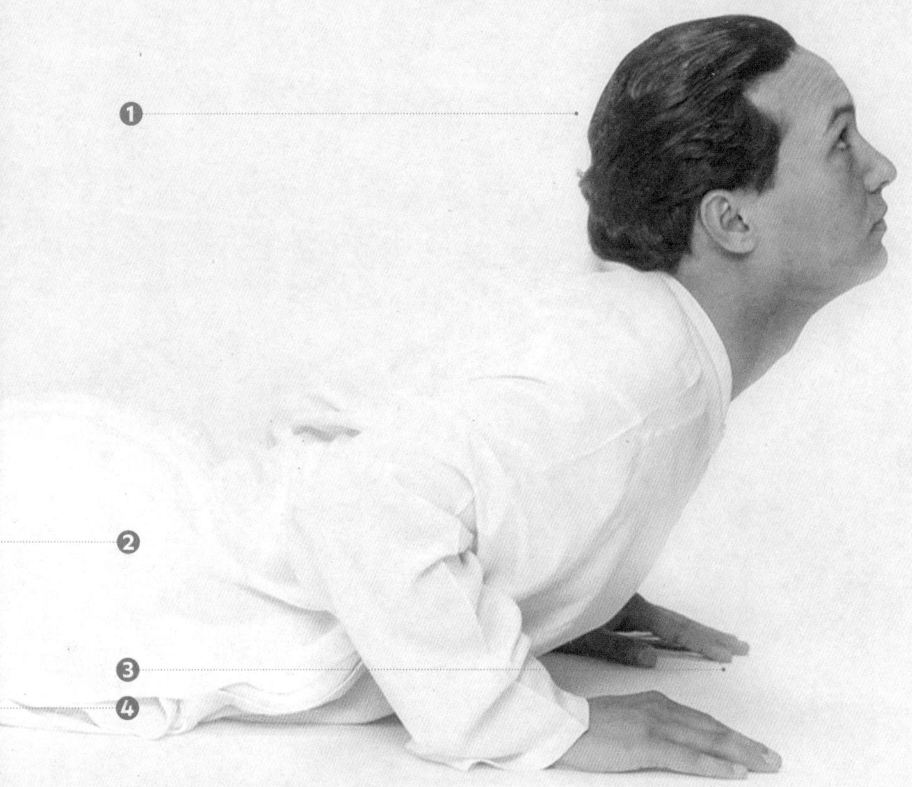

- 吸气，头、颈、肩慢慢离开地面。然后撑直手臂，让上身继续向后。保持 5 次呼吸后，呼气，腹部、胸部、下巴、头慢慢着地。

42 蛇式

Sarpasana (Snake Pose)

作用：

- 强健背部力量
- 拉伸腹部
- 增加消化火力

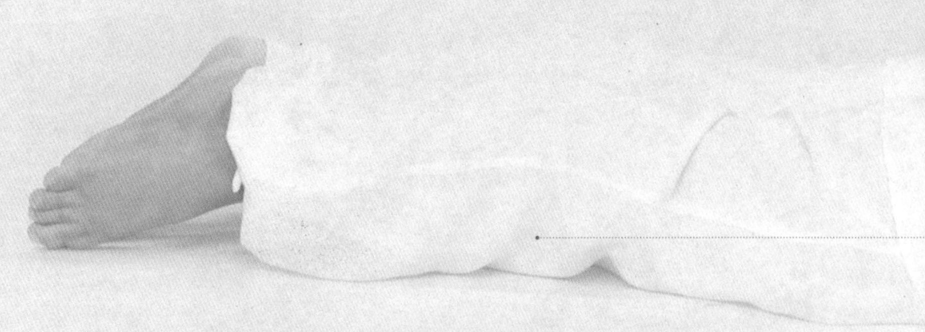

注意事项：

❶ 伸展脖颈前侧

❷ 两肩向后

❸ 手指在背后相扣，伸展两臂

❹ 胸部完全展开

❺ 两腿伸直放于地面

❻ 髋部落地

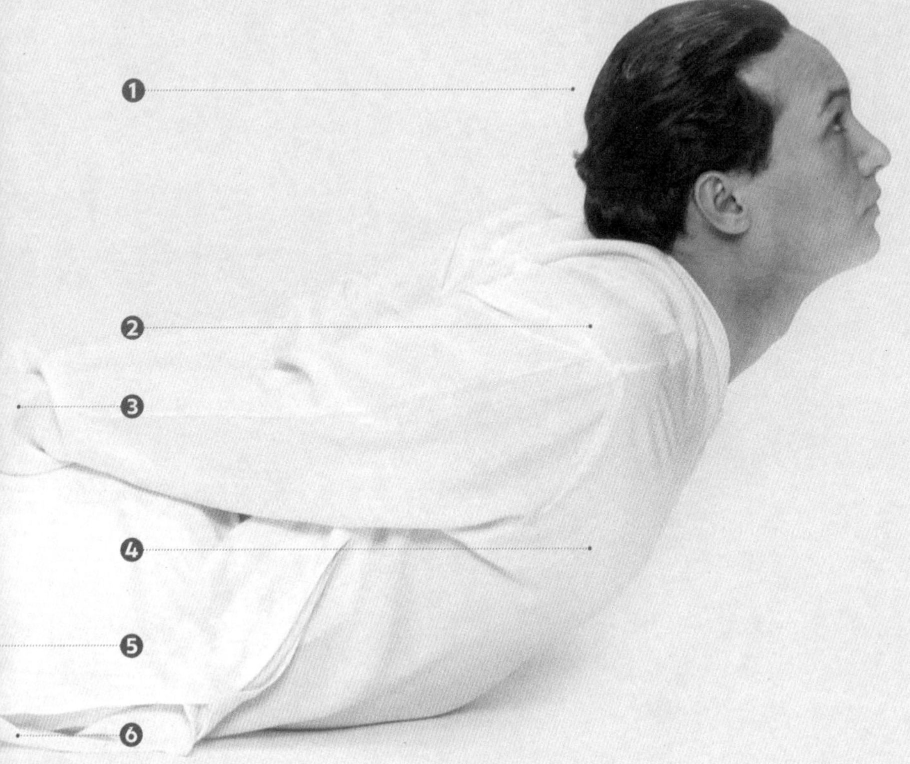

• 两手在背后十指交叉，两肩尽量向后打开。吸气，上身尽量向上抬起，保持 5 次呼吸后，慢慢落下。

43 反船式

Navasana (Boat Pose)

作用：

- 强化背部肌肉
- 缓解腰、颈不适

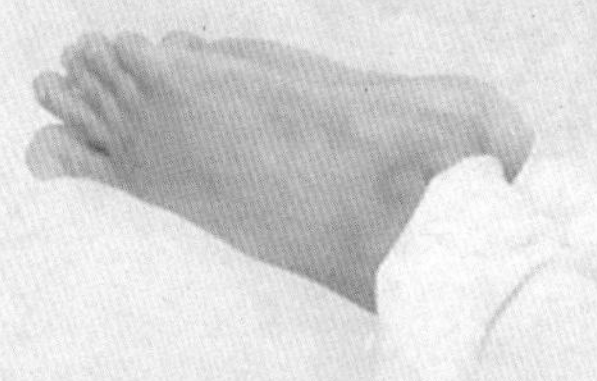

注意事项：

❶ 两腿并拢尽可能向上抬

❷ 臀部收紧

❸ 伸展手臂尽量向上

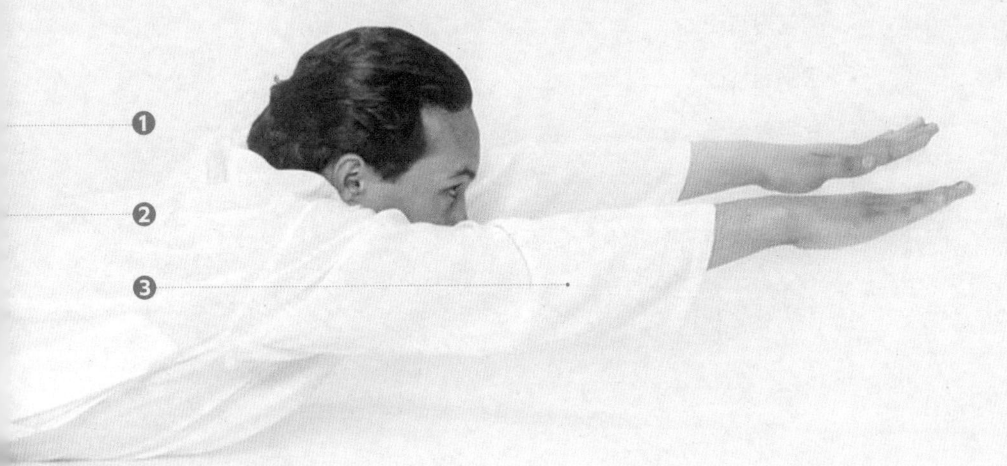

- 俯卧，双手向前伸展，双脚并拢，吸气，双手和双脚同时离地向上伸展，保持 5 次呼吸。

44 弓式

Dhanurasana (Bow Pose)

Dhanu = 弓

用手抓住脚趾，伸展腿部，身体形似弯弓，故而称为弓式。

功效：

- **身体**

  增强背部的肌肉群，强壮手臂，消除后腰部的赘肉。缓解肩部和颈部的紧张。改善肝脏、肾、膀胱的功能。并能治疗便秘和糖尿病。

普遍错误：

- 膝盖没有离地
- 眼睛看地面
- 呼吸急促
- 面部紧张
- 在最后保持时，身体上下晃动

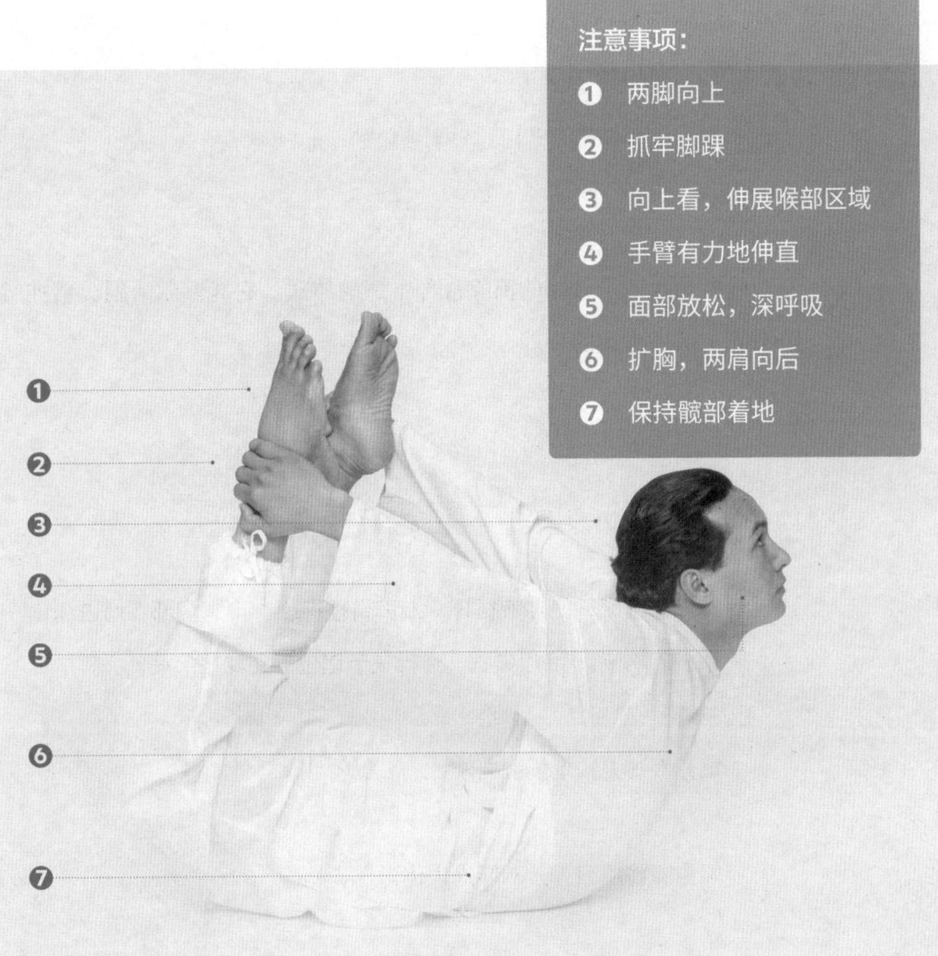

- 俯卧，两手抓住两脚的脚踝。吸气，两臂伸直，将腿尽量向上。抬头，上身也向上。保持 7 次呼吸。呼气，缓缓落下。

45 蝗虫式

Shalabhasana (Locust Pose)

蝗虫式几乎是最好的消除背部不适的体式。它能够激活副交感神经系统，带来头脑的平静。

功效：

- **身体**

  增加脊柱区域的血液循环，滋养脊柱神经。丰满胸部，增进消化系统的功能。 治疗失眠、脊椎关节错位、便秘等疾病。

- **精神**

  培养专注力，增强毅力。

- **能量**

  能量流将所有养分功能最大化。

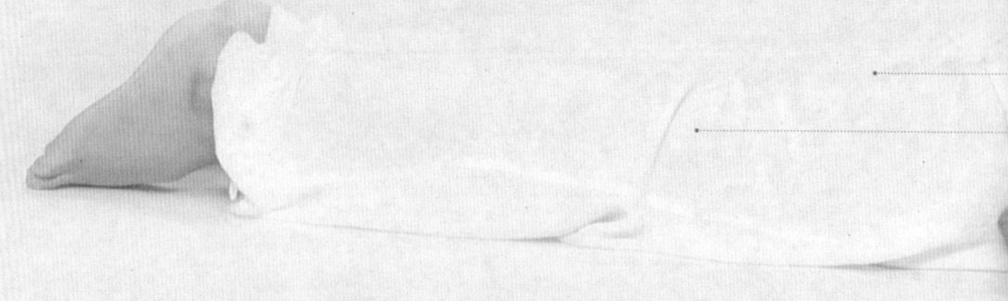

注意事项：

1. 两腿并拢
2. 腿部挺直
3. 手臂伸直
4. 下巴贴地

普遍错误：

- 在最后保持时，两腿分开
- 弯曲膝盖
- 鼻子或额头着地
- 下巴离地
- 一腿高于另一腿
- 在完成过程，呼吸变快
- 面部紧张
- 肘部弯曲

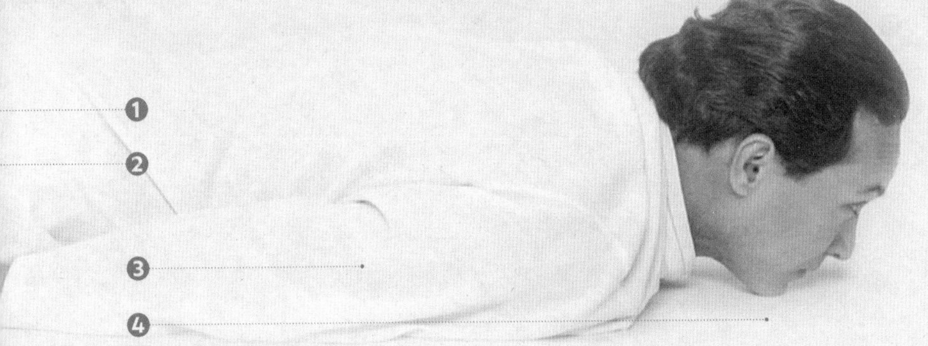

- 俯卧，两手轻握拳放于体侧或放于身体下方。

注意事项：

❶ 两腿伸直

❷ 面部放松，深呼吸

❸ 握拳放在大腿下，让腿尽量升高，保持手臂伸直

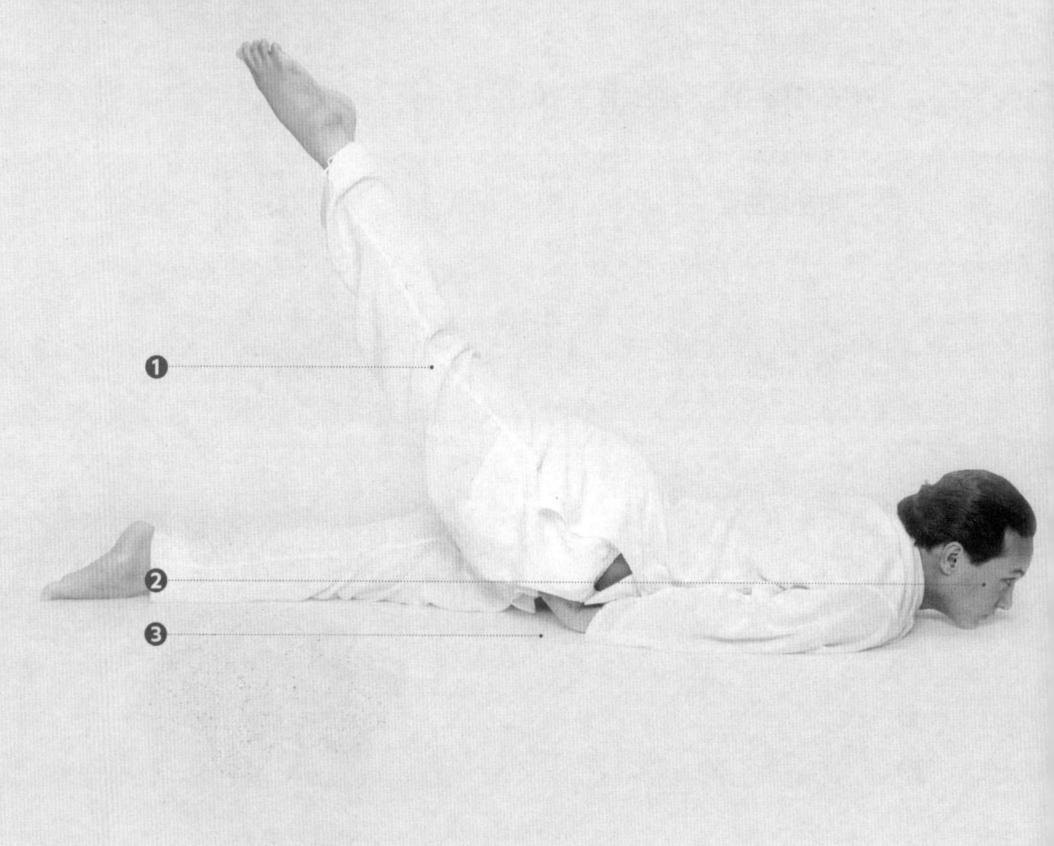

• 吸气，单腿离开地面。骨盆和腹部区域仍在地面上。保持 30 秒。呼气，缓缓落下。

注意事项：

1. 腿部有力地并拢伸直，尽量向上抬高
2. 收紧臀部
3. 面部放松，呼吸正常
4. 肘部伸直
5. 下巴向地面方向伸展

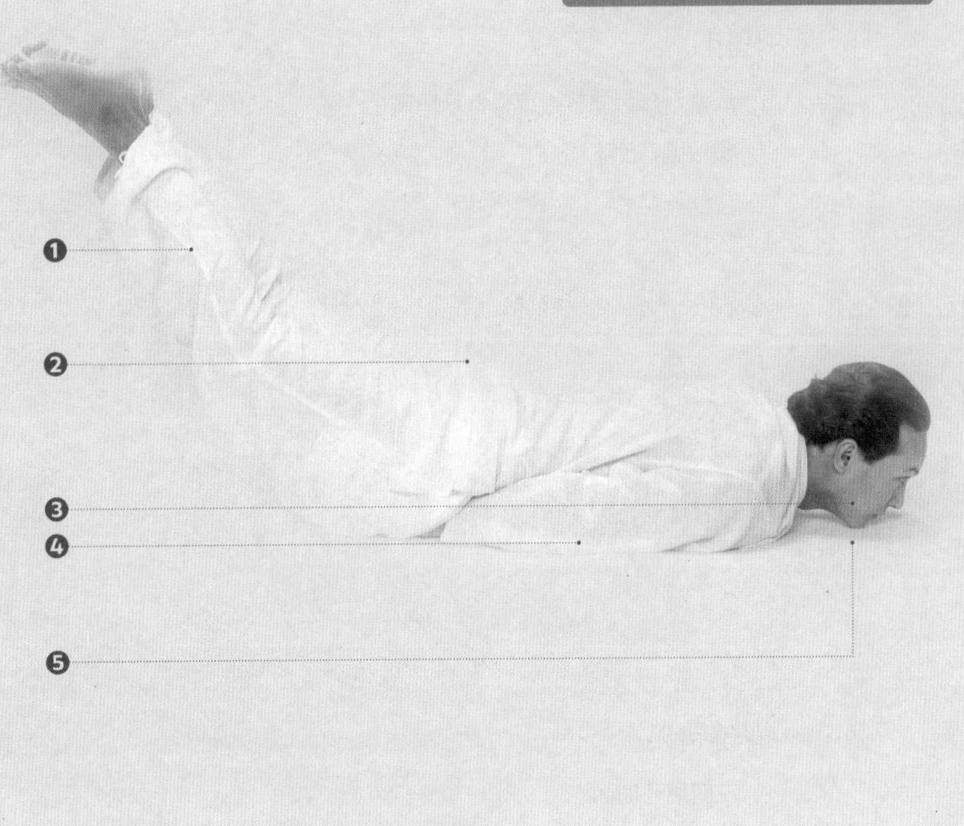

- 吸气，双腿离开地面。骨盆和腹部区域仍在地面上。保持 30 秒。呼气，缓缓落下。

46 鳄鱼扭转

Parivrtta Makarasana (Crocodile Twist)

完成此体式，身体形似一只鳄鱼。它同样也是一个放松姿势。

作用：

- 提升脊柱灵活性，放松脊柱压力
- 缓解腰背部不适
- 灵活髋关节

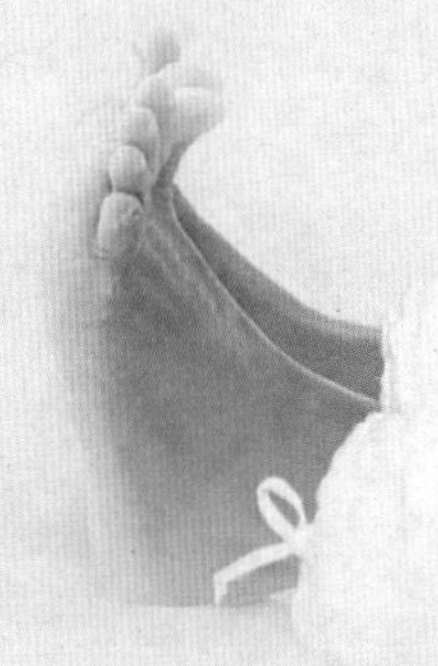

普遍错误：

- 左肩离开地面
- 膝盖弯曲
- 头部转向错误的方向
- 在最后保持时，呼吸变快

注意事项：

❶ 两腿伸直并拢

❷ 手臂伸直与肩平

❸ 手指张开

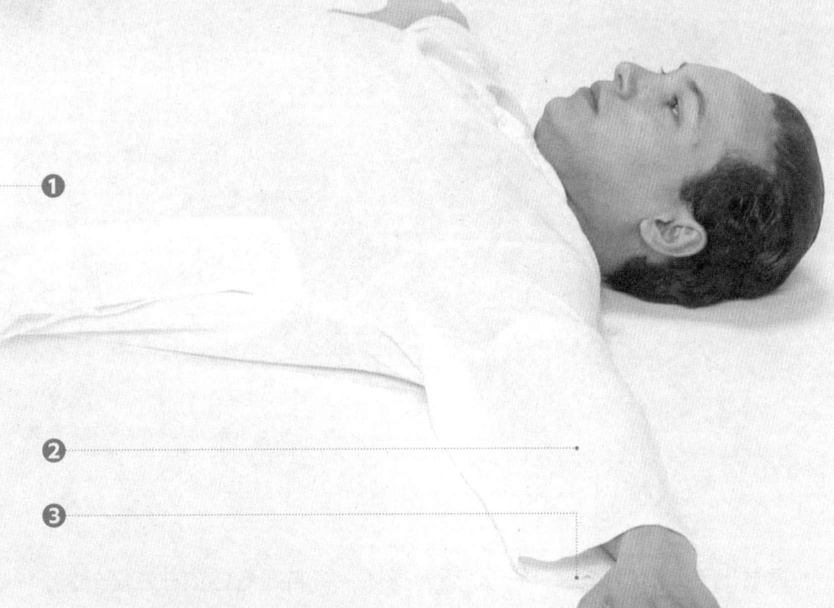

• 仰卧，双手侧平举，双脚并拢。

注意事项：

❶ 头向右侧转动

❷ 左膝伸直

❸ 放松脚趾

❹ 右膝触地

❺ 腹式呼吸

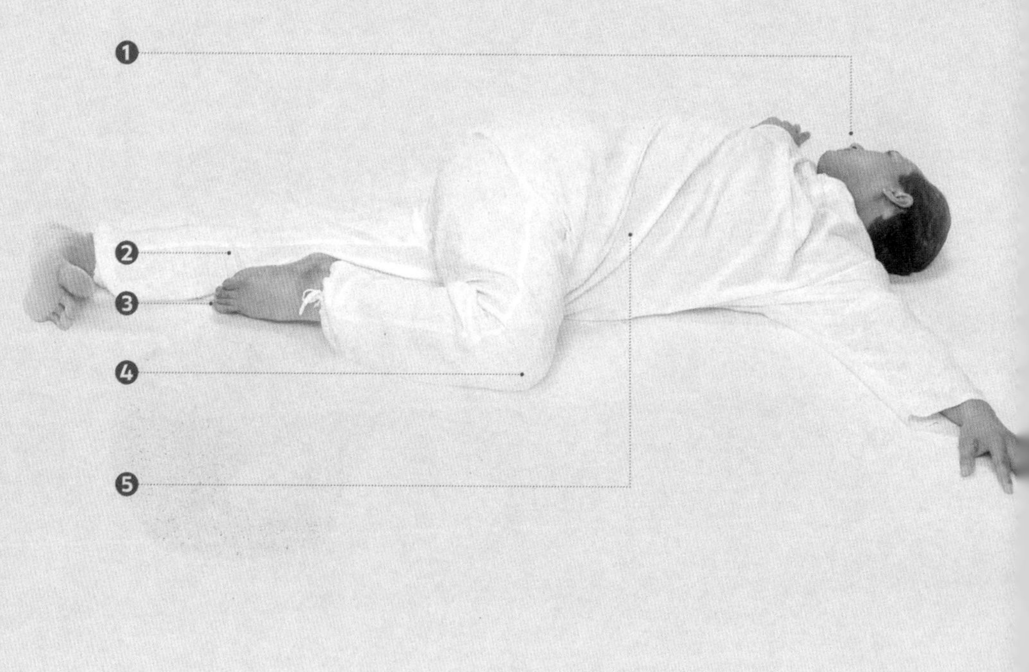

• 吸气，向上抬起右腿，呼气，扭转身体，将右腿弯曲放在左腿外侧，头往右侧扭转，眼睛向右看，保持 5 次呼吸。

注意事项：

❶ 最大限度地扭转背部

❷ 两膝伸直

❸ 放松肩部，并平放贴地

❹ 左手抓右腿

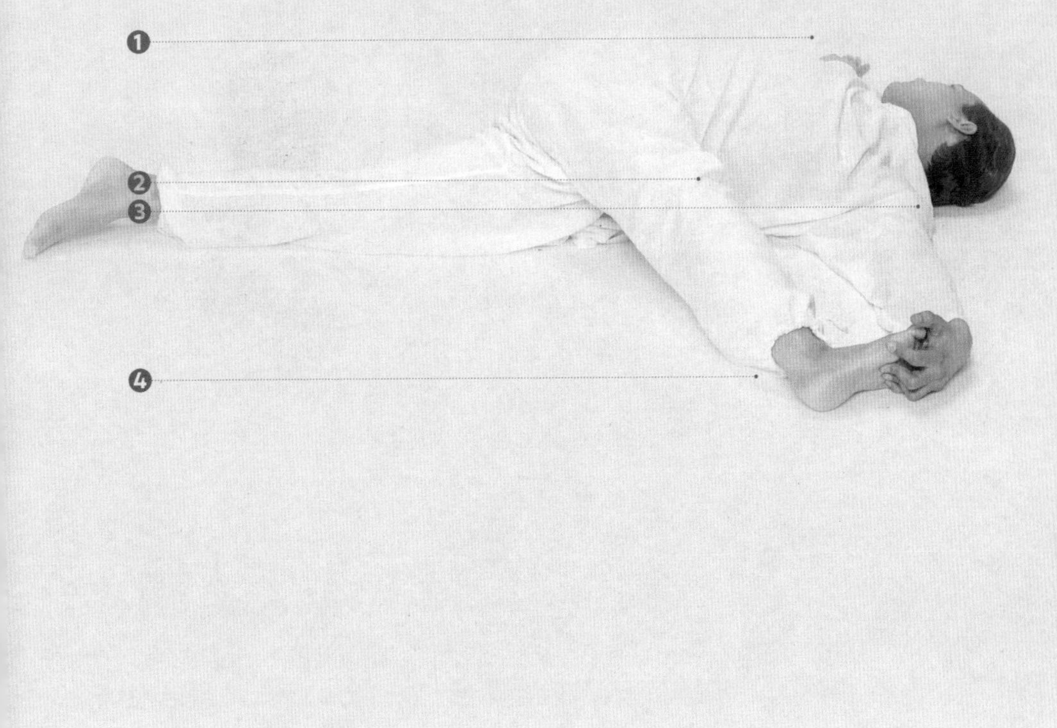

- 吸气，向上抬起右腿，呼气，扭转身体，将右腿放在身体左侧与左腿呈直角状，左手抓住右脚，头往右侧扭转，眼睛向右看，保持 5 次呼吸。

注意事项：

❶ 头向右侧转动

❷ 保持膝盖伸直

❸ 左手抓着两脚

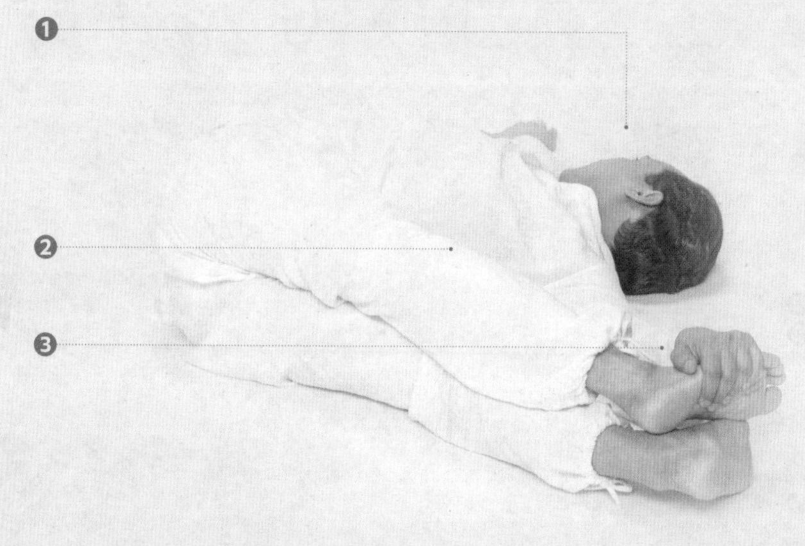

• 仰卧，双手侧平举，双脚并拢。吸气，向上伸直双脚，呼气，向左侧同时落下双脚，左手抓住右脚外侧，头往右侧扭转，眼睛向右看，保持 5 次呼吸。

47 锁腿式

Pawnamuktasana (Air Releasing Pose)

Pawan = 空气 | Mukta = 自由

这是一个传统体式，它能作为轮式的反体式。

功效：

- **身体**

  通过将下巴紧压在胸部，使得甲状腺、甲状旁腺更健康，保证骨骼的正常发育。促进免疫系统功能，有益于血管和心脏健康。对于消化系统、排泄系统、生殖系统、内分泌系统等有一定的平衡作用。有效调节月经失调、绝经、大肠炎、甲状腺失调、哮喘、糖尿病等疾病。

- **精神**

  调整精神压力，有效帮助排解心理压力，促进头脑平静。

- **能量**

  推进能量向心理能量中心流动（Charaka，第五层面），让头脑平静祥和。

普遍错误：

- 屏息
- 下巴远离膝盖
- 面部和颈部过于紧张

注意事项：

❶ 面部放松，保持腹式呼吸

❷ 下巴贴靠右膝

❸ 左腿伸直平放于地面

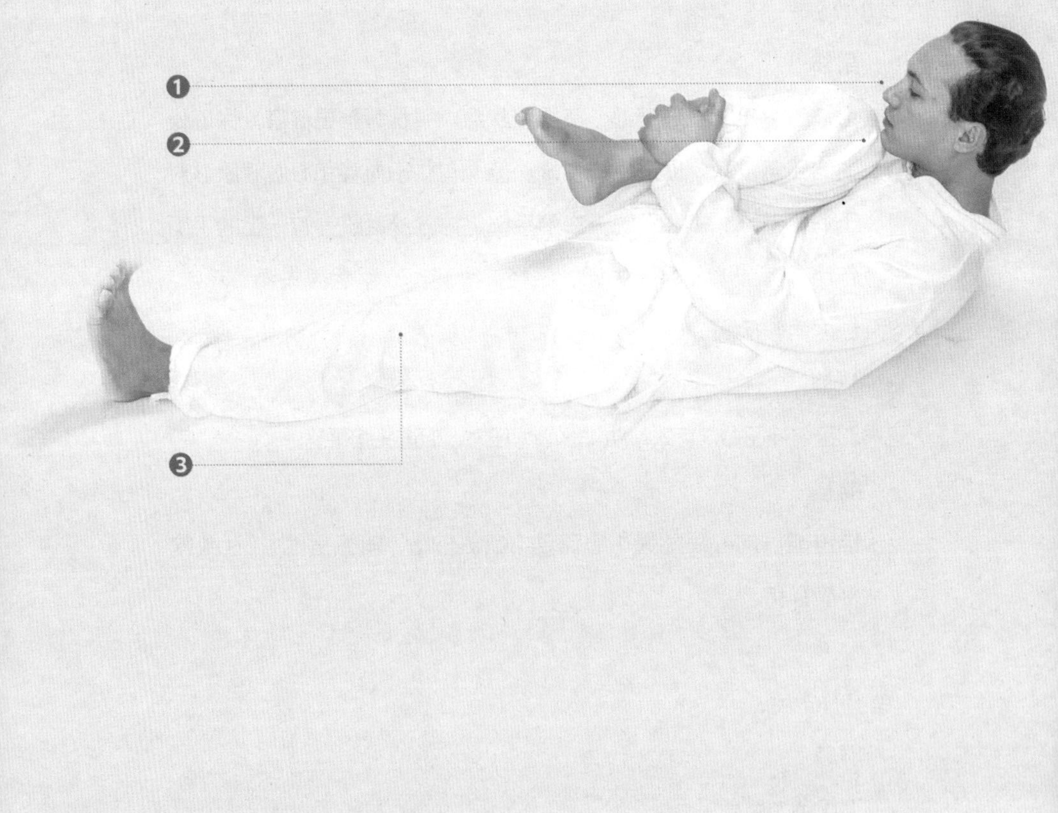

• 仰卧，两腿伸直，右腿弯曲，两手抱住膝盖，吸气，起上身，下巴去贴靠膝盖，保持 5 次呼吸。

注意事项：

❶ 面部放松，保持腹式呼吸

❷ 两手臂紧抱双腿

❸ 下巴贴靠在两膝之间

❹ 大腿贴着腹部

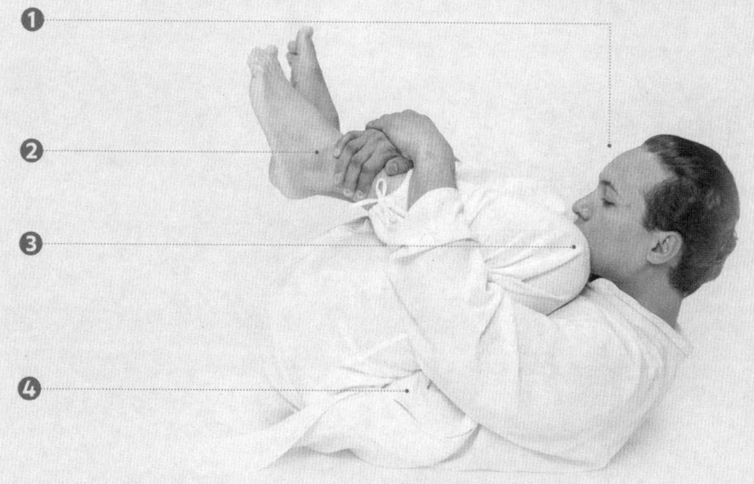

• 仰卧，两腿伸直，双腿弯曲，两手抱住膝盖。吸气，起上身，下巴去贴靠膝盖，保持 5 次呼吸。

48 犁式

Halasana（Plough Pose）

Hala = 犁

在任何古老的瑜伽文献中都能找到犁式，是一个非常重要的传统瑜伽体式。在最后的体式状态，它形似印度的犁。

作用：

- 伸展后背及身体后侧肌群
- 刺激按摩甲状腺及甲状旁腺
- 有益于咽喉

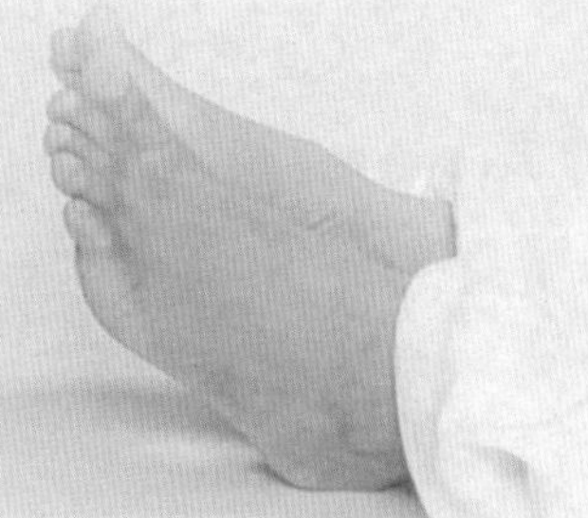

普遍错误：

- 膝盖弯曲
- 手没有放在地面上
- 身体的重量在手上
- 面部没有放松，呼吸急促
- 在完成体式时，腿部离开地面
- 头部和颈部向一侧扭转

注意事项：

❶ 腿部伸直，放松脚趾

❷ 手臂伸直平放于地

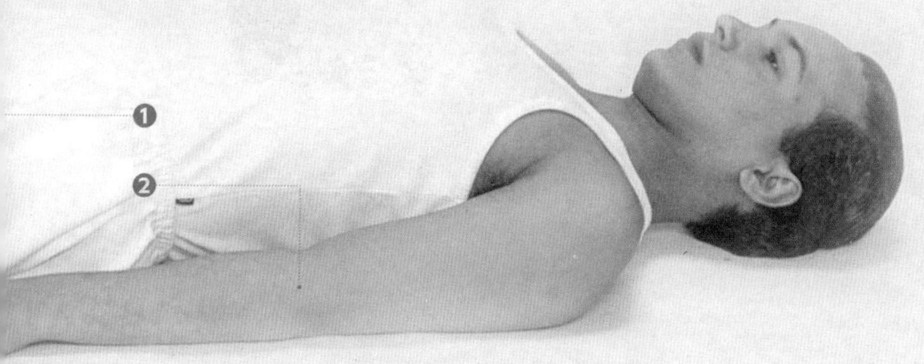

• 仰卧，双手放于体侧，双脚并拢。

注意事项：

❶ 两臂推地，抬起腿部

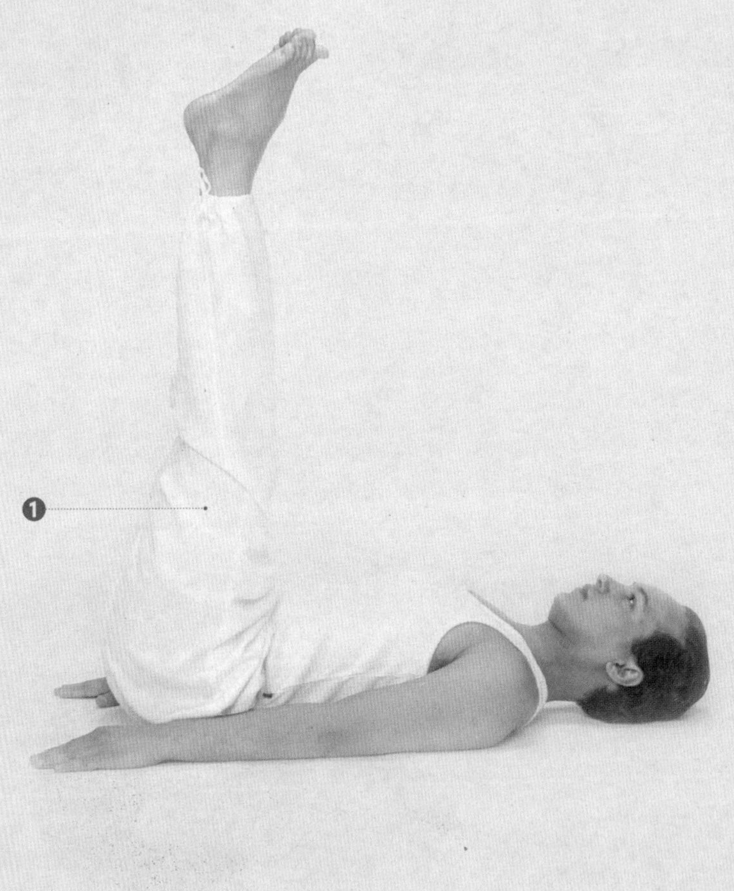

• 吸气，双脚同时向上伸直。

注意事项：

1. 脚趾尖向外
2. 两腿收紧，伸直并拢
3. 尽可能地伸展腿部向后
4. 下巴触胸
5. 手臂有力地伸直，两手相扣
6. 身体的重量放在肩部

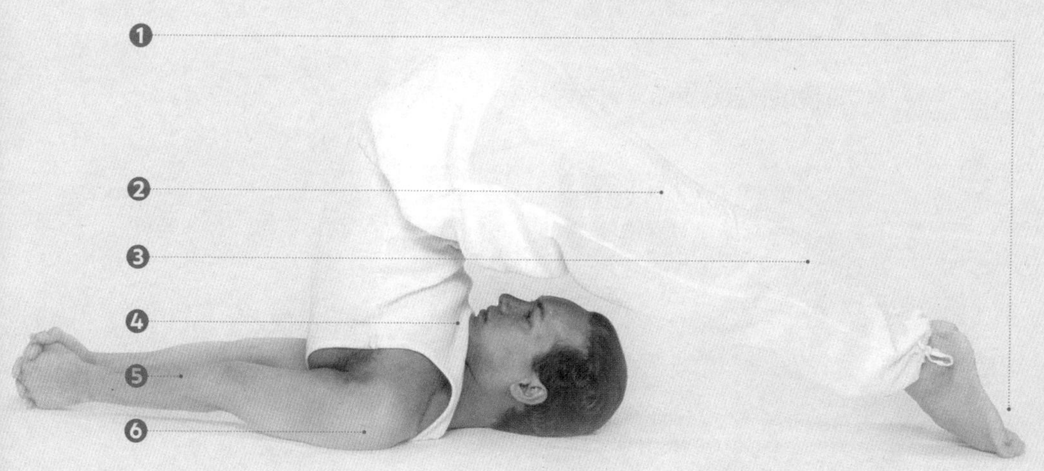

• 呼气，将腿移动至头后。十指相交，保持 5 次呼吸。

49 倒箭式

Vipareeta Karani (Inverted Pose)

Vipareeta = 相反的

头和手在地，腿平稳地向上伸。是一个传统姿势。

作用：

- 促进血液循环，调理和缓解静脉曲张
- 刺激甲状腺
- 按摩刺激脑垂体，调节内分泌

注意事项：

1. 脚趾尖向上
2. 腿部伸直
3. 手扶在下背部
4. 深呼吸，面部放松
5. 身体的重量在肘部，手臂向上

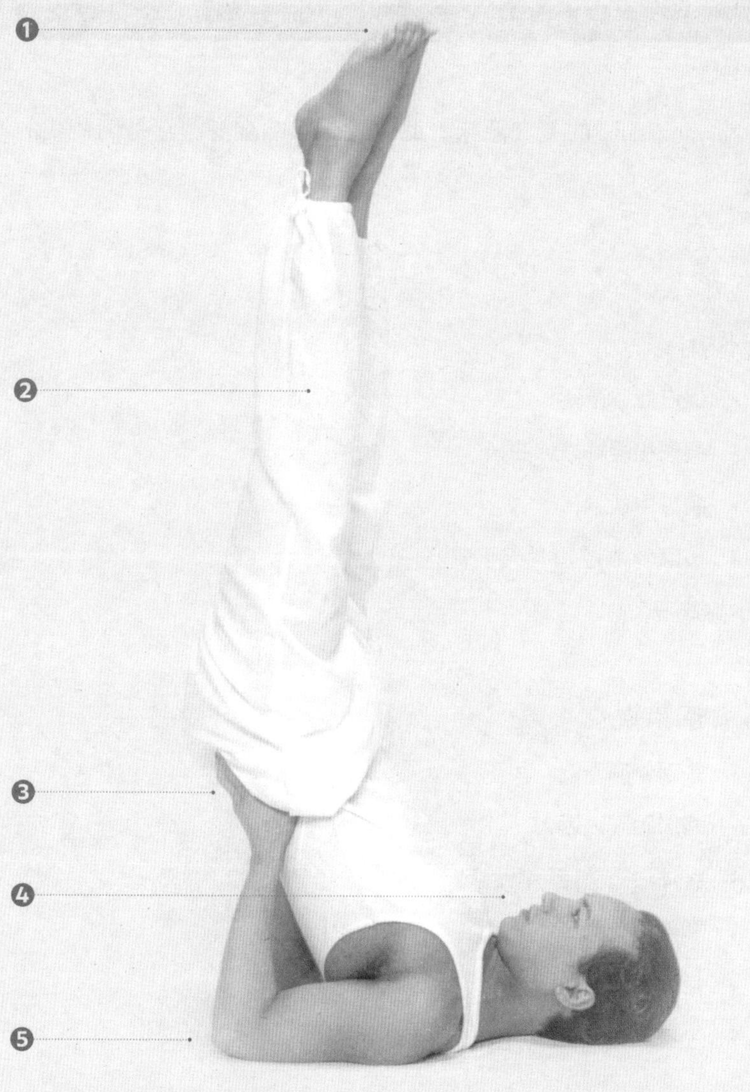

- 在犁式的基础上，吸气，双脚离地向上伸，双手扶住腰部，肘部着地，支撑住身体，肩背部着地，眼睛向上看，保持 5 次呼吸。

50 肩倒立式

Sarvangasana (Shoulder Stand)

Sarv = 全部的 | Anga = 四肢或身体

Sarvangasana 的梵文意味着此体式将影响全身。它是倒箭式的发展。

作用：

- 促进血液循环
- 调理和缓解静脉曲张
- 刺激甲状腺
- 按摩刺激脑垂体，调节内分泌
- 激活喉轮

普遍错误：

- 头部偏向一侧
- 两肘距离太远
- 身体没有保持平衡，向一侧倾斜
- 腿部没有伸直
- 身体重量在肘部
- 下巴没有贴靠胸部

注意事项：

❶ 腿部有力伸直

❷ 后背尽可能伸直

❸ 下巴接触胸部

❹ 全身重量放在肩部

❺ 尽可能地将肘部相靠

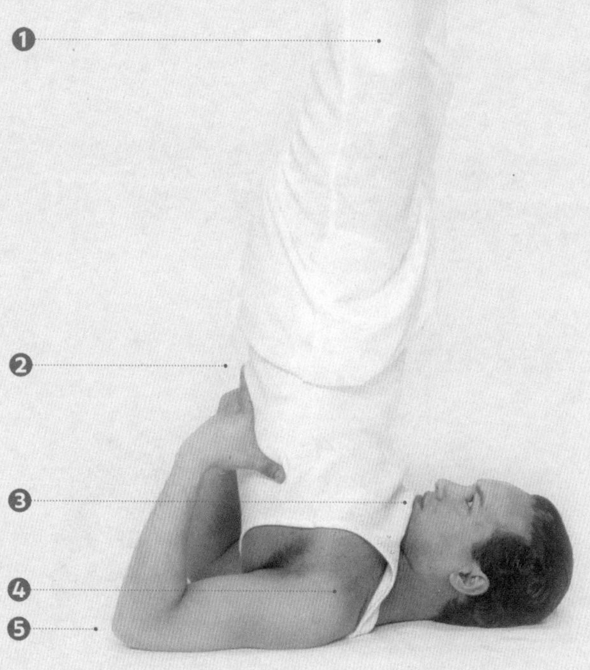

- 在犁式的基础上，吸气，双脚离地向上伸，双手扶住腰部，肘部着地，支撑住身体，肩部着地，眼睛向上看，保持 5 次呼吸。

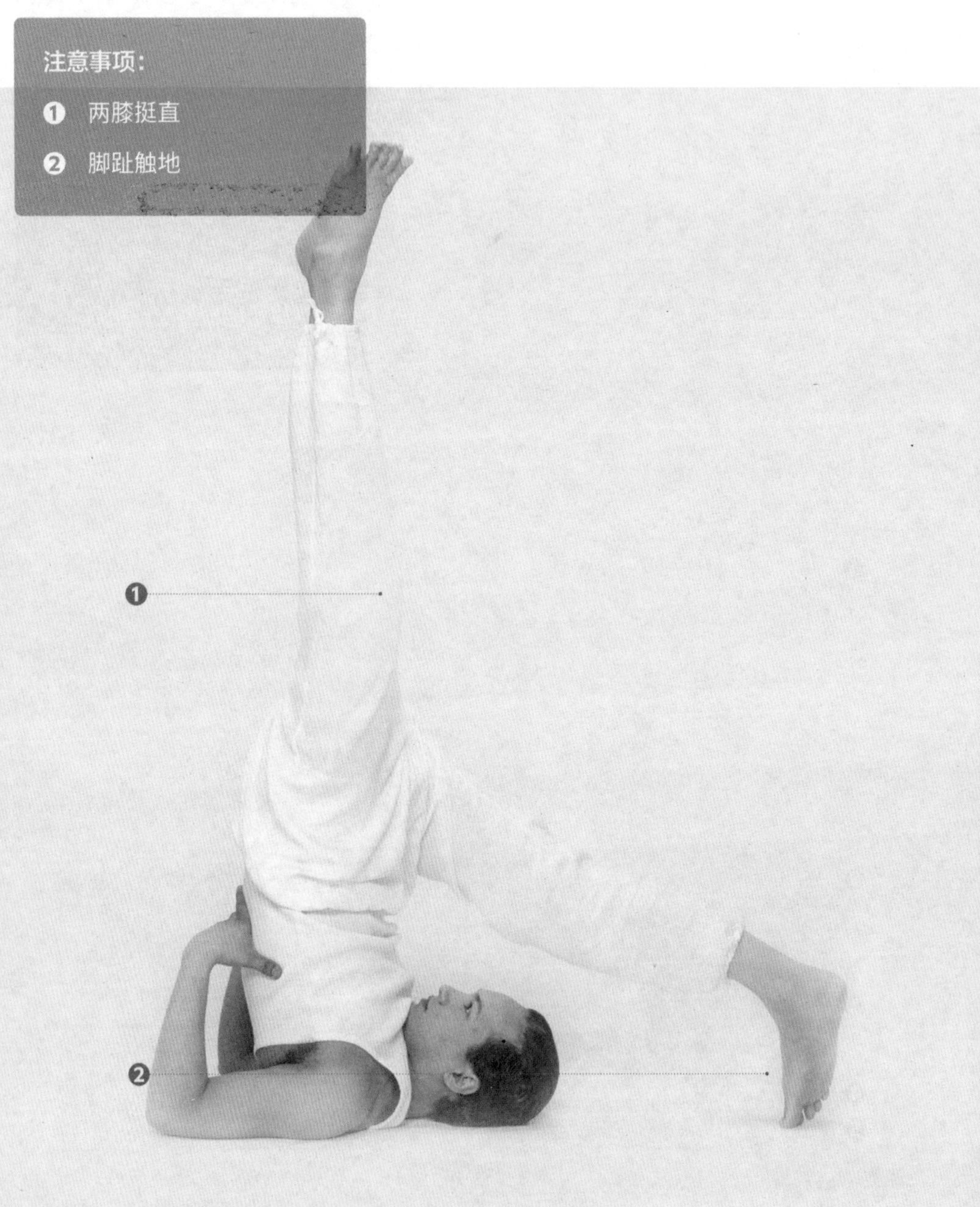

- 呼气，将右腿慢慢向后放下，让右脚尖着地。保持 5 次呼吸。

注意事项：

❶ 膝盖伸直

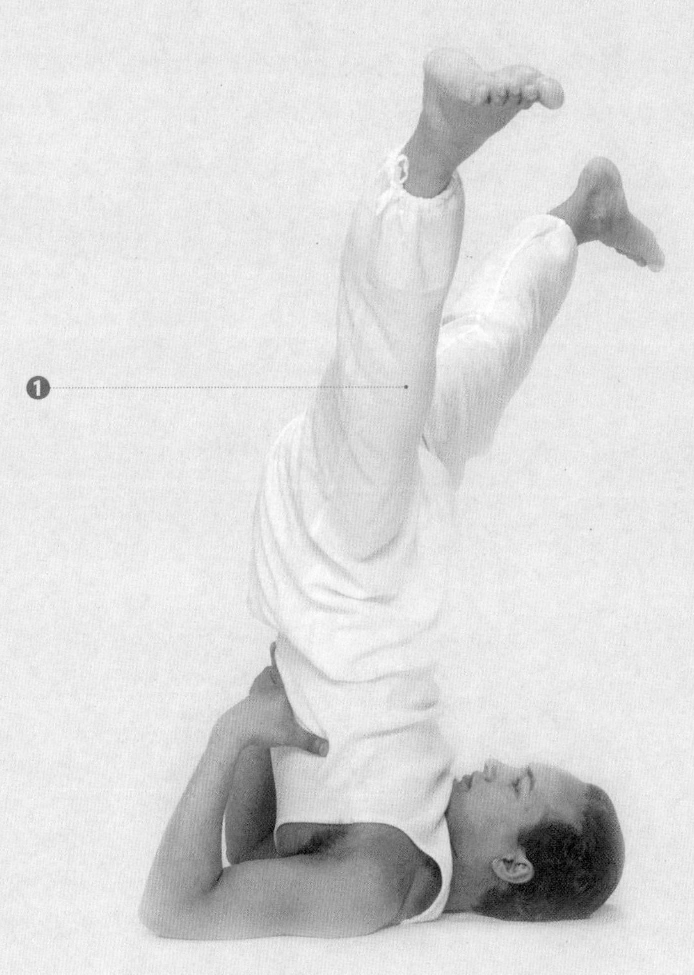

• 吸气，将右脚慢慢收回，呼气，双脚朝两侧打开。保持 5 次呼吸。

注意事项：

❶ 腿部伸直，脚尖向上

❷ 两手相扣，手臂伸直

❸ 身体重量放在肩部

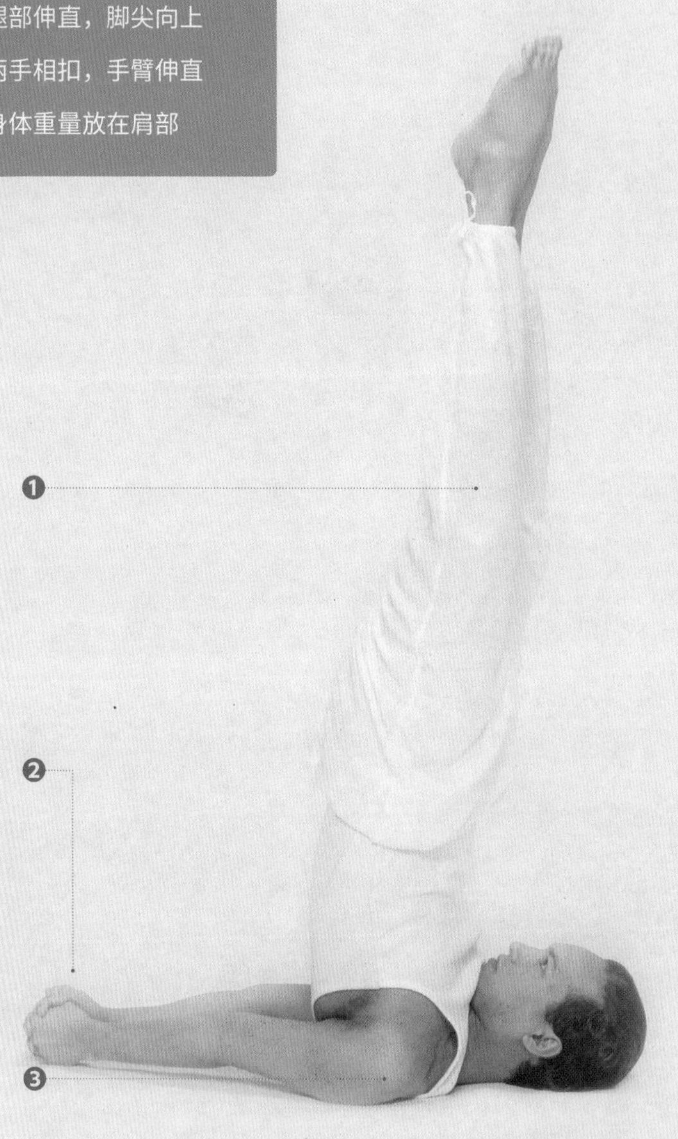

• 吸气，将双脚收回并拢，双手在身后相扣。保持 5 次呼吸。

注意事项：

❶ 手臂和腿部有力地伸直

❷ 伸展全身向上

❸ 面部表情平静、放松，呼吸自然

❹ 身体的重量放在肩部

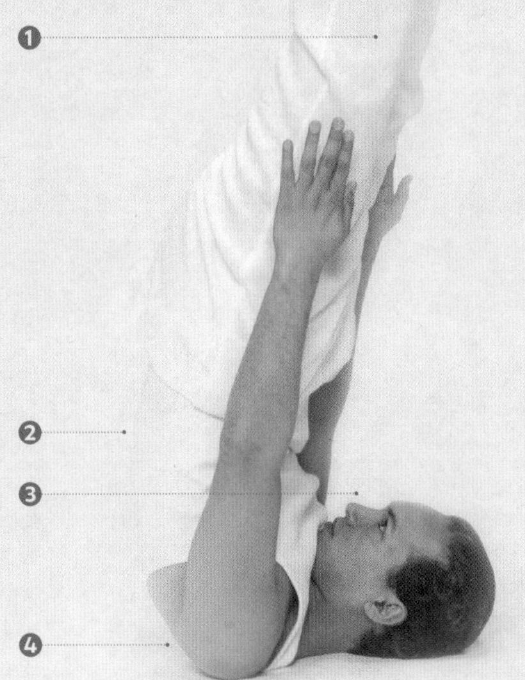

• 吸气，双脚保持向上，分开双手，将双手贴住腿部，保持 5 次呼吸。

51 鱼式

Matsyasana (Fish Pose)

Matsya = 鱼

它是肩倒立式的反体式，向后伸展了颈椎、胸、腰部区域，充分地扩张了胸腔。它能使肺部充满气体，提高肺活量。

作用：

- 打开胸廓
- 收缩身体后侧肌肉
- 拉伸脖颈前侧

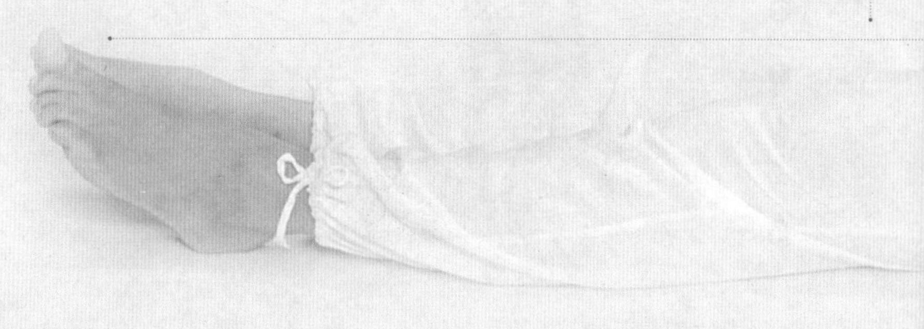

普遍错误：

- 腿部没有并拢
- 身体没有伸展
- 身体重量放在头部
- 臀部离开地面
- 肘部远离身体
- 头部向一侧扭转
- 没有扩胸

注意事项：

1. 胸部离开地面
2. 腿部并拢伸直
3. 脚尖向前
4. 重量放在肘部
5. 手掌向下放于臀部下方

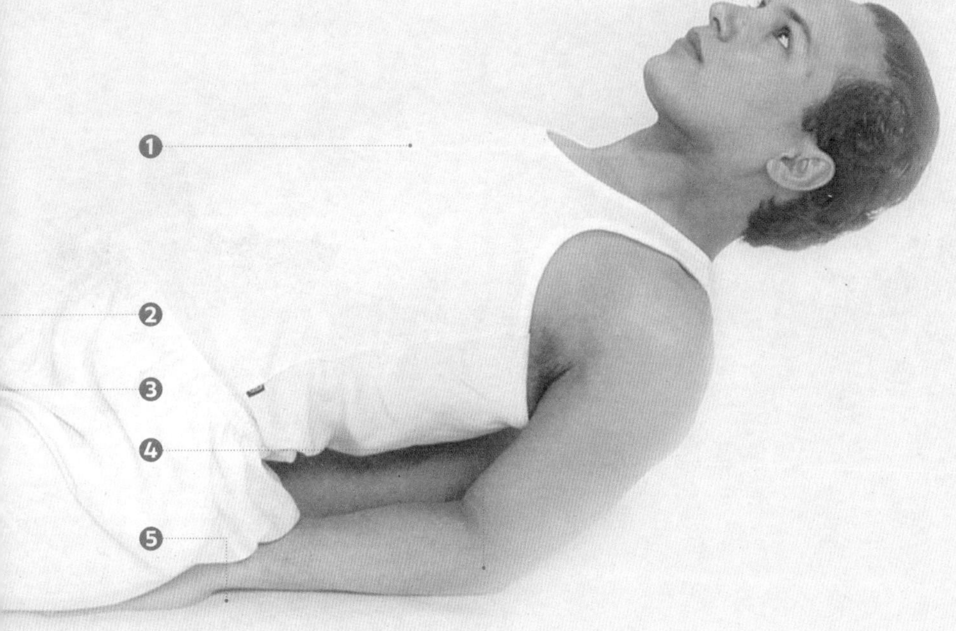

- 仰卧，双手掌心朝下放于臀部下方，吸气，弯曲双臂肘部支撑于地面，腰部和胸部向上抬起，头部离地。

注意事项：

❶ 胸部尽量向上

❷ 腿部伸直并拢

❸ 头顶着地

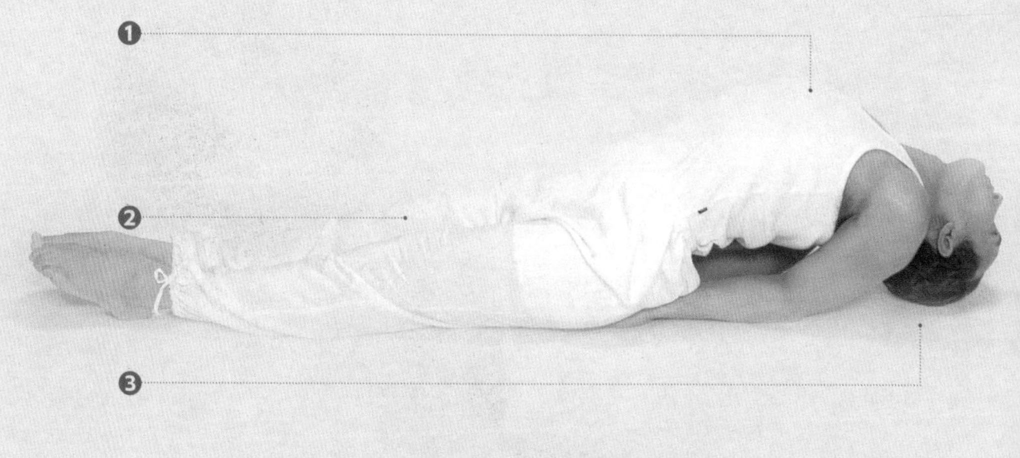

• 呼气，头顶着地，保持 5 次呼吸。

注意事项：

❶ 面部放松，呼吸自然

❷ 胸部完全打开

❸ 抓住大脚趾

❹ 肘部着地

❺ 头顶着地，但身体的重量不要放在头部

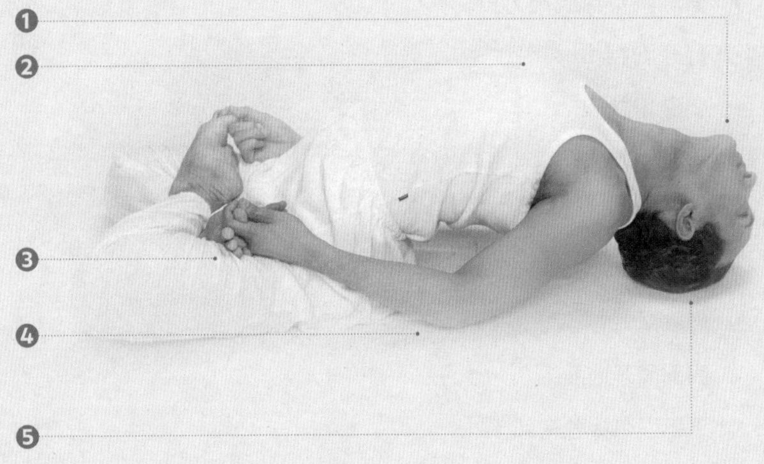

• 莲花坐式，双手抓住两大脚趾，身体仰卧，腰部和胸部向上抬起，头顶着地。保持 5 次呼吸。

52 桥式

Setubandasana (Bridge Pose)

Setu = 桥 | Bandha = 锁

做此体式时，身体呈拱形，支撑点在头和脚上，形似一座桥，故而得名。

作用：

- 锻炼腰背部肌肉力量
- 打开胸腔
- 刺激甲状腺

普遍错误：

- 脚趾离地
- 肩部离开地面
- 下巴没有接触胸部
- 面部紧张，呼吸急促

注意事项：

❶ 尽量抬高骨盆区域

❷ 扶住下背部

❸ 下巴接触胸部

❹ 放松脚趾

❺ 身体重量放在肘部、大臂和肩膀

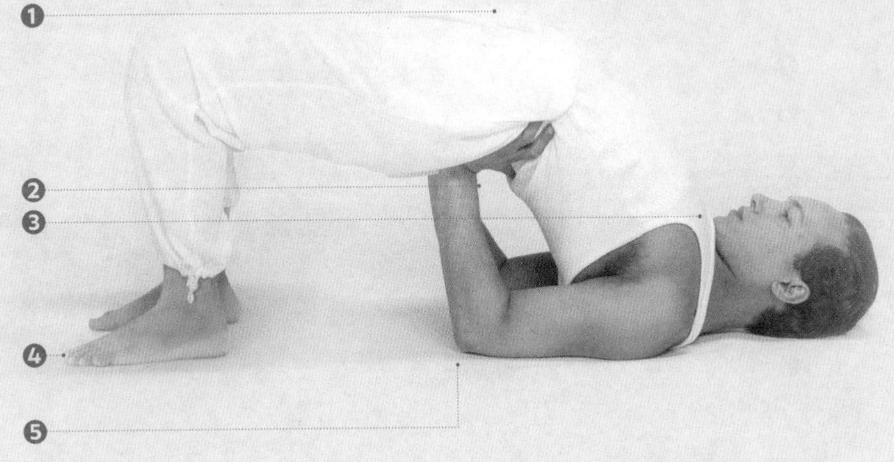

- 仰卧，弯曲双腿，吸气，抬高臀部背部，双手支撑腰部，保持 5 次呼吸。

注意事项：

1. 抬起骨盆区域
2. 腿部有力地伸直
3. 脚趾着地
4. 下巴接触胸部
5. 肩部放在地面上

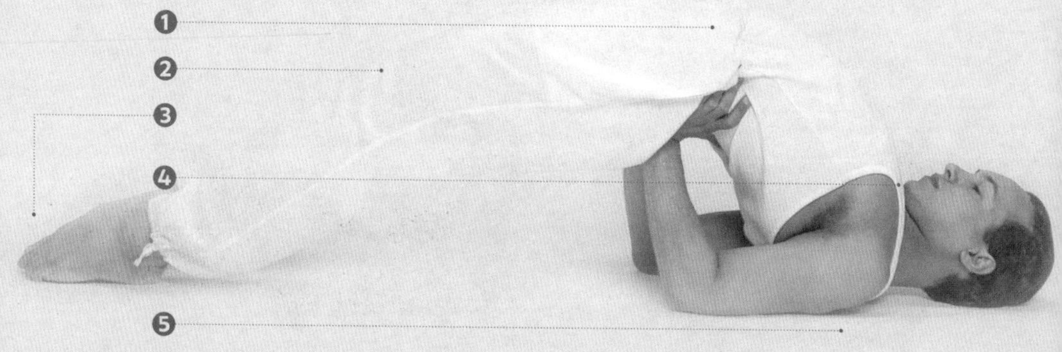

• 仰卧，弯曲双腿，吸气，抬高臀部背部，双手支撑腰部，慢慢向前伸直两腿，保持体式。

53 轮式

Chakrasana (Wheel Pose)

Chakra = 轮

此体式加强了腹部和大腿的肌肉，柔软背部和臀部肌肉，加强记忆力和减缓喉部的不适。

作用：

- 提升肺活量，缓解肺部疾病
- 减轻身体紧张和压力
- 提升脊柱灵活度和力量
- 改善视力
- 打开心轮
- 提升食欲，调理便秘

普遍错误：

- 头部落在地面
- 脚没有平放在地面上
- 肘部弯曲
- 眼睛向上看
- 颈部紧张
- 身体重量没有平均放在两臂和两腿之间
- 身体向一侧倾斜

注意事项：

❶ 身体直立保持平衡

❷ 身体重量平均放在两腿之间

❸ 双脚分开

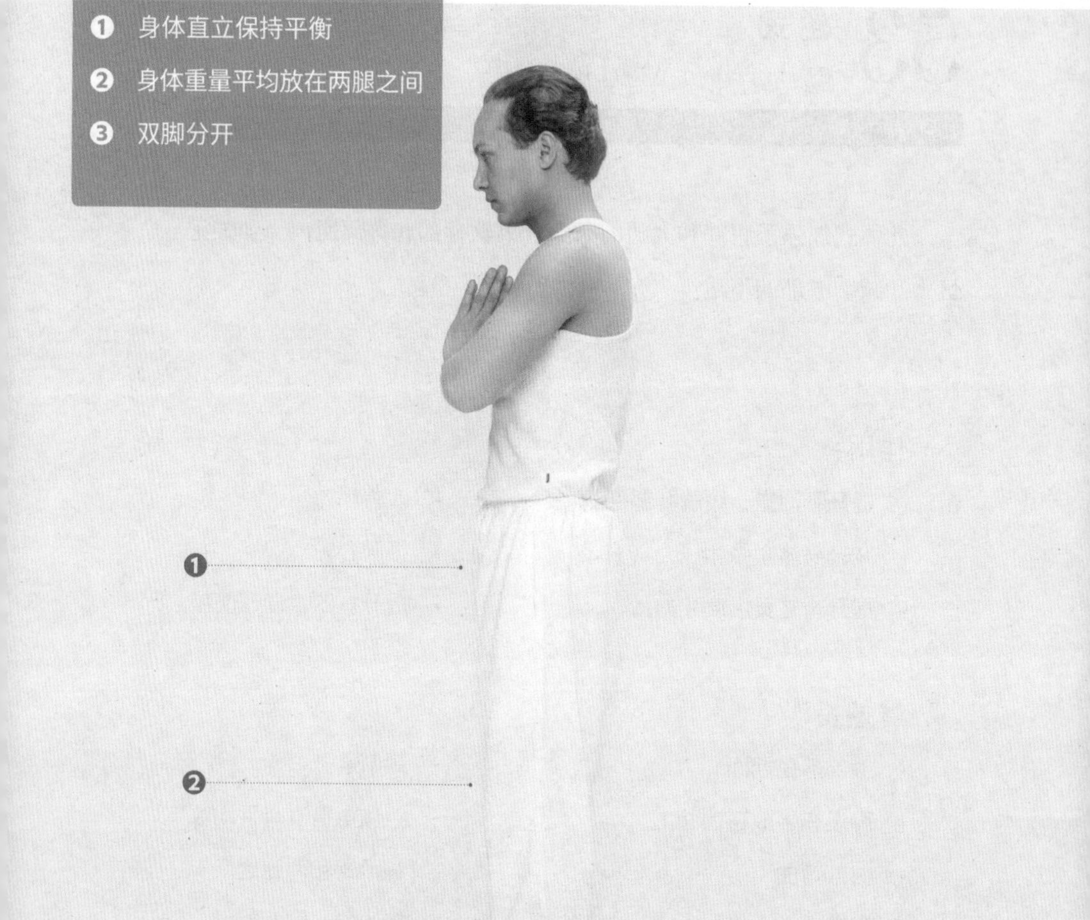

❶

❷

❸

• 双脚分开与肩同宽站立，双手合十。

注意事项：

❶ 展胸腔

❷ 手臂伸直

❸ 手臂向后落地时，膝盖弯曲

❹ 两脚平放于地

❺ 放松脚趾

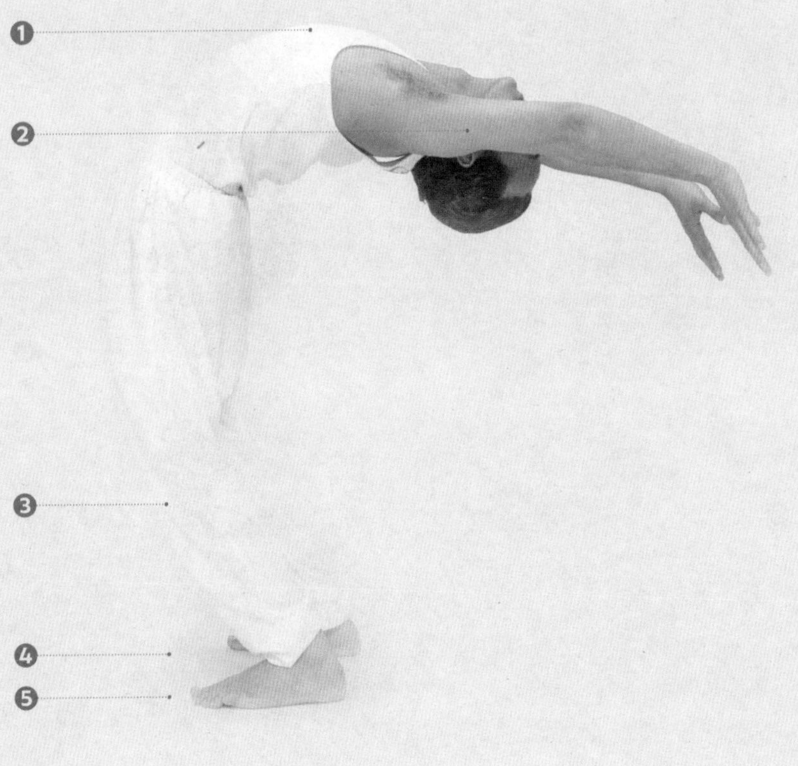

• 吸气，向上撑直手臂，弯曲背部。

注意事项：

❶ 尽可能抬高臀部

❷ 头部在两手之间，颈部放松

❸ 放松面部，呼吸均匀

❹ 肘部伸直

❺ 两脚保持紧贴地面

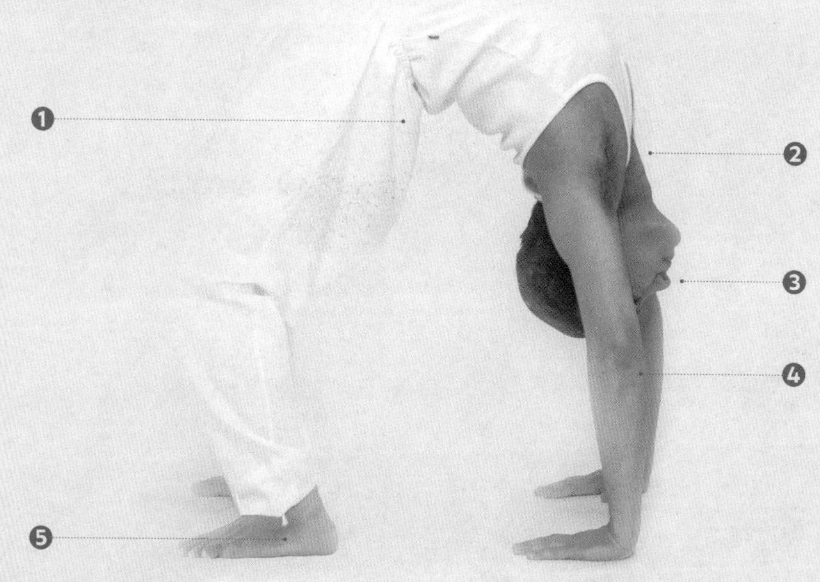

• 双手慢慢着地，手和脚支撑起身体，臀部和腰部尽量向上收紧，头部自然后仰，保持 5 次呼吸。

54 头倒立式

Sirshasana (Head Stand)

Sirsh = 头

被誉为“众体式之王”的头倒立式，是瑜伽中最重要的体式，可以加强全身的血液循环。练习时要注意平衡，包括身体上和精神上的平衡。

功效：

- **身体**

  促进血液向脑部和脑垂体循环，由于所有腹部重量压在横膈膜上，促使深呼气，排出肺部大量二氧化碳、毒素、细菌等，对心脏有放松作用。提高所有感官的敏捷度，加强全身的神经中枢和内分泌腺。

- **精神**

  排遣焦虑，缓解心理失调。提高记忆力、注意力和智力，使脑细胞充满活力。增强自信。

- **能量**

  对于轮穴起到极大作用，还可以将性能量转化为精神能量。

普遍错误：

- 膝盖弯曲
- 身体重量落在肘部
- 腿向后掉下
- 腿部没有并拢
- 背部弯曲，腹部向外
- 两肘距离太远
- 在最后保持时，面部紧张，呼吸不均匀

注意事项：

❶ 脚趾向上

❷ 膝盖伸直

❸ 面部放松，呼吸均匀

❹ 身体最大重量放在手掌上

❺ 头顶落地

❻ 手指张开

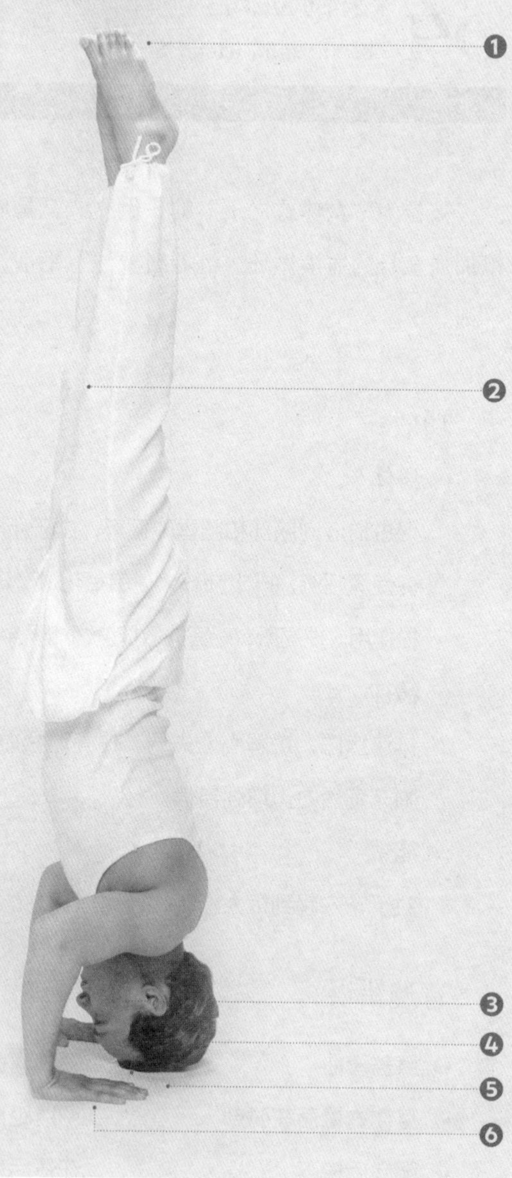

注意： 高血压、眩晕症、严重颈椎病和头部有过严重损伤的人不要练习此体式，月经期间也不宜练习。初次练习时，可以先贴着墙，以免受伤。

注意事项：

❶ 两肘距离半手臂

❷ 肘部在肩下

❸ 用小臂支撑身体

❹ 十指相交

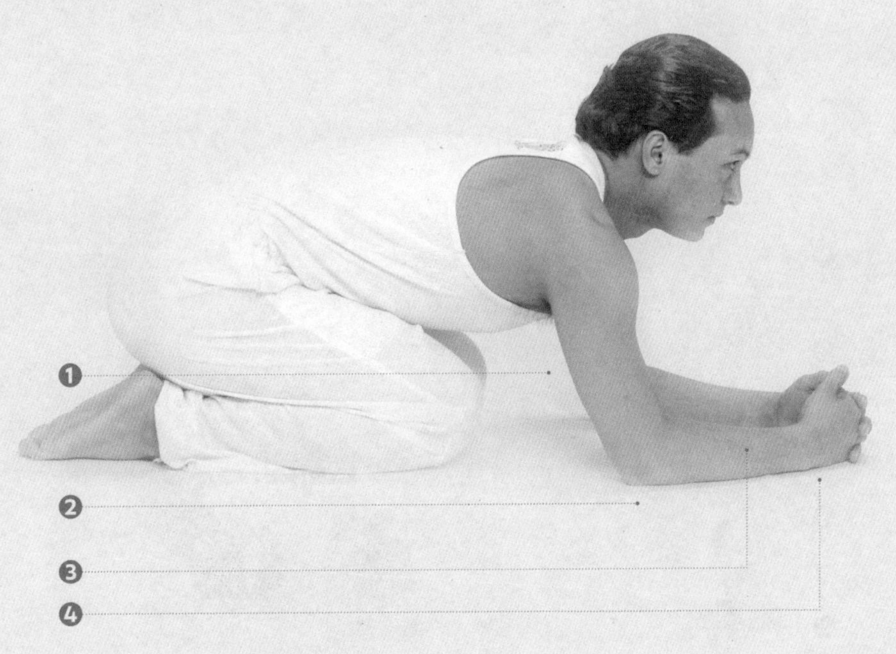

• 跪坐，两手十指相交，放于体前的地上。

注意事项：

❶ 手指护在头的后方

❷ 膝盖挺直

❸ 头顶着地

❹ 移动脚趾靠向头部

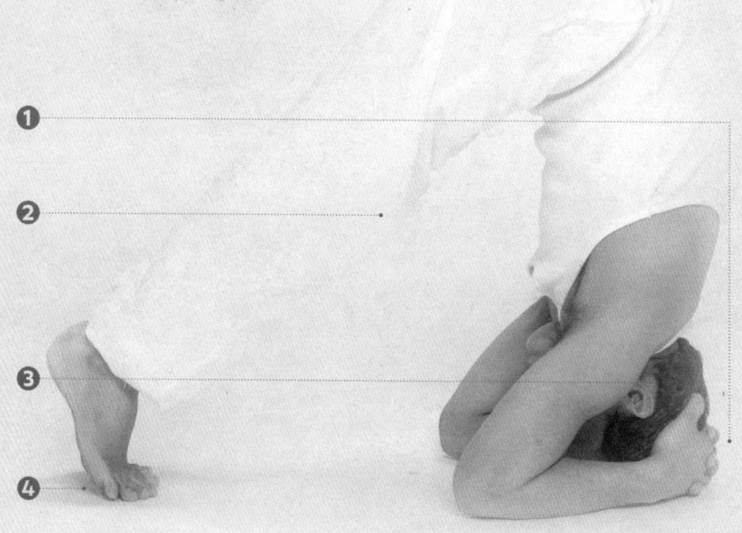

- 上身向前，头顶着地，后脑勺紧贴于手心。

  抬高臀部，伸直两腿，将两腿向前移动，让上身垂直于地面。

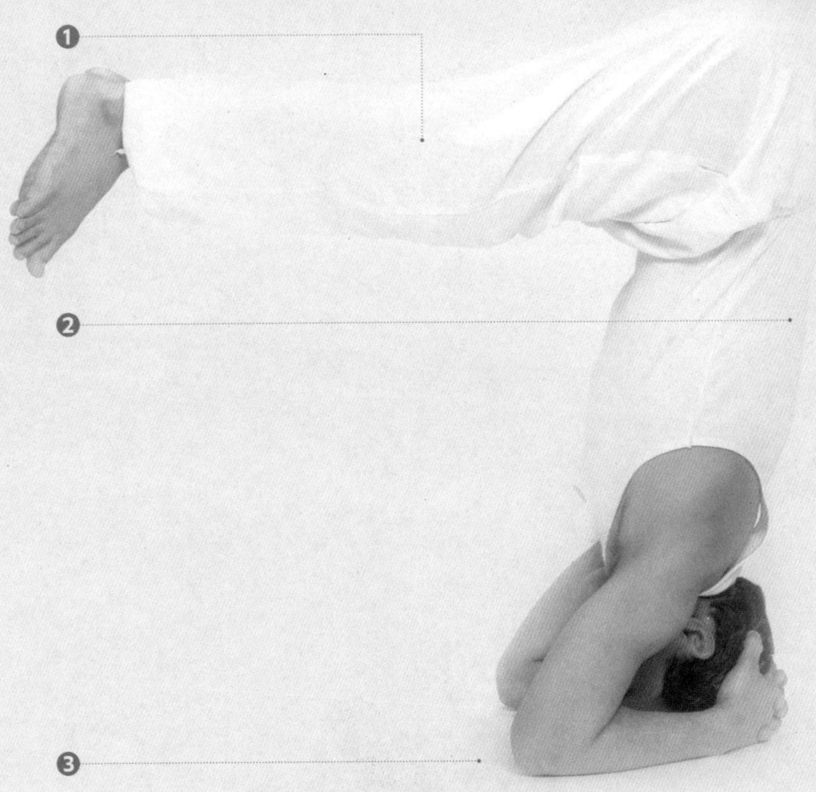

• 吸气，慢慢将腿离开地面，与地面保持平行。

注意事项：

❶ 全身从头到脚跟呈一条直线

❷ 收腹

❸ 保持背部挺直

❹ 面部放松，深呼吸

❺ 身体重量在头部

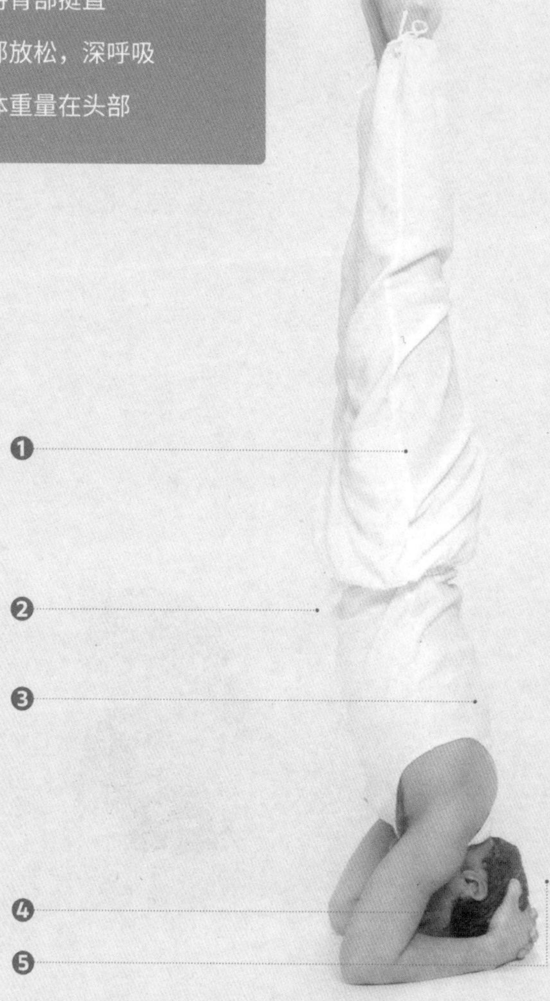

· 向上慢慢伸直腿部，保持 5 次呼吸。

注意事项：

❶ 打开两腿

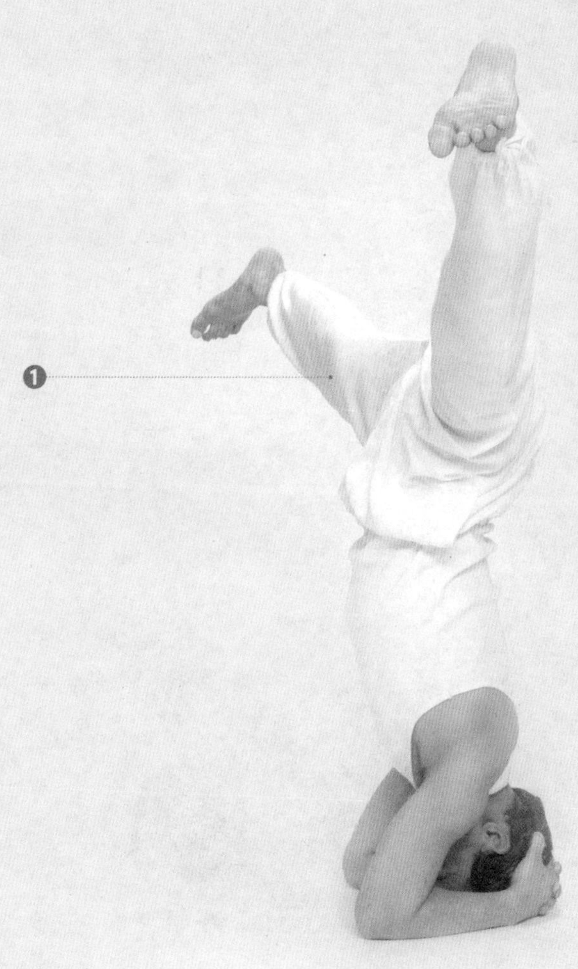

• 呼气，分开双腿。保持 5 次呼吸。

注意事项：

❶ 保持两腿伸直

❷ 背部保持挺直

❸ 脚趾接触地面

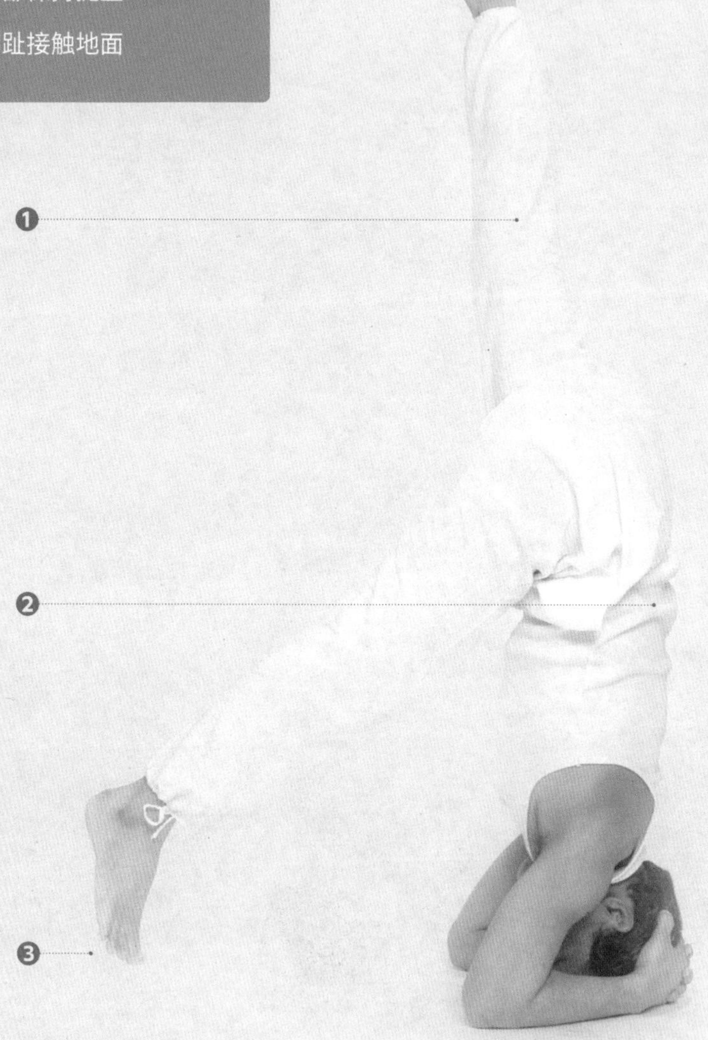

• 呼气，落下右腿，保持 5 次呼吸。

55 头倒立二式

Salamba Sirshasana (Head Stand 2)

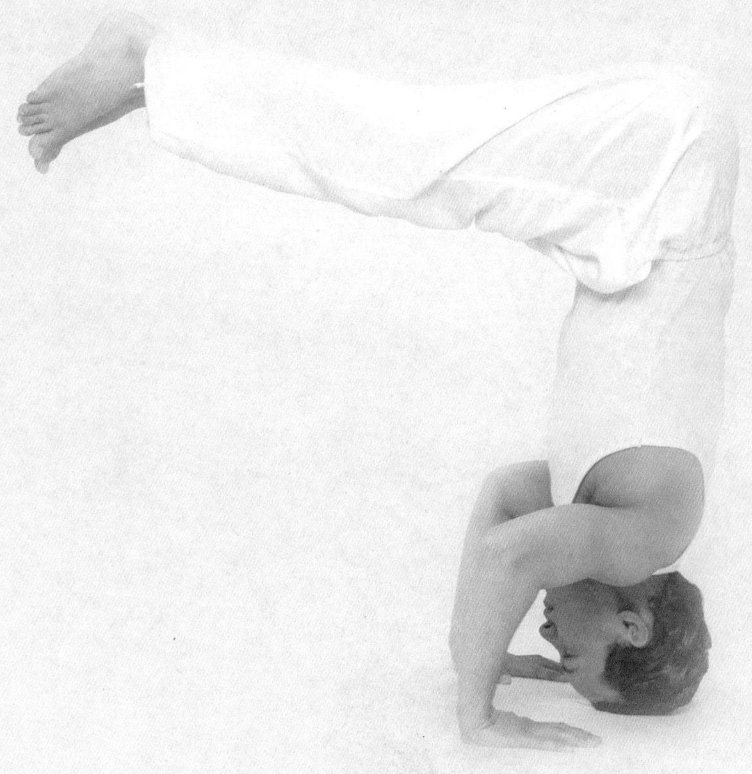

- 跪坐，双手扶地，放于体前，上身向前，头顶着地，抬高臀部，伸直两腿，将两腿向前移动，让上身垂直于地面。吸气，双脚慢慢离地，与地面保持平行，上身与地面垂直。

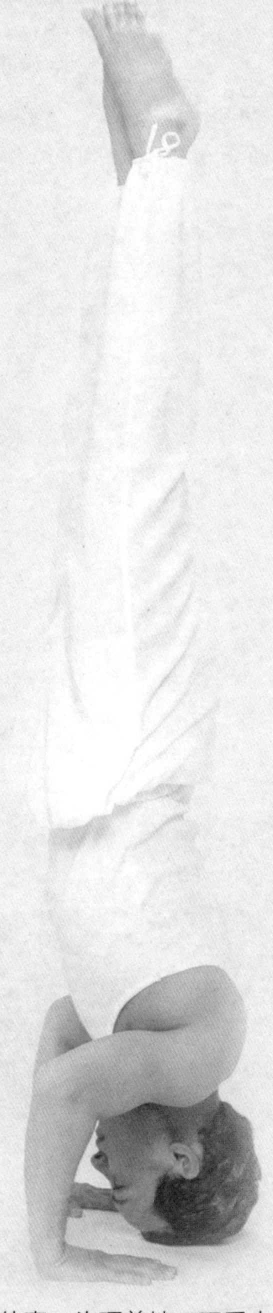

- 双脚继续慢慢向上伸直，头顶着地，双手支撑身体，尽量让身体保持与地面垂直，保持 5 次呼吸。

56 头倒立三式

Sirshasana (Head Stand 3)

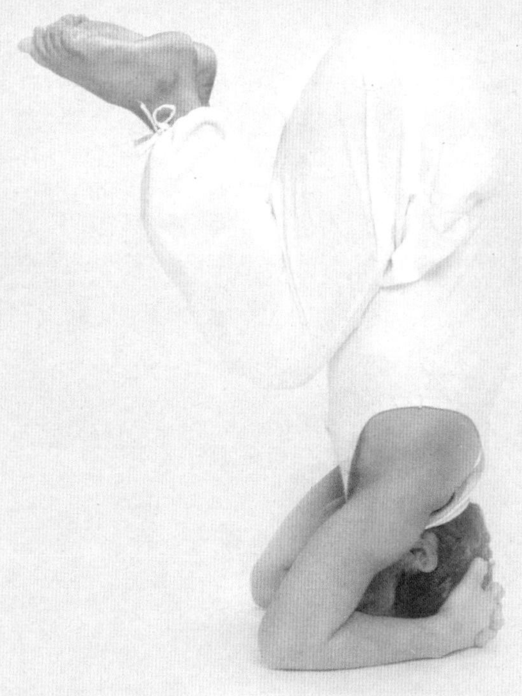

- 跪坐，两手十指相交，放于体前的地上。上身向前，头顶着地，后脑勺紧贴于手心。抬高臀部，伸直两腿，将两腿向前移动，让上身垂直于地面。吸气，让双脚慢慢离地，弯曲双腿。

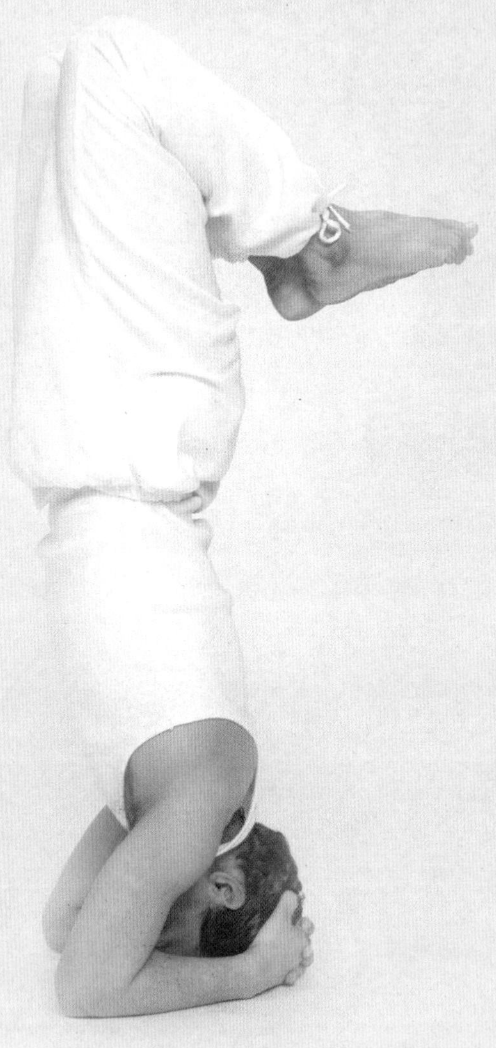

• 双脚继续往上伸，保持小腿弯曲。

57 蝎子式

Vrischikasana（Scorpion Pose）

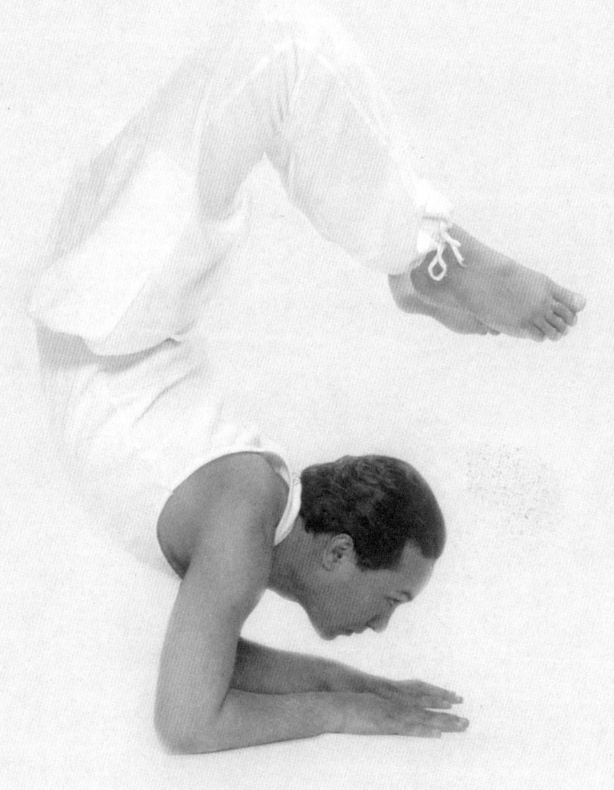

• 松开双手，手掌扶地，手臂与地面垂直，抬头，眼睛朝指尖方向看，弯曲背部，双脚在背后下垂，保持 5 次呼吸。

58 手倒立平衡式

Adho Mukha Vrksasana (Palm Balance)

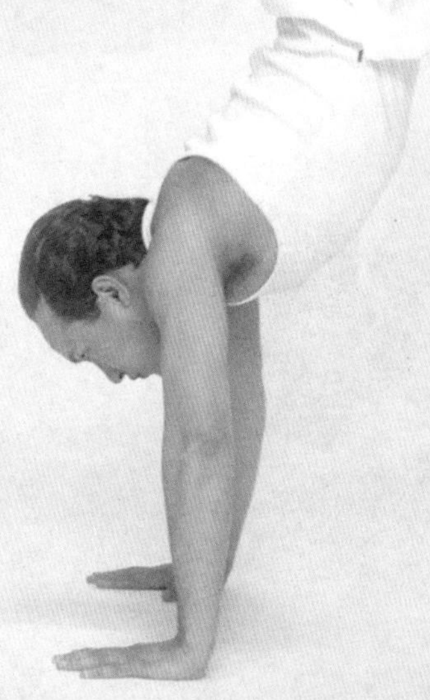

- 双手扶地，做下犬式，弯曲左腿，向后伸直右腿，吸气，右腿蹬地，左腿紧跟一起往上伸直，双腿并拢，保持全身与地面垂直，视线落在两手之间。尽量长时间地保持体式，保持呼吸。

59 挺尸式

Savasana (Abdominal Breathing)

这是最常用的放松方法，挺尸式是整个瑜伽练习中必不可少的环节。

功效：

- **身体**

  放松全身的肌肉、骨骼、韧带。治疗失眠、哮喘、糖尿病、消化不良。

- **精神**

  消除神经的紧张，缓解压力，治疗神经衰弱。

- **能量**

  全身恢复能量。

普遍错误：

- 用嘴呼吸
- 睁眼
- 手指和脚趾不放松
- 用胸呼吸
- 尾椎骨紧张
- 手心向下

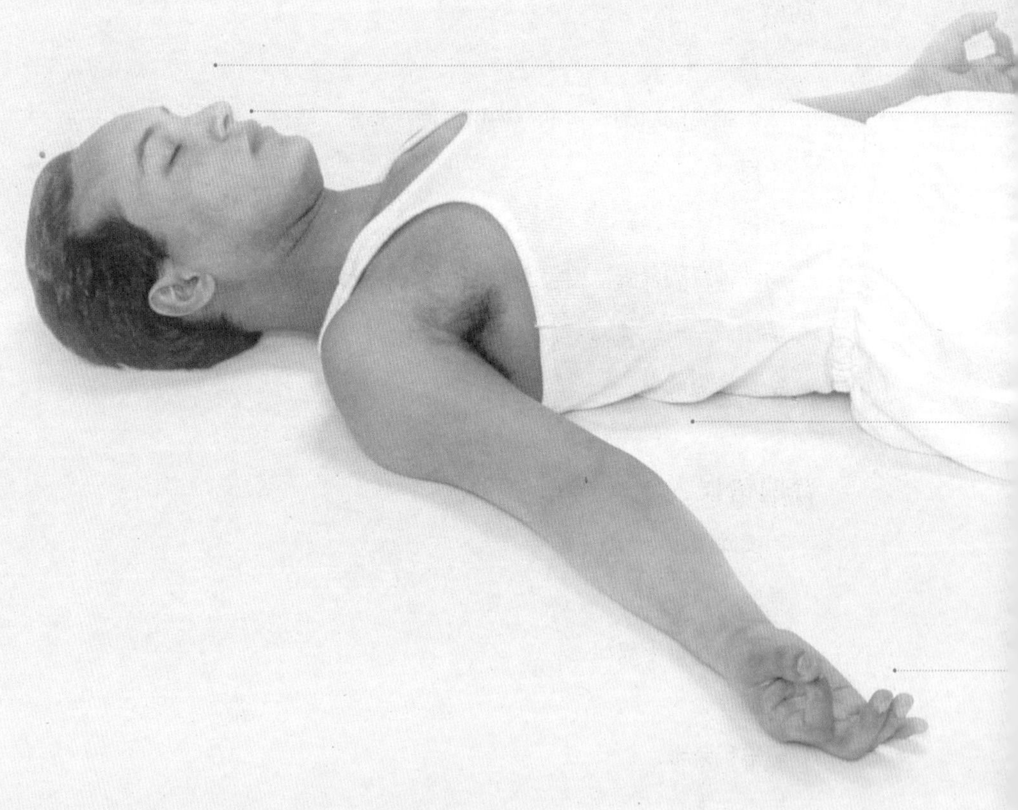

- 仰卧，两腿微张，两臂放于体侧，手心向上。闭上眼睛，放松全身，让自己的呼吸越来越慢。

注意事项：

❶ 保持腹式呼吸

❷ 脚趾向外放松

❸ 放松面部、用鼻子呼吸

❹ 关注呼吸

❺ 背部平放在地面上，放松

❻ 手心向上，手指放松

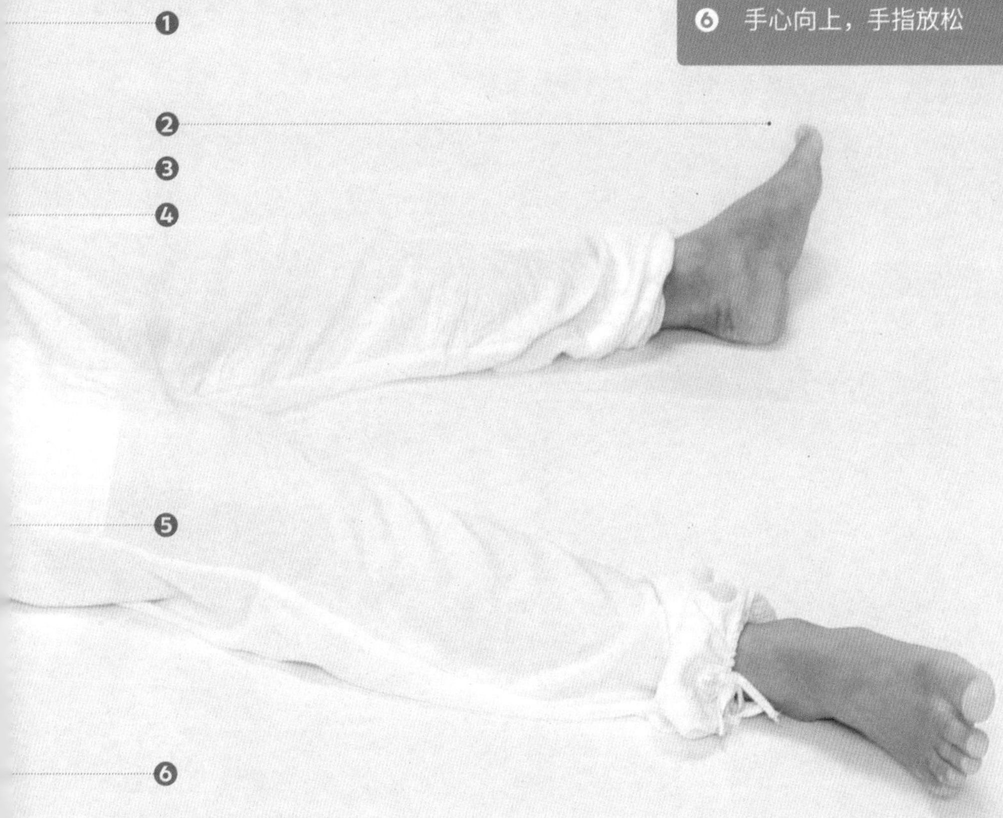

❶

❷

❸

❹

❺

❻

第六章

冥想

MEDITATION

冥想是练习将思绪只停留在一点上，固定不动，以观察自我。通过排空杂念，我们可以渐渐地明了真正的自己，发现自在的智慧和宁静。

我们每个人，自觉不自觉地，都会一直寻找头脑的平静。获得平静的途径很多，可以是夜晚篝火边的席地而坐，可以是夏日午后的小河泛舟。凝神忘我，任时光在身边流逝，这时的头脑陷入沉思状态。其实，当我们不断地将思绪固定在一点时，我们内在的波动会停止起伏。全神贯注带给我们的愉悦实际上并不是来自我们的行为本身，而是因为，当你集中于一点时，你的烦恼会被忘却，烟消云散了。

但是，这种消遁是暂时的。一旦头脑回到日常状态，它又会按照常规轨迹运转起来，大量的精力随之耗费在对过去的留恋和对未来的梦想中。所以，想要得到一个更长久的愉悦，需要学会训练头脑冥想。

冥想是练习将思绪只停留在一点上，固定不动，以观察自我。通过排空杂念，我们可以渐渐地明了真正的自己，发现自在的智慧和宁静。

人应该是头脑的主人，而不是头脑的仆人。我们每天一睁眼，眼前的世界开始给我们灌输形形色色的诱惑和幻影，激生着我们的各种欲望和沮丧，人的头脑便永远追随那些遥不可及的渴望。瑜伽尝试教授的，是如何控制我们的头脑，享受我们已经拥有的幸福与快乐，如何把欲望引导到对内在愉悦的追求，而不是对昙花一现的外在世界的依赖，以获得更平静的生活。

控制头脑最有效的工具是让头脑脱离你的情绪、思想和行为，退后一步，像旁观者般观察自己，没有任何褒贬。这样，你会发现思想和情绪都对你失去控制，头脑和身体都成为你可控制的工具。通过摆脱那些自我的游戏，你学会真正地对自己负责。不断地冥想练习，你会发现无论是办公室的黑色星期五，还是野外踏青的快乐周末，你都以同样的心态看待。这说明，你的内在在强大。任凭生活变幻，你依然泰然处之。

冥想八项原则

1. 选择一个幽静的氛围，要适合排除干扰，全神贯注。
2. 选择一个头脑比较空闲的时间。习练的最佳时间是黎明和黄昏，这是一天中最能产生积极能量场的时刻。
3. 坚持每天练习，尽量在同一时间、同一地点，以帮助头脑尽快进入状态。
4. 冥想的坐姿一定要稳定舒适，头、颈、背挺直在一条线上，面东或面西。
5. 不要尝试去争取头脑的平静，这样只会事与愿违。尽力忘却自我就好了。
6. 以 5 分钟的深呼吸开始冥想，然后保持均匀的呼吸。
7. 如果选择身体之外的凝视对象，请将注意力集中在某一固定的实体中比如蜡烛或一幅画像，使自己的精神完全沉浸在无限深邃的寂静中。
8. 选择一种冥想练习方式，请不要更换为其他方式。

基础冥想课程

❶ 烛光冥想 Trataka (Candle Meditation / Steady Gazing)

取一个蜡烛，将其放置在一臂半距离的正面，高度与目光水平线一致，凝视红色烛心一到三分钟，眼泪会慢慢渗出。然后，闭上双眼，试着在眉心继续凝视烛心。反复重复 5 次。

益处：

能消除眼部的疲劳，净化双目，改善视力。并能使头脑得到平静。对于刚开始学习冥想的人来说，这是最佳练习方式。另外，烛光冥想的另一大收益是，通过长期习练，可以获得令人望尘莫及如注的目光。

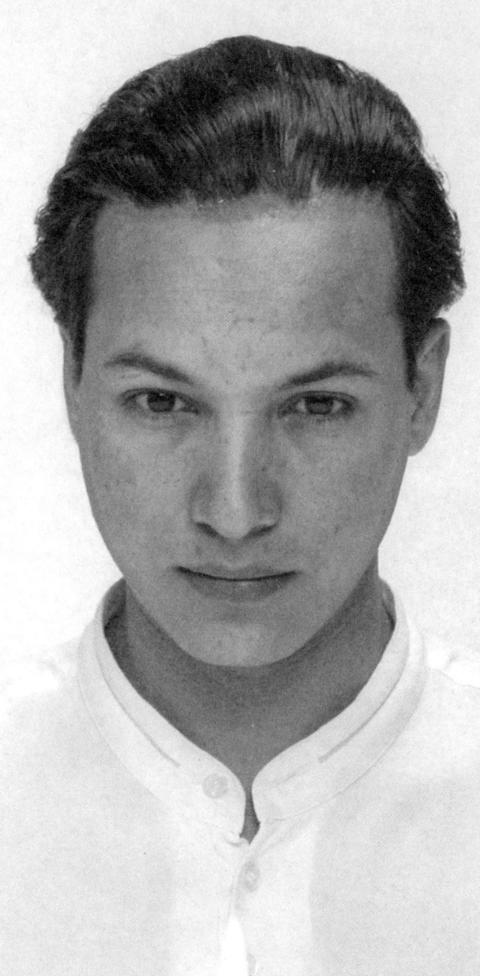

❷ 睡眠冥想 Sleep Meditation

以挺尸式平躺在地上，让全身各部位保持放松状态。闭上双眼，从脚拇指到头顶扫描你的全身，越慢越好。然后再扫描整个背部。如此效法，做周身扫描 11 次。

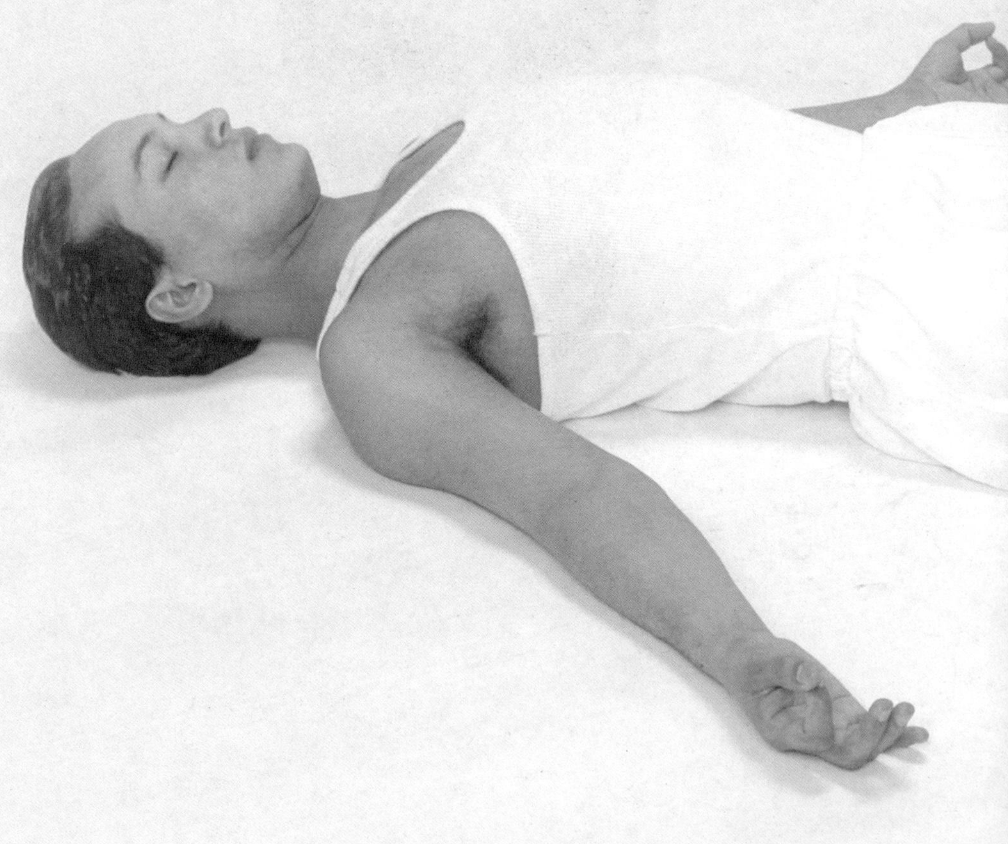

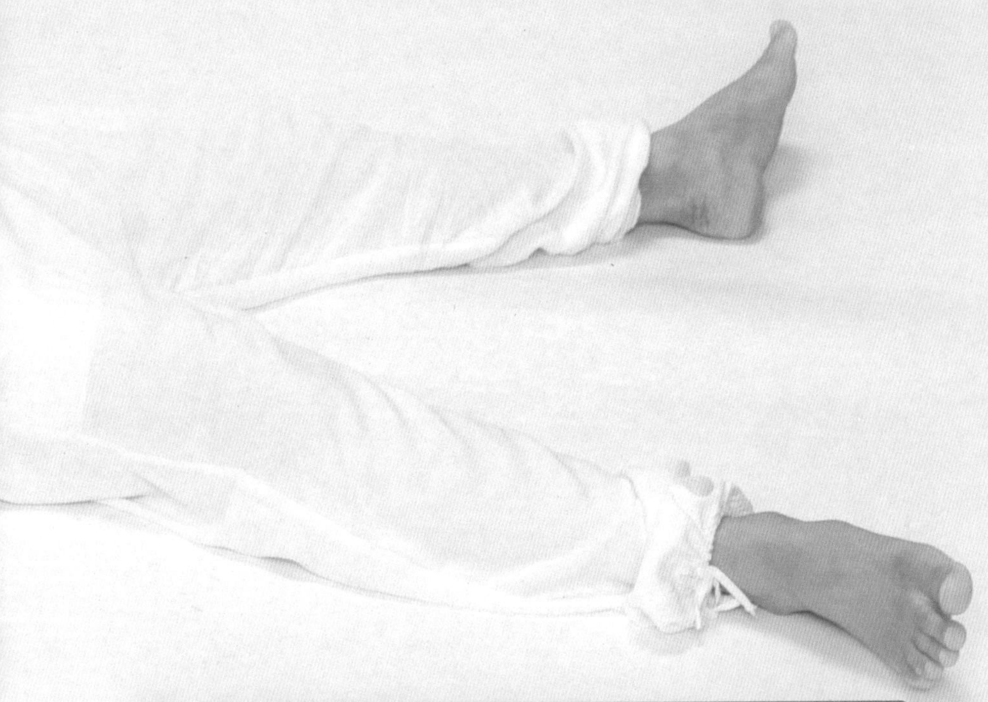

益处：

此冥想能帮助你在短时间让身体和头脑进入极度放松状态。有效的习练，能够保障你自如地进入深沉的睡眠。或是入夜前，永远告别辗转反侧的长夜；或是工作之余，用 30 分钟的冥想补充 3 个小时的睡眠。

❸ 内观冥想 Vipassana

采用坐或卧姿，以舒服为主。开始观察你的呼吸，吸气，呼气。脑中没有任何思绪，不断地观望你的呼吸，10 ~ 30 分钟。

益处：

这套练习以充电冥想为主。此冥想让您更接近自己身体的能量源，帮助您更有效地发掘和激活自身的潜层能量。

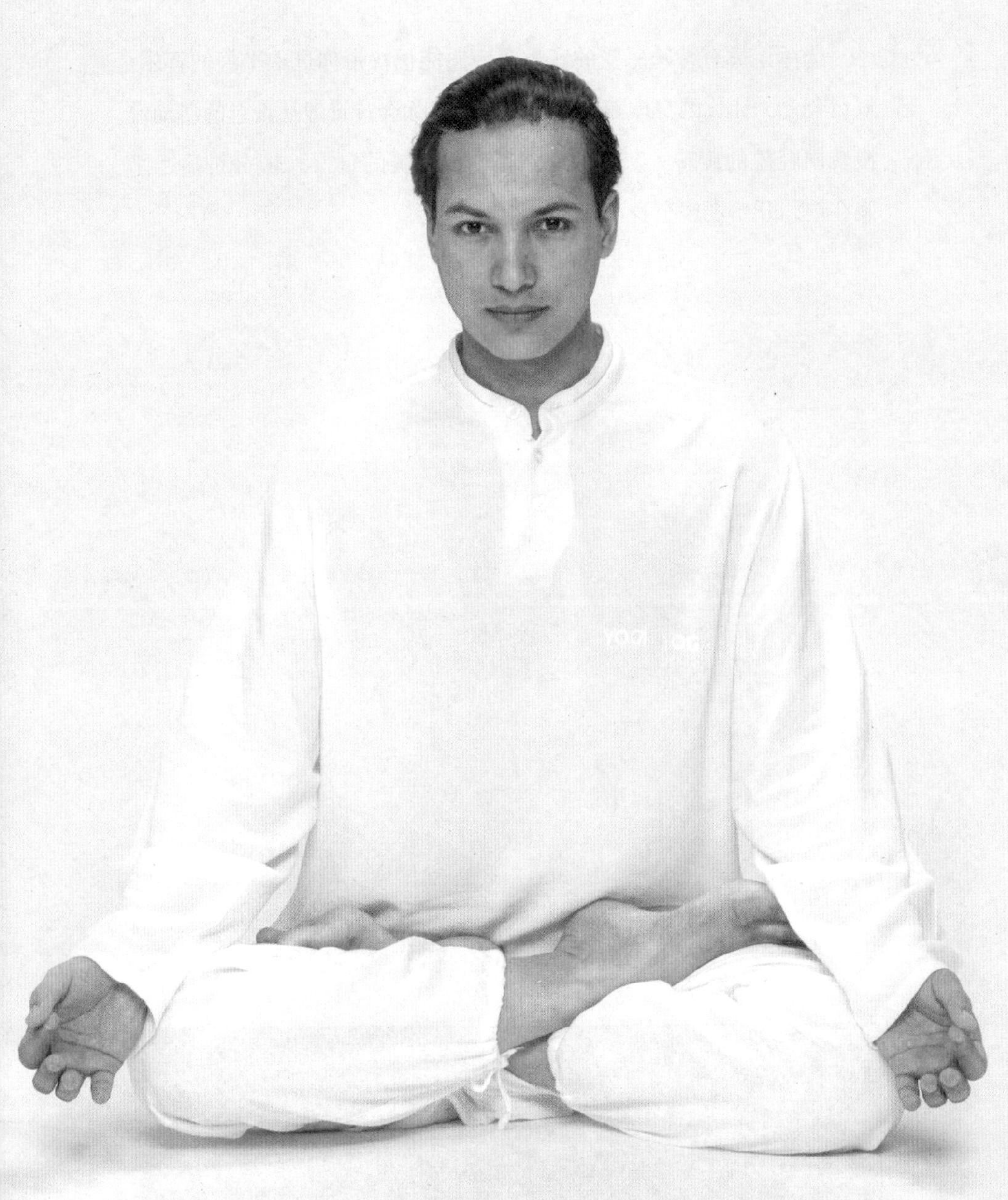

❹ 舞蹈冥想 Dancing Meditation

选择让你有特殊感受的音乐，一曲能很快带你进入平静的音乐。双目合上，让你的身体随旋律随意舞动，你会神奇般从懈怠的滞动慢慢转向轻盈的旋转。灰色的心情衍变成优美的自得。30 分钟后，平躺在地，开始观望全身 15 分钟。

益处：

这个冥想可以有效地改善抑郁情绪，帮助摆脱自闭。

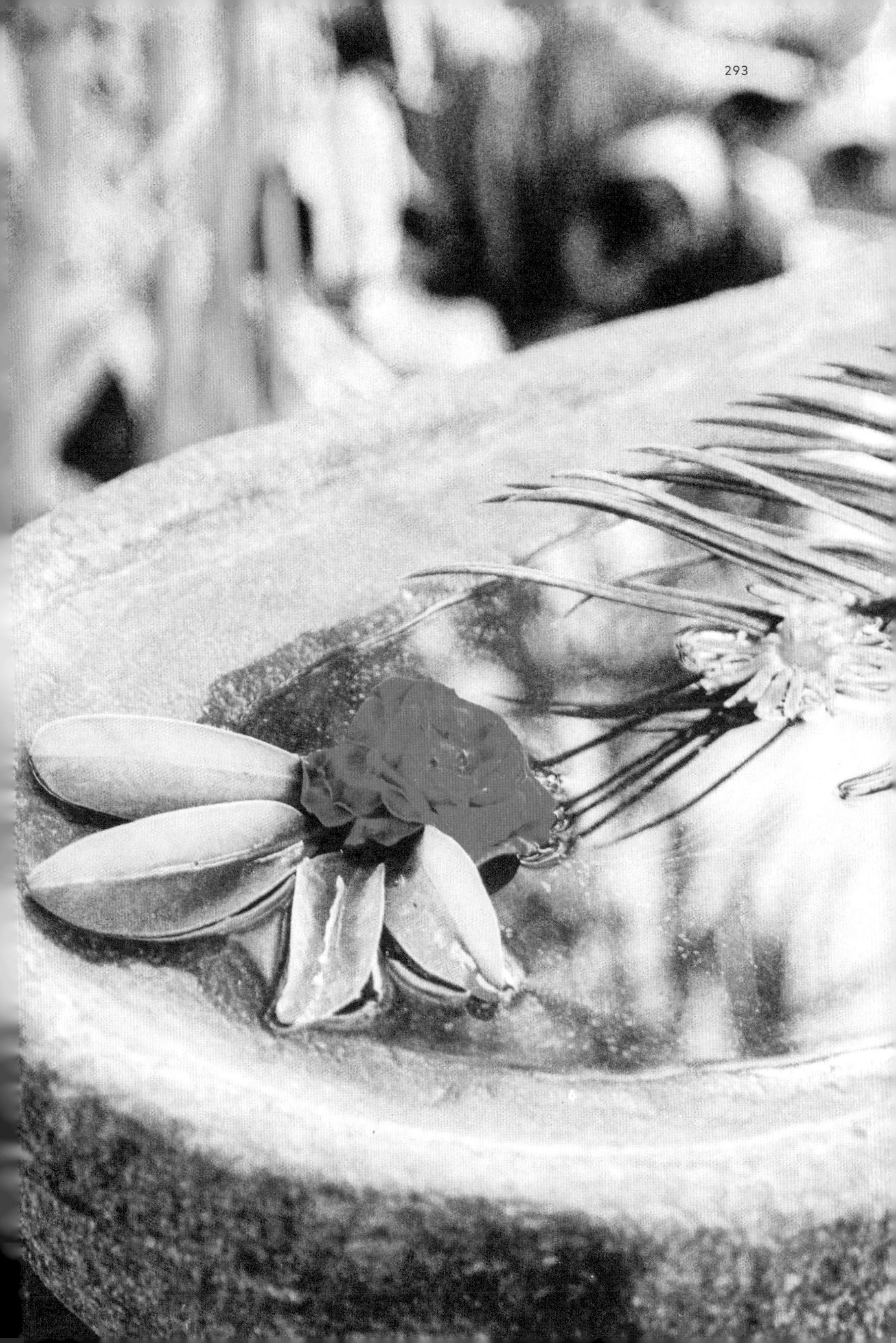

❺ 冥想手势 Mudra

梵语中，Mudra 被译作“动作”或“情态”。它既可以被当作是精神的、情感的、信仰的，也可以是动作或态度。瑜伽修行者把它当作能量流的姿势，尝试将个体的能量与宇宙的能量融合一体。

习练手势要则

❶ 手指间需要轻轻挤压。手要彻底放松，达到此点并不容易。因为，太轻，手指间滑落，或很快疲倦。手指的灵活是与全身部位的灵活紧密相关的。

❷ 初习时，很有可能只能一只手练习，因为另一只手不得不帮助把好姿势。没有关系，习练一段时间后，会逐渐达到双手练习的。

❸ 可以采取坐姿。但背要直，脚要着地。可以采取卧姿，但背部一定保持舒适，可以放一个抱枕垫在背部。可以采取站姿，腿以肩宽距离展开，全身放松。

瑜伽中的五指涵义：

❶ 拇指：火

❷ 食指：风

❸ 中指：空

❹ 无名指：土

❺ 小指：水

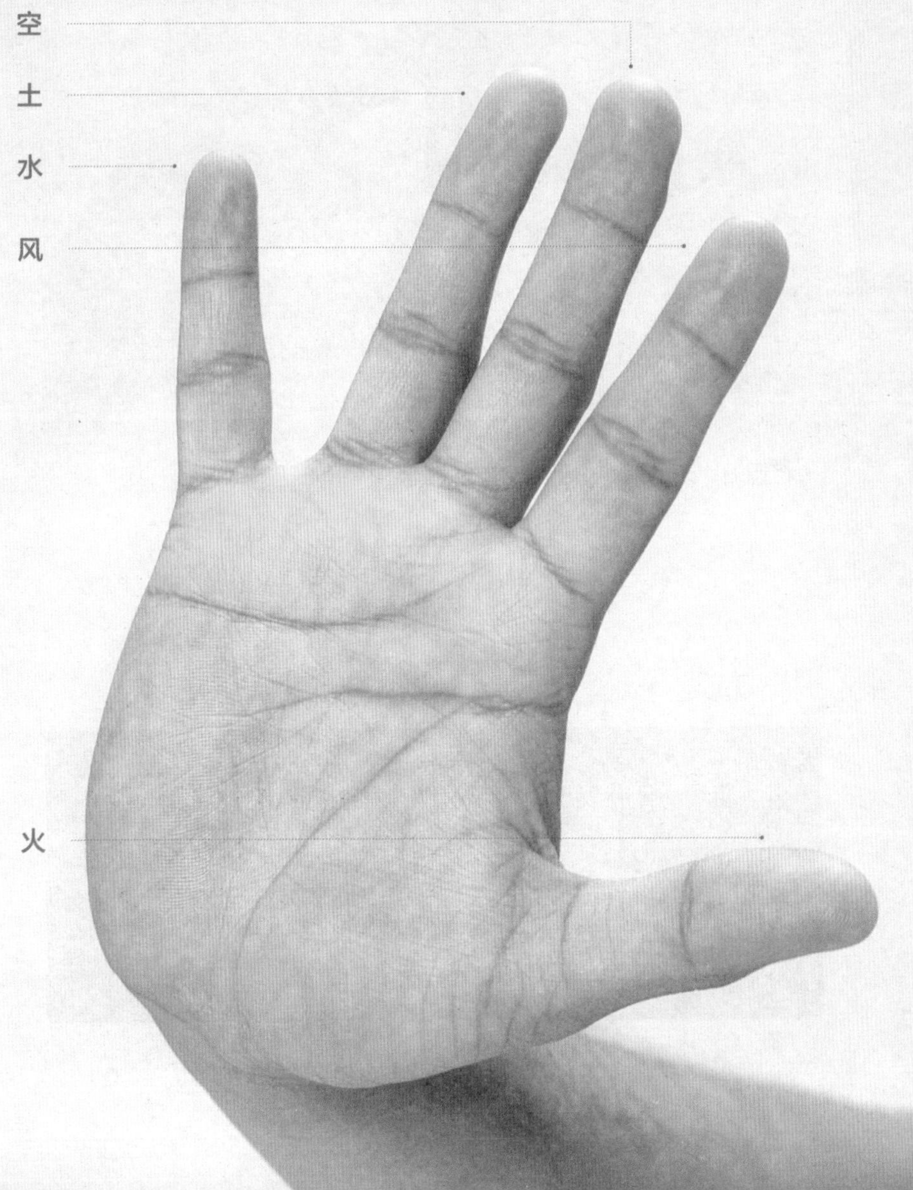
空
土
水
风
火

基本手印习练

❶ 生命手印 Prana Mudra (Life Mudra)

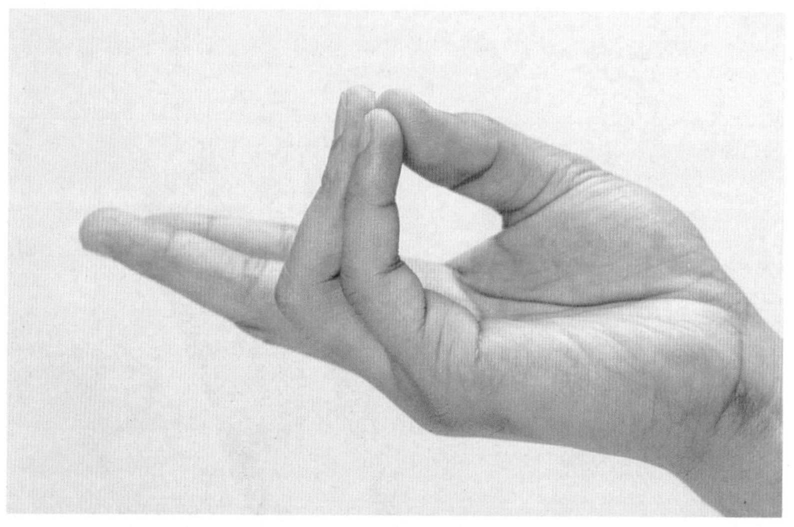

• 将拇指、无名指、小手指交接，其他手指平伸。

生命手势增加活力，缓解疲惫和紧张，并能够改进视力。它也经常用于治疗眼疾。在情感 - 精神层面，它能够增强我们的力量和自信，给我们尝试新事物的勇气。所谓眼亮心明，这也是让思想和意识更清澈的手段。

❷ 能量手印 Apana Mudra (Energy Mudra)

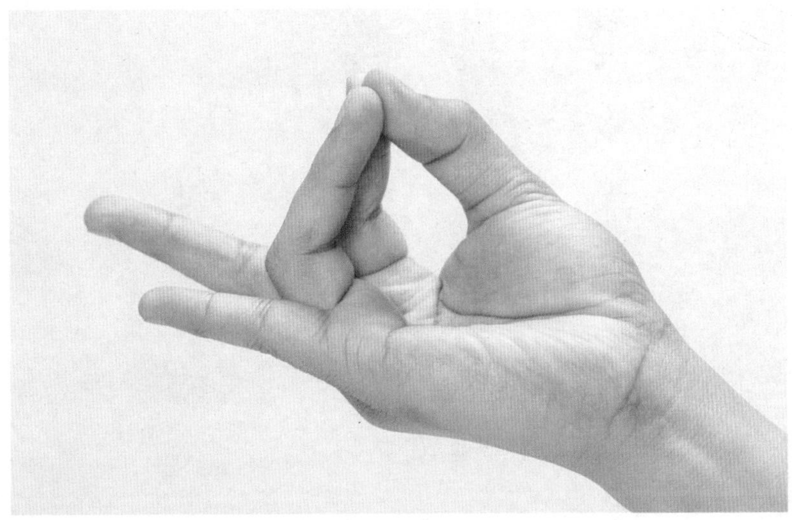

• 将拇指、无名指、食指交接，其他手指平伸。

能量手势可以支持排出体内的毒（蛋白）素，消除泌尿系统的病症，帮助肝脏完好运行。长期习练能够有效调整头脑平衡，让我们变得有耐心、平和、充满信心，内心平衡和谐。

❸ 流体手印 Bhadi Mudra (Fluid Mudra)

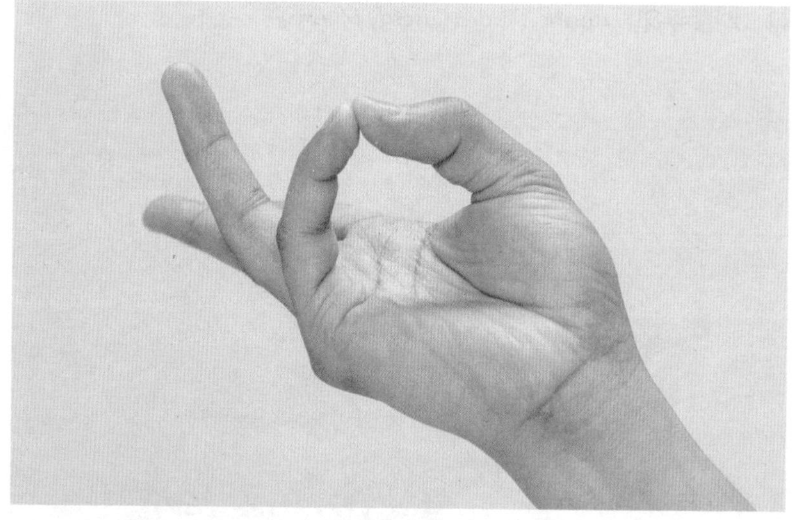

• 将小指与拇指相交，其他手指放松状态。

我们的身体重量中一大半是由液体构成的。流体手势是帮助在流体平衡中掌握均衡性。经常用于改善眼睛、嘴巴过干，膀胱或肾脏失调等问题。它同时还可以加强味觉。

❹ 揭路荼手印（揭路荼：印度神话中鹰头人身的金翅鸟）

Garuda Mudra (Garuda the mystical bird)

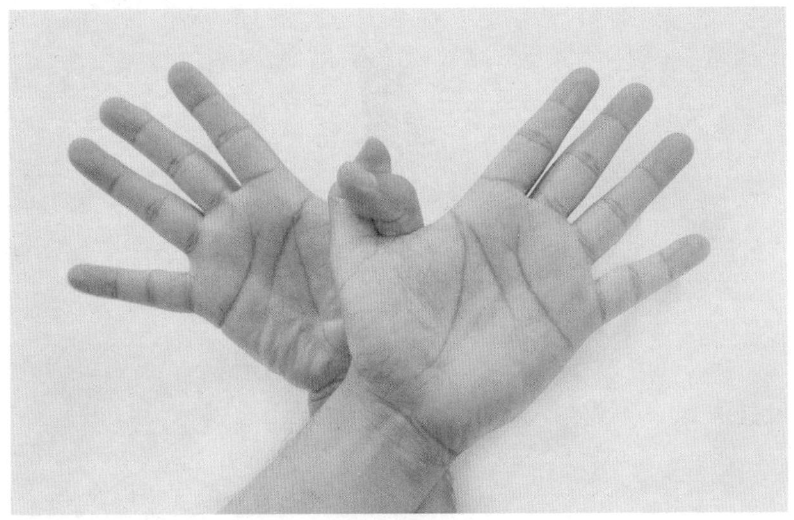

- 将双手交叉。右手压左手，放在腹底，保持 10 次呼吸，再升至肚脐，保持 10 次呼吸，再将手挪到胃处，保持 10 次呼吸。最后，把左手放到胸部，手朝向肩部，手指分开。

揭路荼手势可以促进血液循环，活跃器官，平衡体内能量。减低经期疼痛，缓解胃部不适和呼吸困难等。

❺ 垂直手印 Linga Mudra (Upright Mudra)

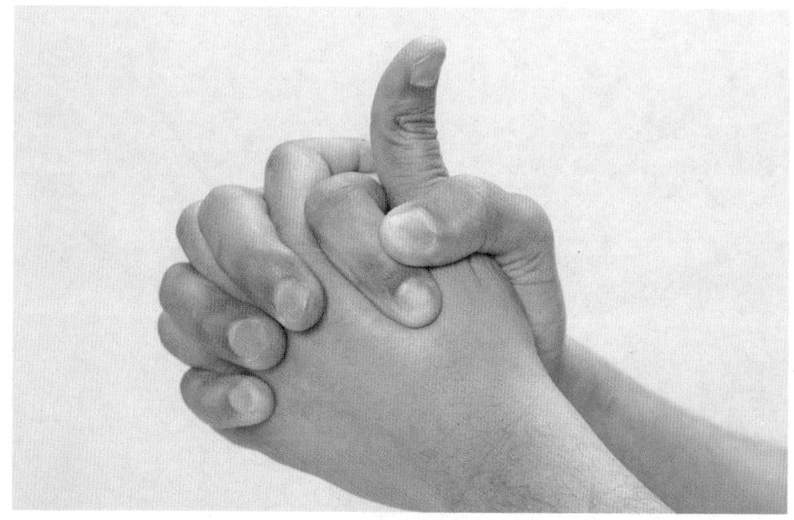

• 将双手交叉而握。

这种手势可以增加对咳嗽、感冒、胸部感染等的抵抗力，并能减少肺部黏液。垂直手势还与饮水（8 杯水 / 天）、冷餐（酸奶、冷菜、水果）结合，作为有效的减肥法被普遍采用。

❻ 大地手印 Prithivi Mudra (Earth Mudra)

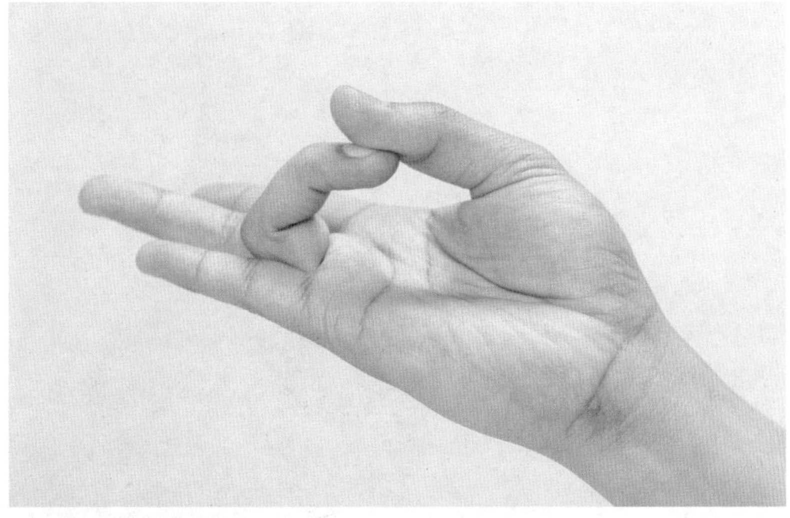

• 将拇指、无名指交接。

大地手势可以刺激体能。对指甲、皮肤、头发和骨头生长都有很好的促进作用。

❼ 补充能量手印 Shivalinga (Energy – Charging Mudra)

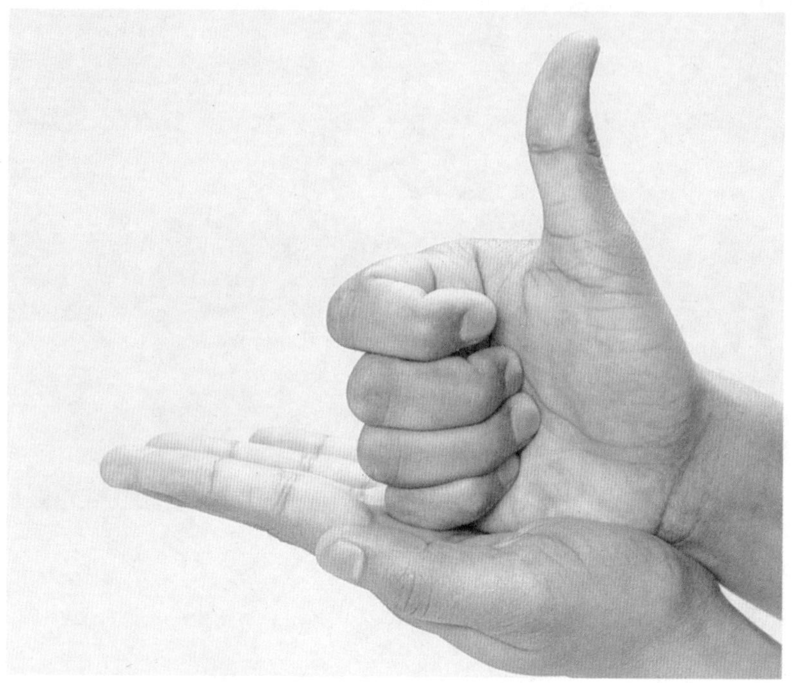

• 将左手展开，做碗状托住右手。

当处于精力耗竭、失意等状态时，该手势可以有效调节此状态。

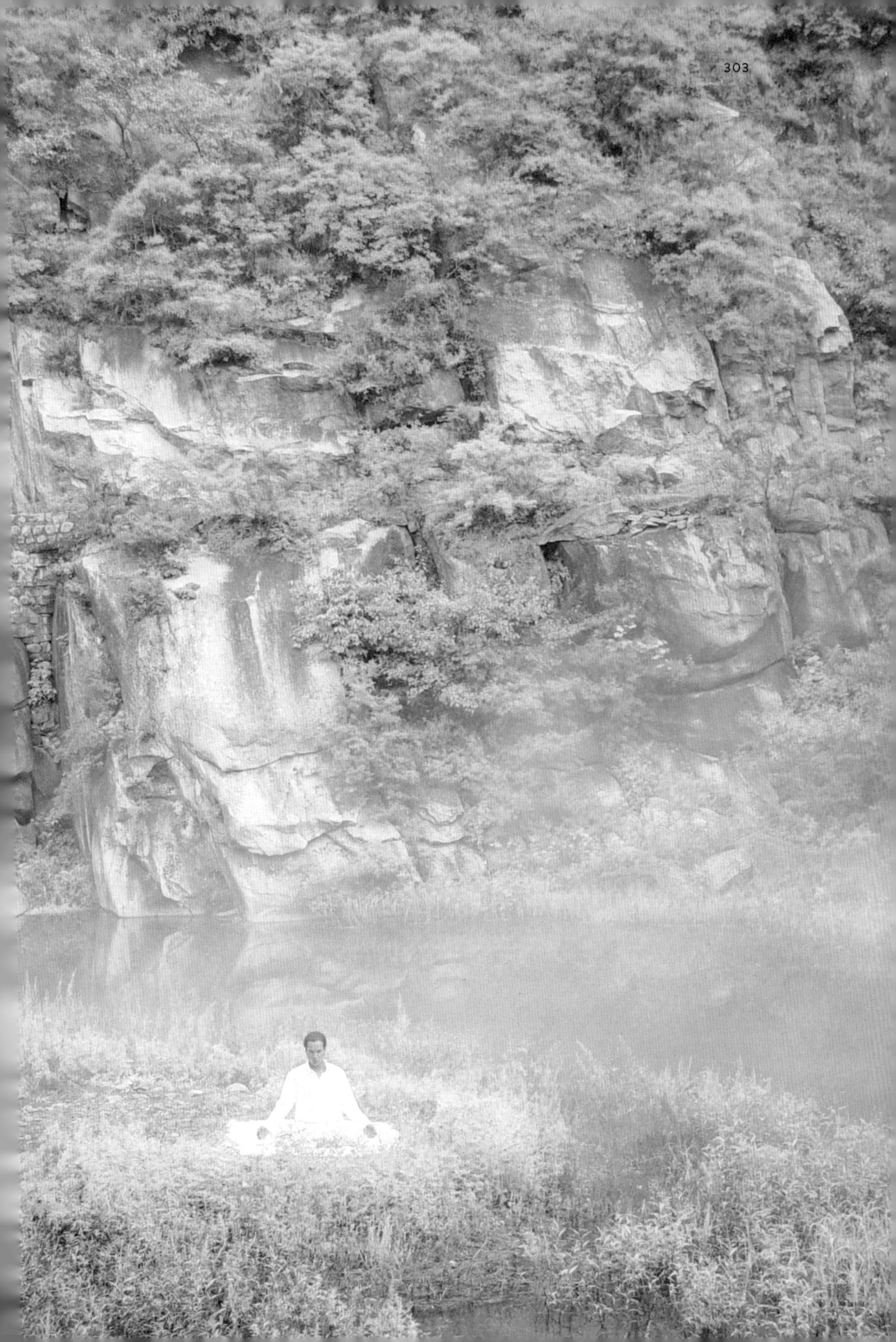

第七章

瑜伽综合课程

YOGA ON THEME

本章提供了不同功能的瑜伽综合课程，帮助您进行完整系统的练习。可根据自我需求选择合适的习练方案，尊重自己的身体极限。

01 减肥塑身

体式建议：

关节活动（1）
太阳致敬式（2）
三角伸展式（4）
三角侧伸展式（8）
战士式（10）
树式（11）
船式（22）
半鱼王式（26）
圣哲玛里奇式（27）
头碰膝式（29）
背部伸展式（30）
下犬式（38）
眼镜蛇式（41）
反船式（43）
蝗虫式（45）
弓式（44）
锁腿式（47）
犁式（48）
倒箭式（49）
桥式（52）
挺尸式（59）

另外，每次进餐之后，保持“雷电坐”15 分钟，有效帮助消化食物。

益处：

所有这里注释的体式能够消减身体各个部位多余的脂肪。尤其能够有效减少腹部、臀部、大腿、肩部的多余脂肪，塑造美丽线条。除此之外，它们同时还让内脏器官保持健康，消化系统得到极好的调整，进食也会自然而然适度，不会暴饮暴食，也不会盲目减食。

1. 关节活动（1）

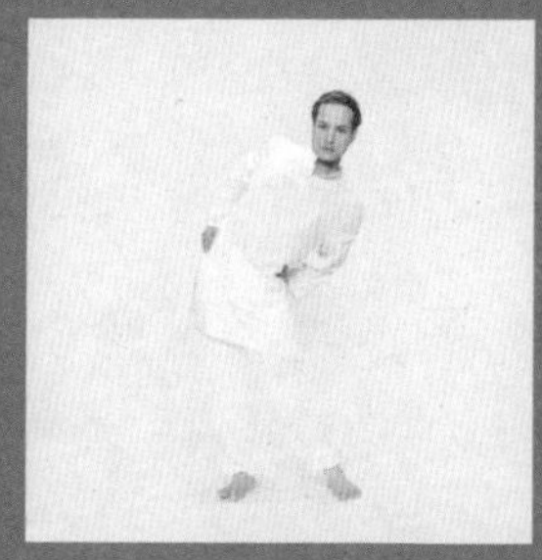

2. 太阳致敬式（2）

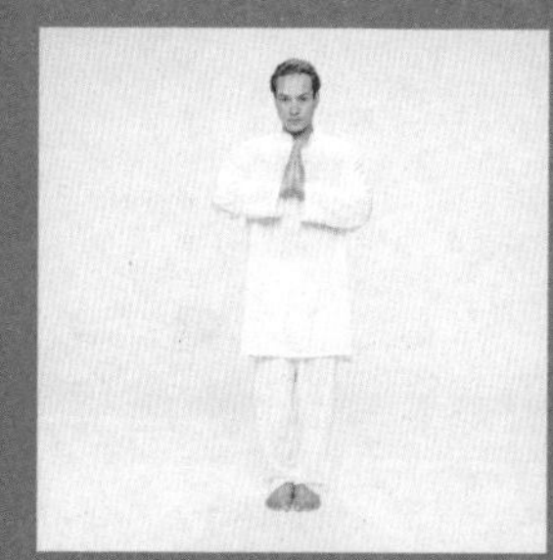

3. 三角伸展式（4）

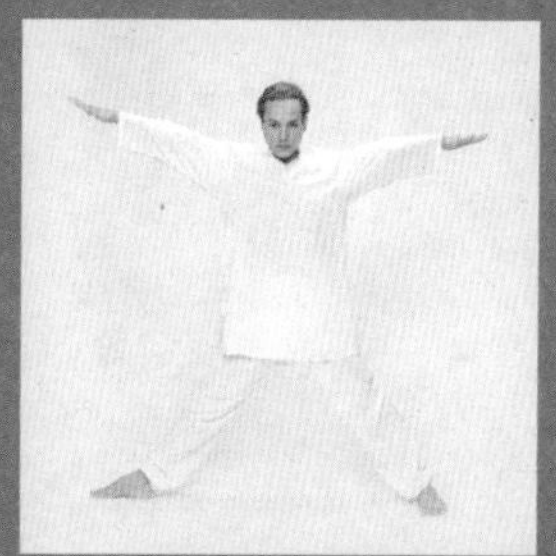

4. 三角侧伸展式（8）

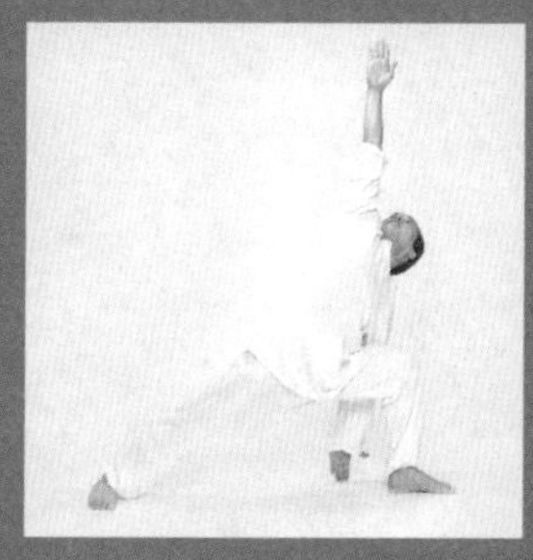

5. 战士式（10）

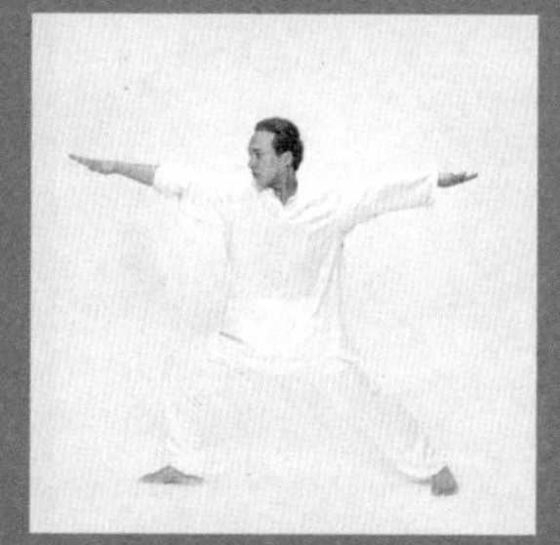

6. 树式（11）

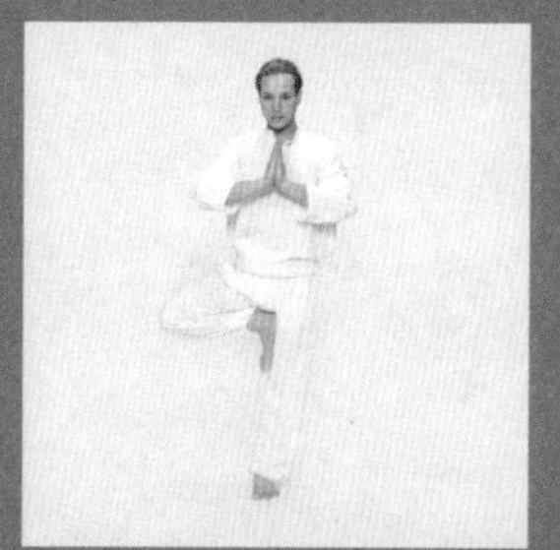

7. 船式（22）

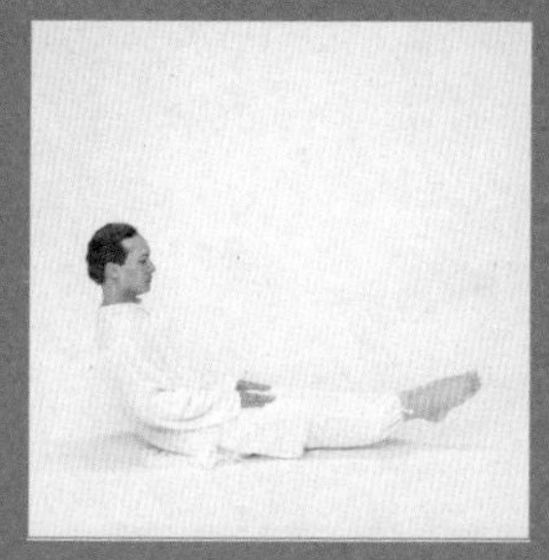

8. 半鱼王式（26）

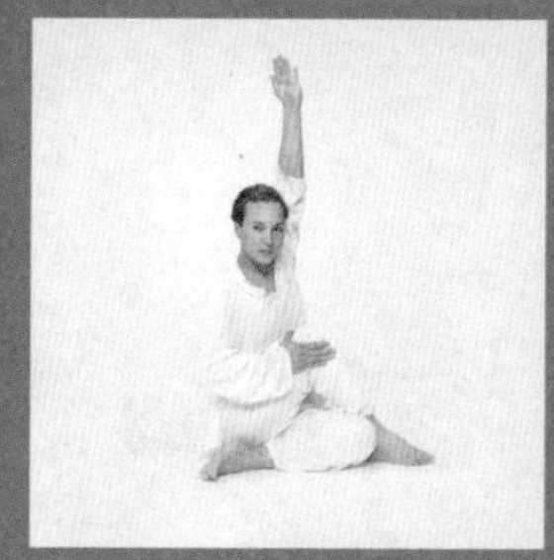

9. 圣哲玛里奇式（27）

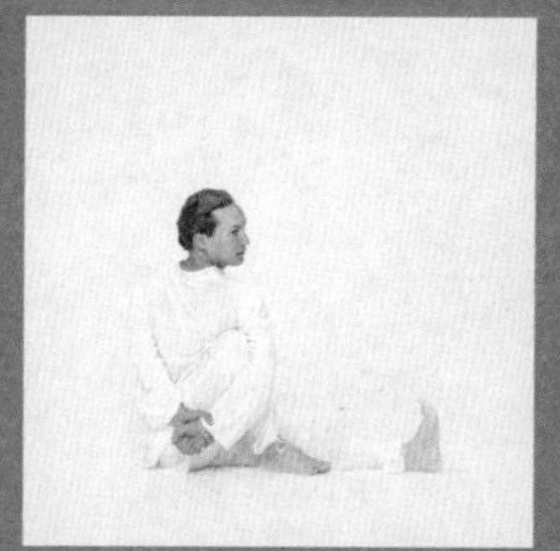

10. 头碰膝式（29）

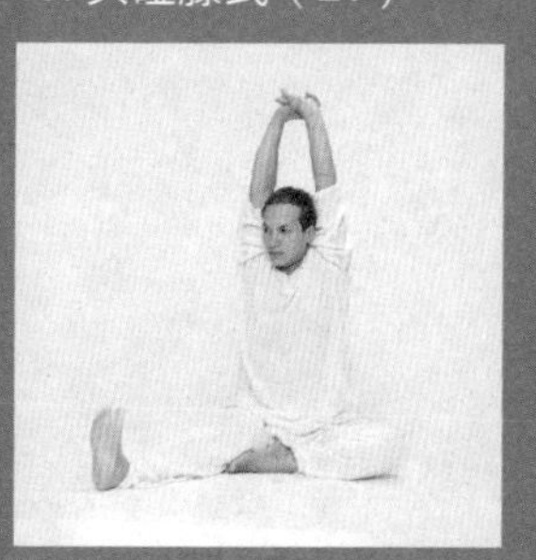

11. 背部伸展式（30）

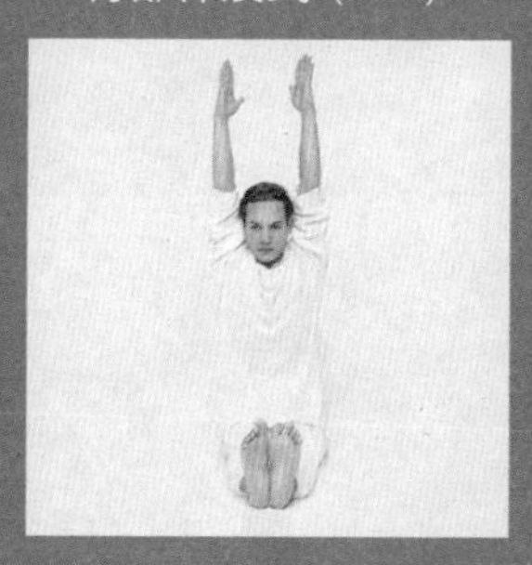

12. 下犬式（38）

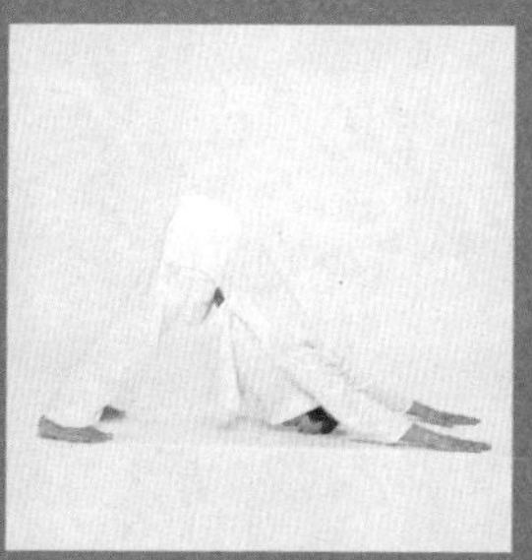

13. 眼镜蛇式（41）

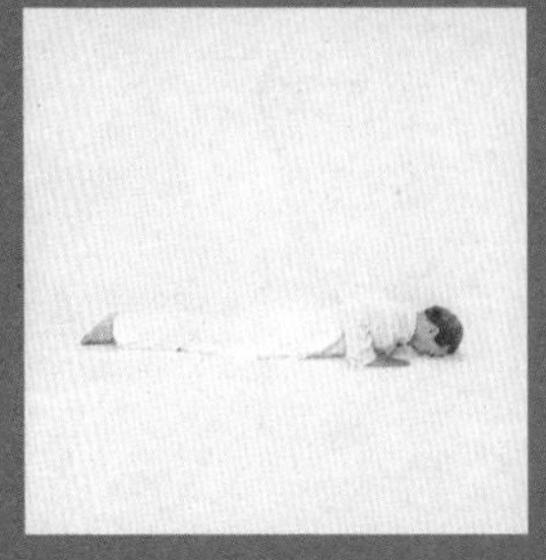

14. 反船式（43）

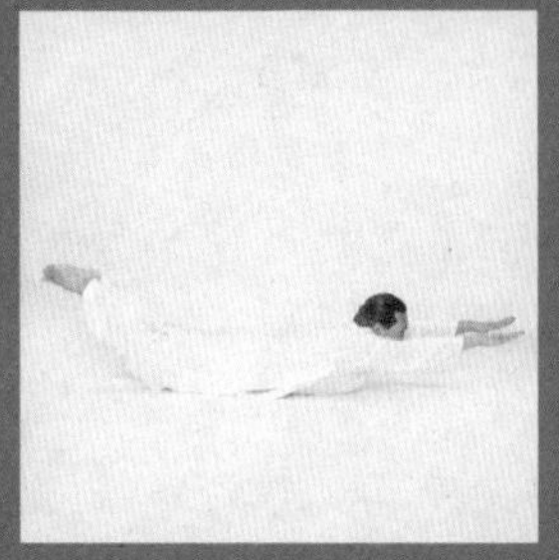

15. 蝗虫式（45）

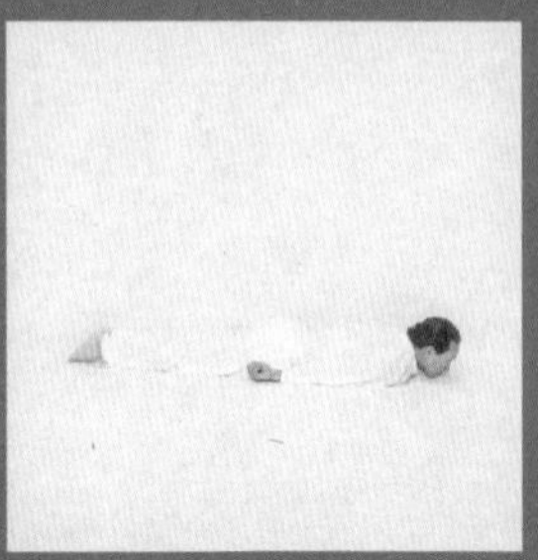

16. 弓式（44）

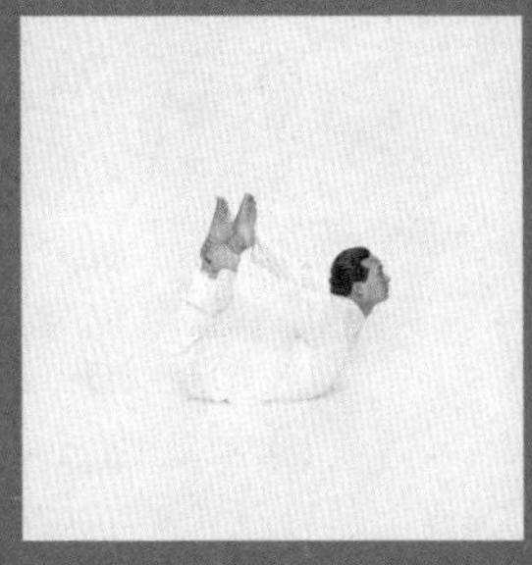

17. 锁腿式（47）

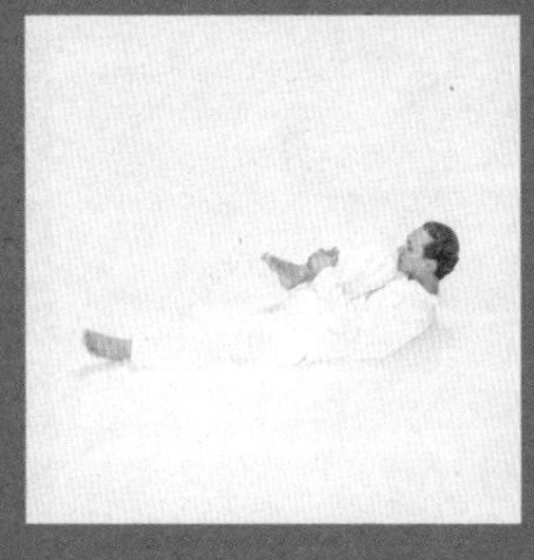

18. 犁式（48）

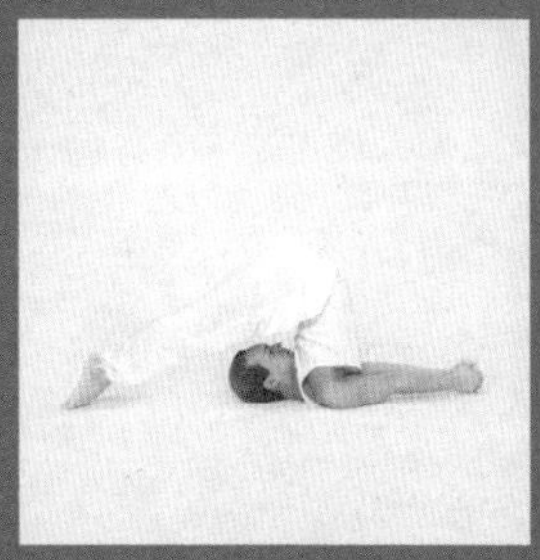

19. 倒箭式（49）

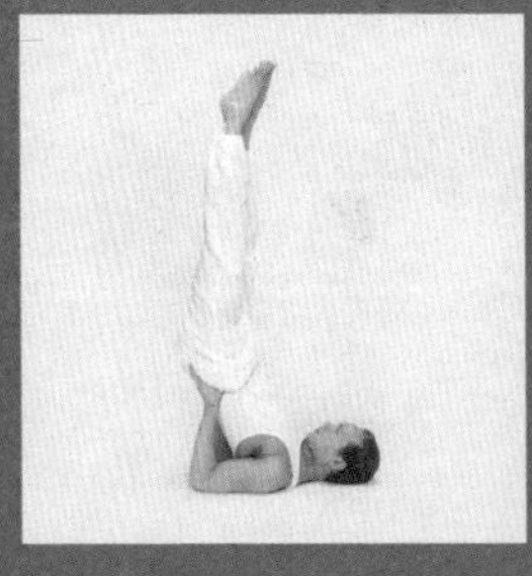

20. 桥式（52）

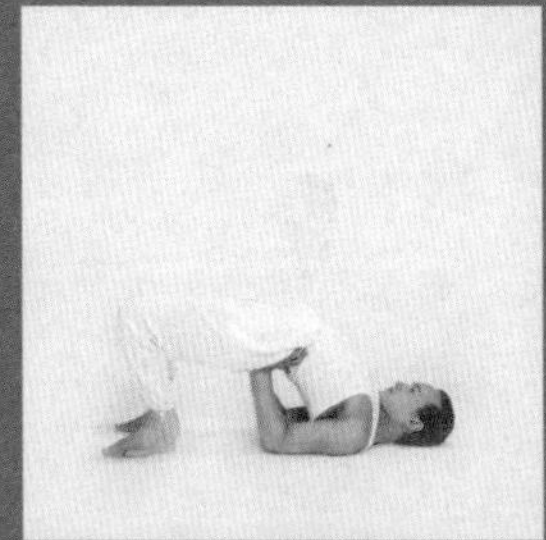

21. 挺尸式（59）

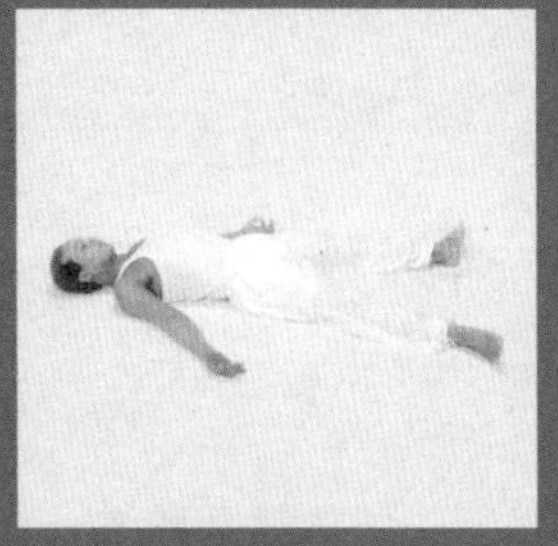

呼吸练习：

❶ 腹式呼吸练习：进食后，试着用腹式呼吸 21 次。如果培养腹式呼吸习惯，你可以不受肥胖烦扰。

❷ 鼻道呼吸练习：进食后，堵住左鼻道，用右鼻道呼吸 21 次。如果进食前也能做同样的练习，效果会更好。

冥想：

舞蹈冥想可以有效帮助减肥。

02 视力保健

体式建议：

晨起，眼部向上、向下各活动十次。

太阳致敬式（2）
犁式（48）
倒箭式（49）
肩倒立式（50）
鱼式（51）
桥式（52）
轮式（53）
头倒立式（54）
头倒立二式（55）
蝎子式（57）
手倒立平衡式（58）
挺尸式（59）

益处：

通过这些体式向眼部输送更多的能量，更多纯净的血液，让眼部的毛细血管更健康，并对眼部肌肉有按摩作用。同时，还能排解头痛、偏头痛，调整眼压，缓解眼部疲劳。

呼吸：

清理经络呼吸控制法。

冥想：

烛光冥想。

1. 太阳致敬式（2）

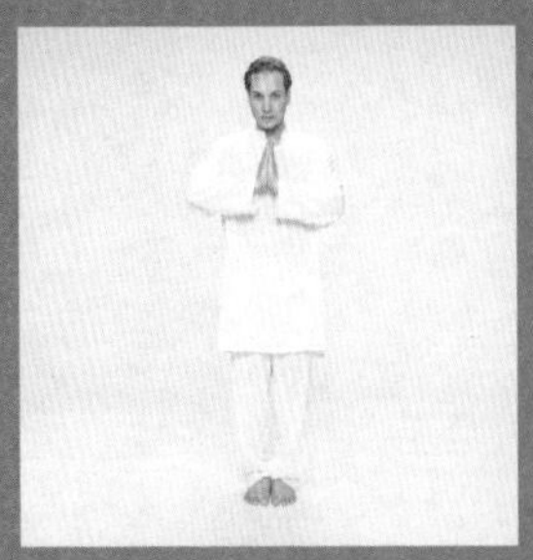

2. 犁式（48）

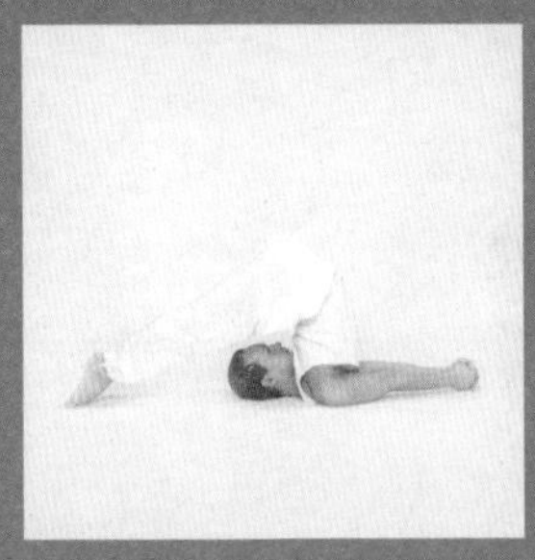

3. 倒箭式（49）

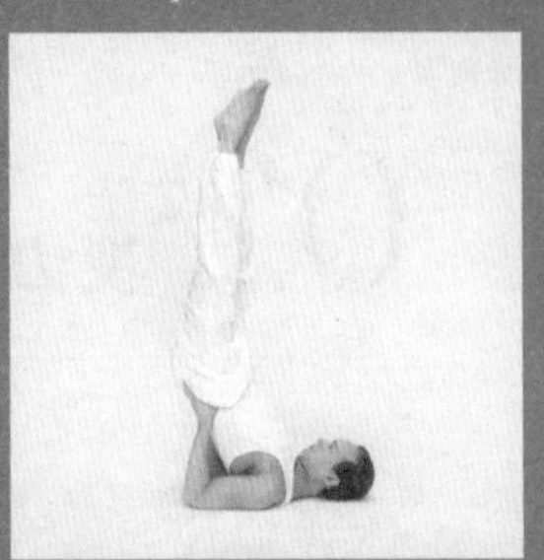

4. 肩倒立式（50）

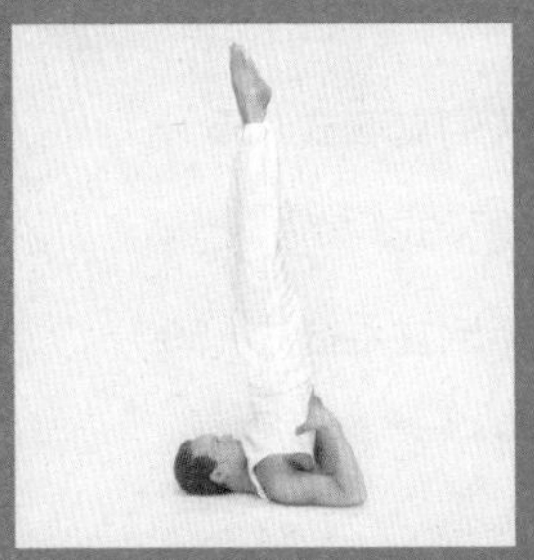

5. 鱼式（51）

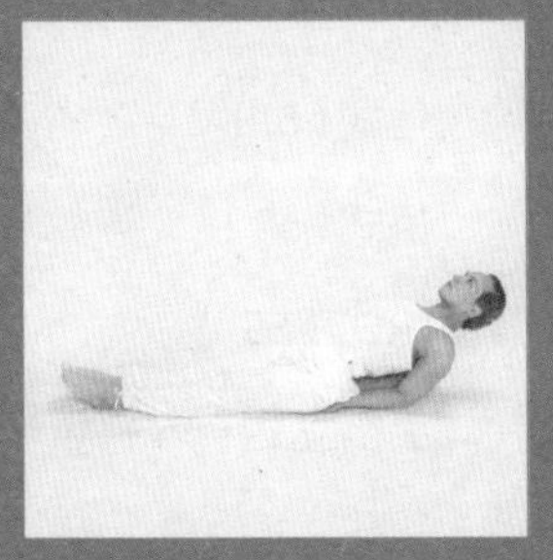

6. 桥式（52）

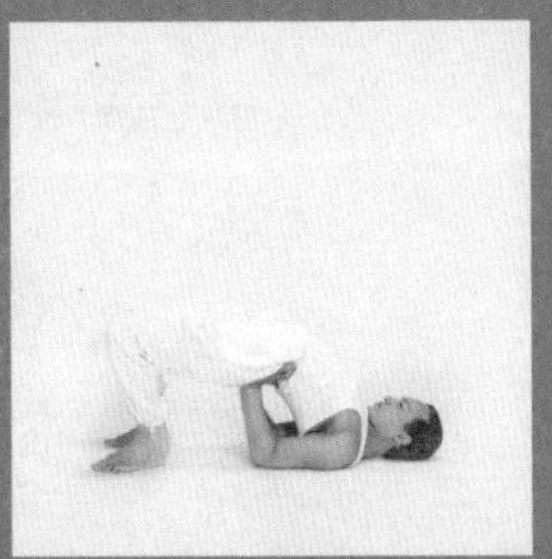

7. 轮式（53）

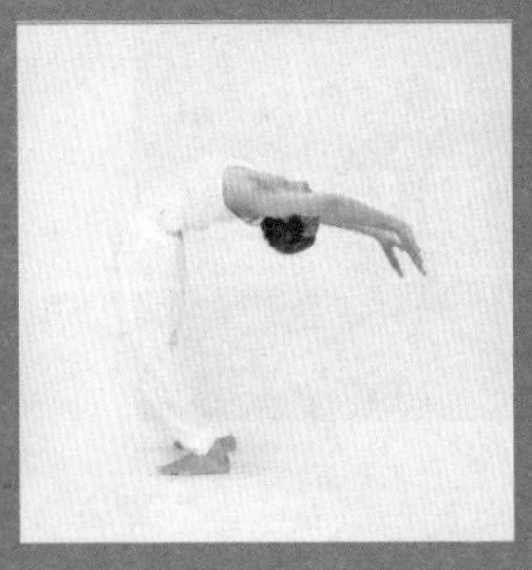

8. 头倒立式（54）

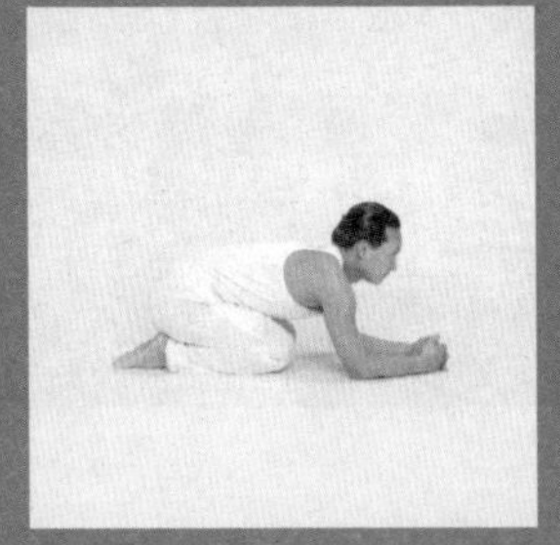

9. 头倒立二式（55）

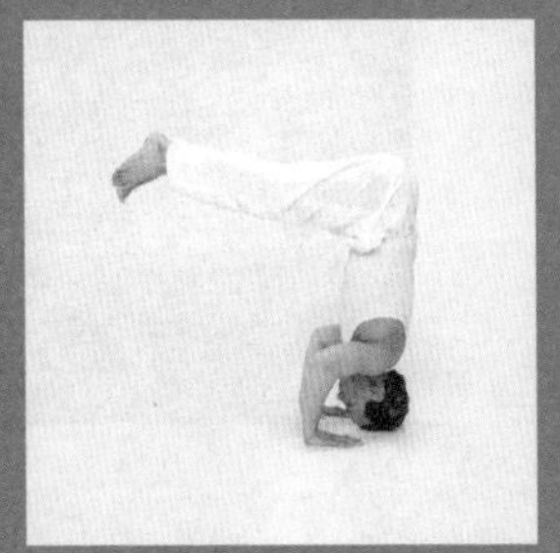

10. 蝎子式（57）

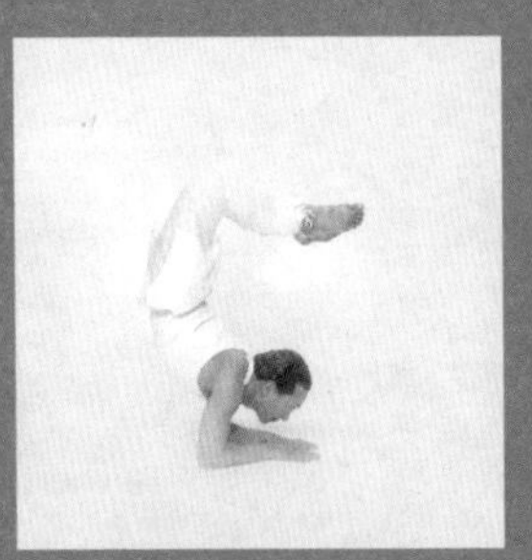

11. 手倒立平衡式（58）

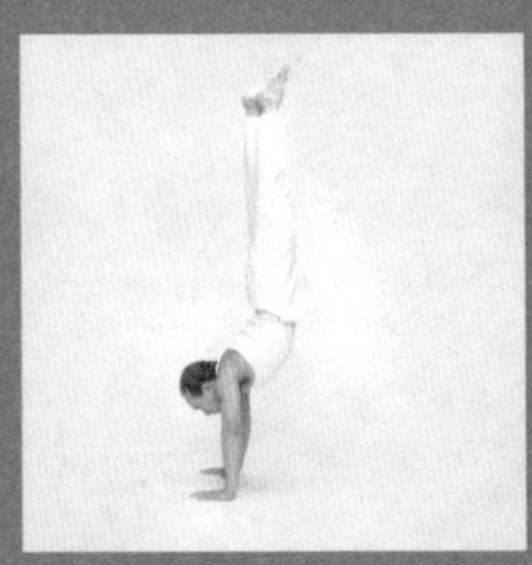

12. 挺尸式（59）

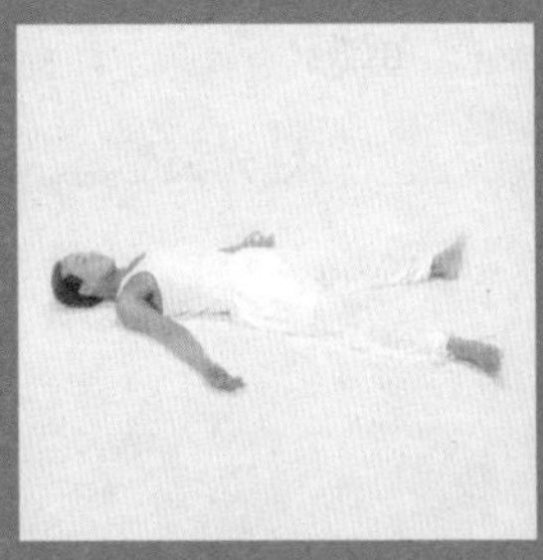

03 改善睡眠

益处：

能帮助你在短时间让身体和头脑进入极度放松状态。有效的习练，能够保障自如地进入深沉的睡眠。

冥想：

睡眠冥想。

呼吸练习：

采用腹式呼吸法练习，10 分钟。另外，采用左鼻道呼吸法。用右手将右鼻道关闭，采用左鼻道呼吸 21 次。

04 改善背痛

体式建议：

关节活动练习（1）
脊柱扭转式（25）
眼镜蛇式（41）
蛇式（42）
反船式（43）
蝗虫式（45）
弓式（44）
鳄鱼扭转（46）
锁腿式（47）
鱼式（51）
桥式（52）
挺尸式（59）

呼吸练习：

清理经络呼吸控制法。

益处：

使你的能量能够均匀地分散全身。

冥想：

睡眠冥想或内观冥想。

益处：

可以让全身肌肉放松。

1. 关节活动练习（1）

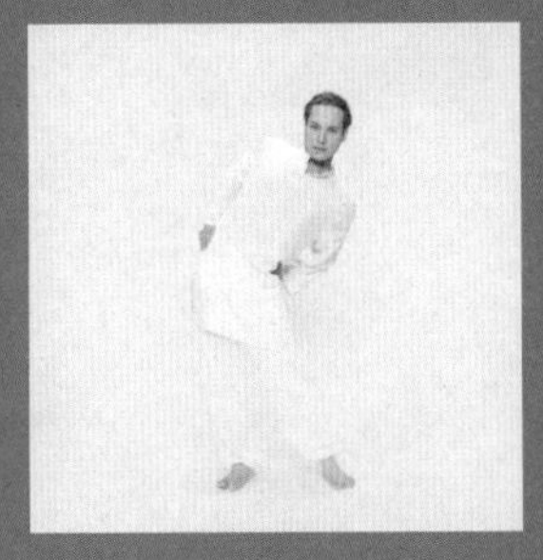

2. 脊柱扭转式（25）

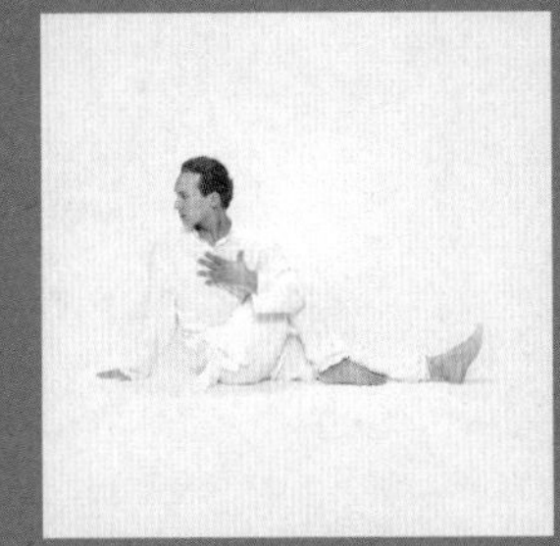

3. 眼镜蛇式（41）

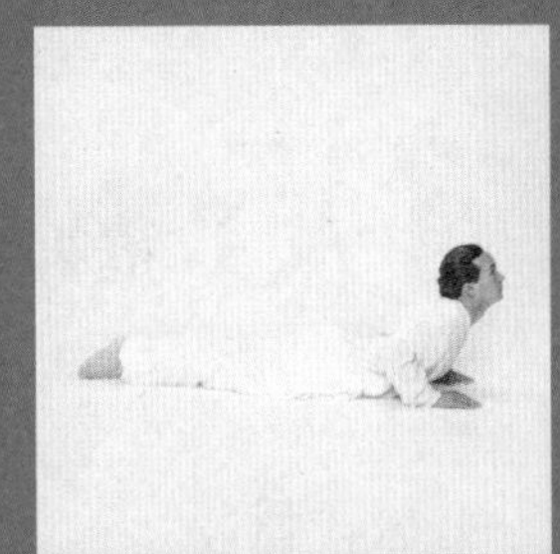

4. 蛇式（42）

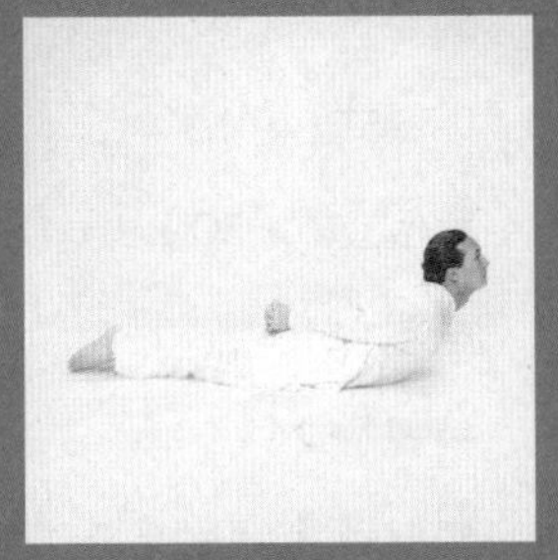

5. 反船式（43）

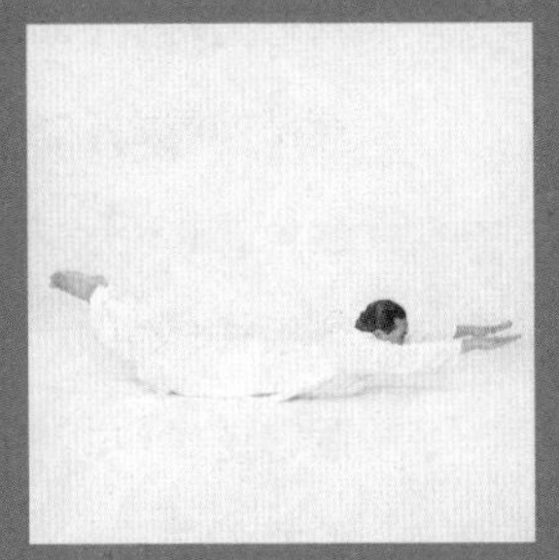

6. 蝗虫式（45）

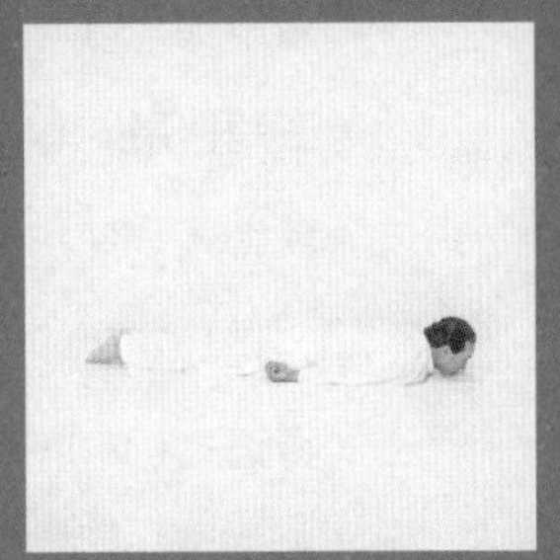

7. 弓式（44）

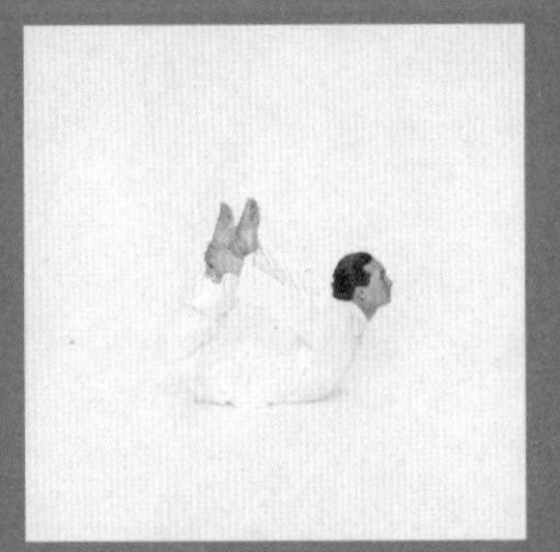

8. 鳄鱼扭转（46）

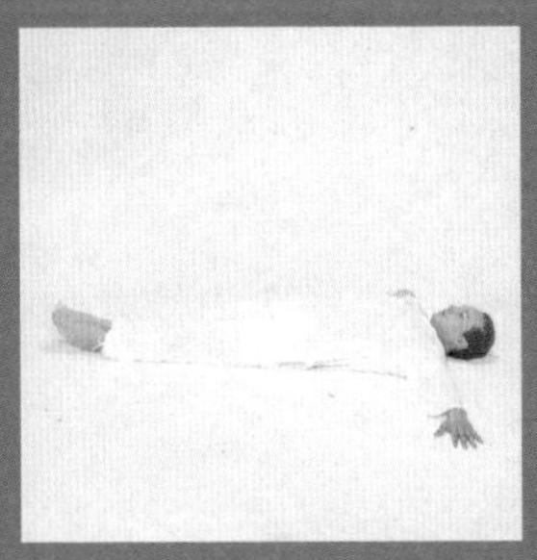

9. 锁腿式（47）

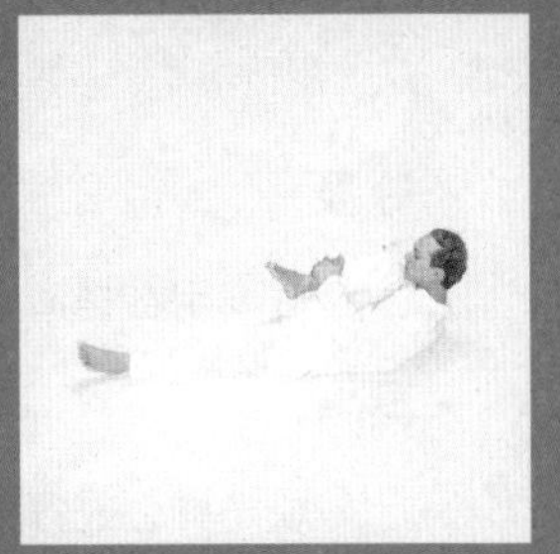

10. 鱼式（51）

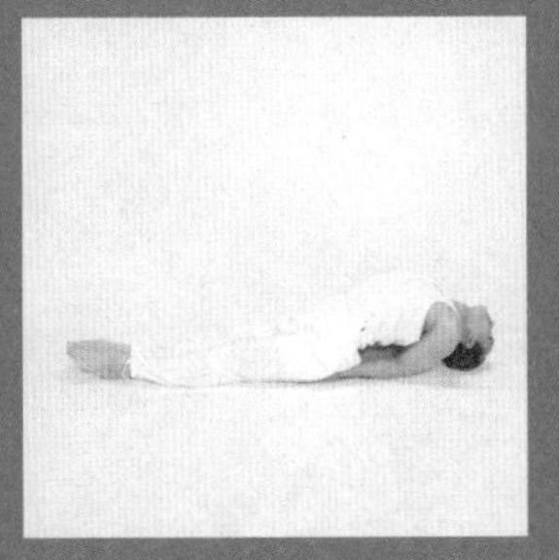

11. 桥式（52）

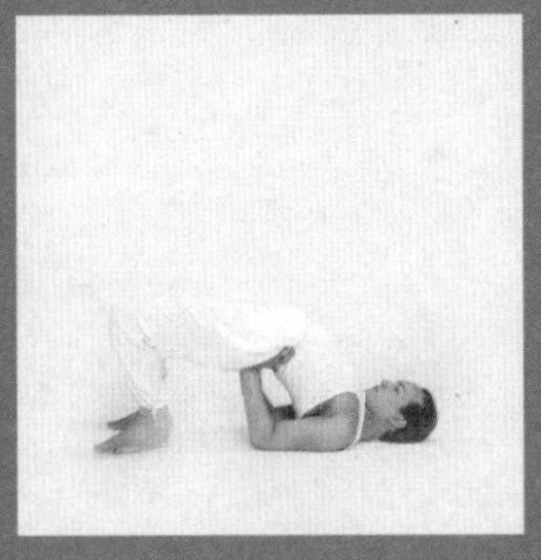

12. 挺尸式（59）

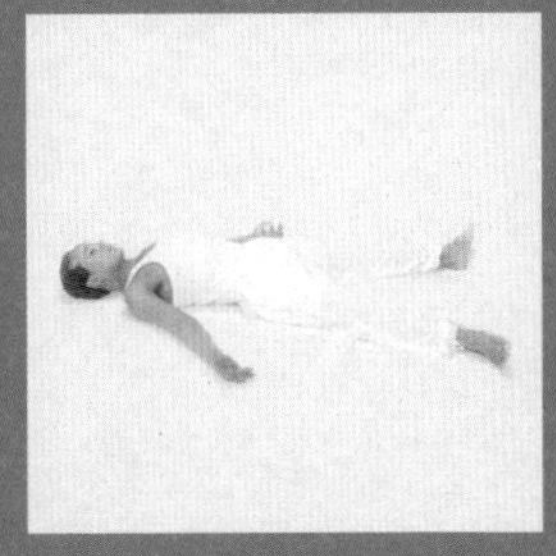

05 抗抑郁

体式建议：

太阳致敬式（2）
双角式（3）
三角伸展式（4）
战士式（10）
树式（11）
舞蹈式（14）
半月式（15）
单腿垂直伸展式（16）
起重机式（17）

船式（22）
脊柱扭转式（25）
背部伸展式（30）
坐角式（31）
侧板式（39）
眼镜蛇式（41）
蛇式（42）
反船式（43）
蝗虫式（45）

弓式（44）
鳄鱼扭转（46）
锁腿式（47）
肩倒立式（50）
鱼式（51）
桥式（52）
头倒立式（54）
挺尸式（59）

呼吸：

每天用右鼻道呼吸 3~4 次，每次 21 次。

冥想：

烛光冥想或舞蹈冥想。

1. 太阳致敬式（2）

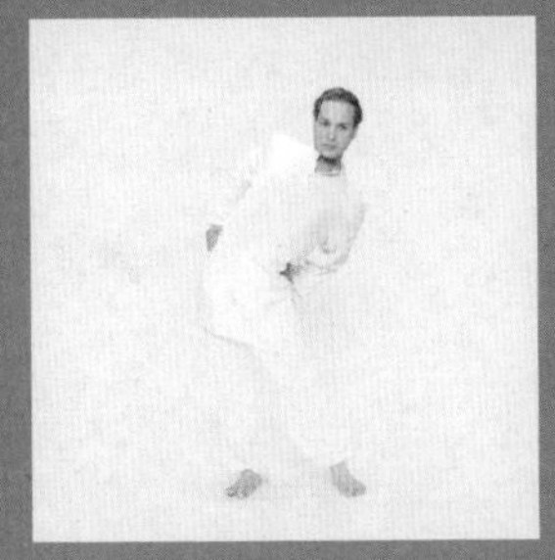

2. 双角式（3）

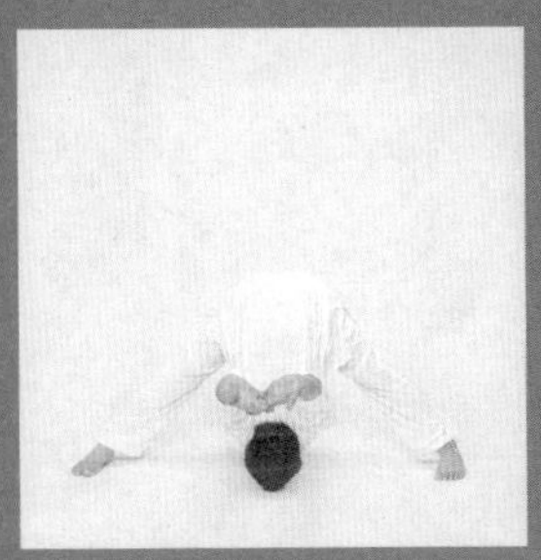

3. 三角伸展式（4）

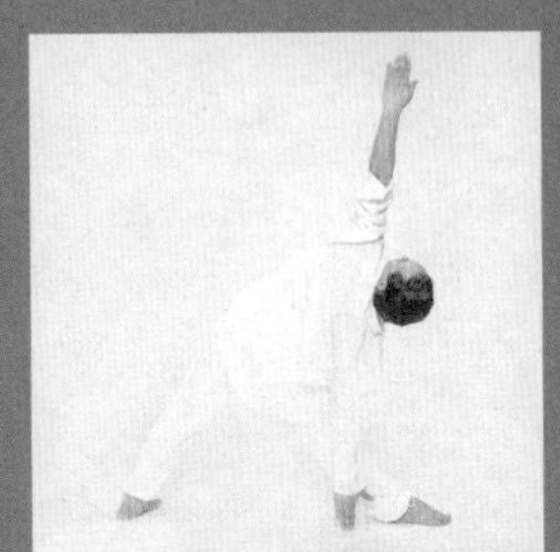

4. 战士式（10）

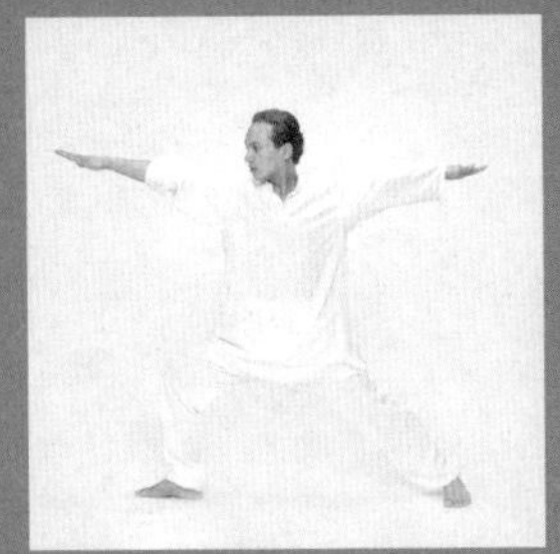

5. 树式（11）

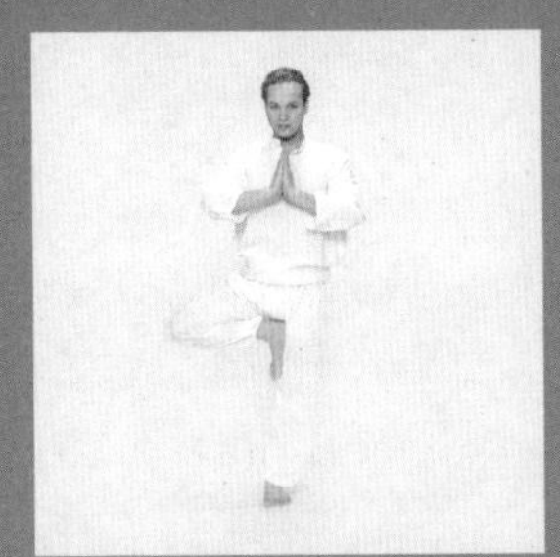

6. 舞蹈式（14）

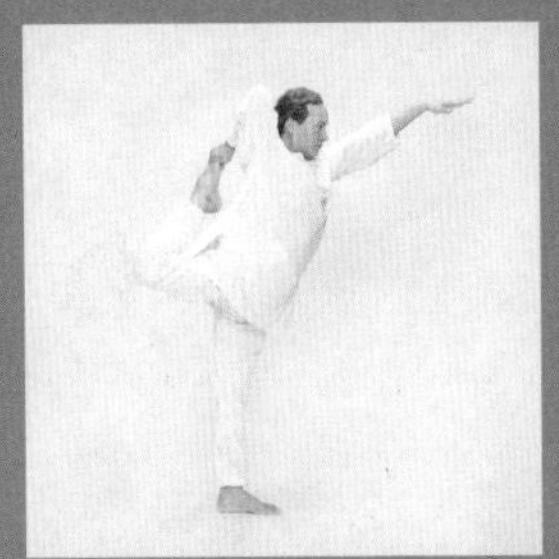

7. 半月式（15）

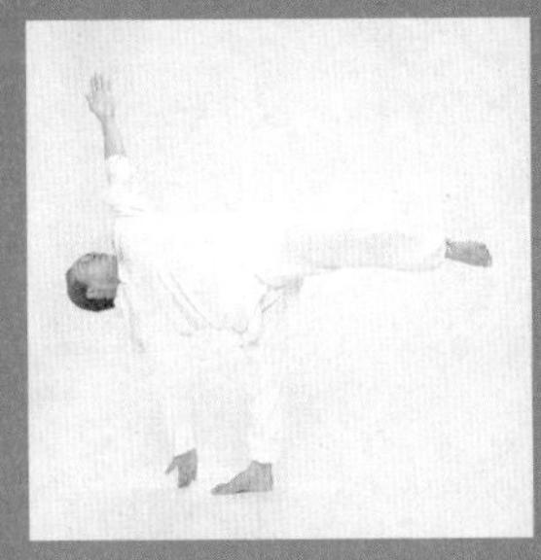

8. 单腿垂直伸展式（16）

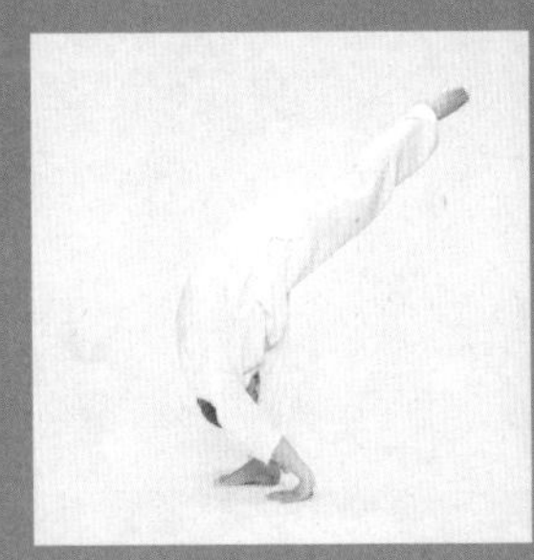

9. 起重机式（17）

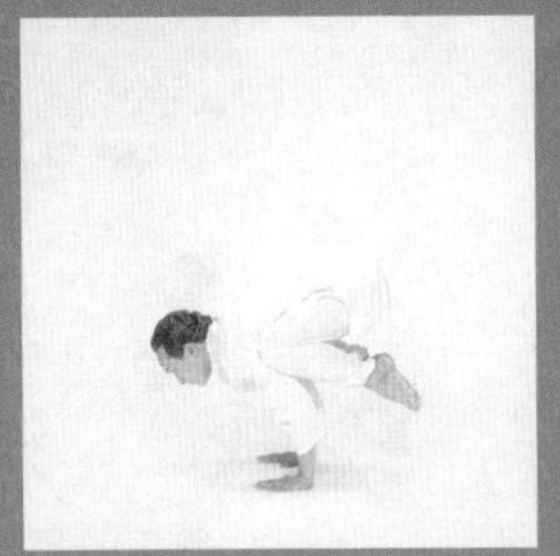

10. 船式（22）

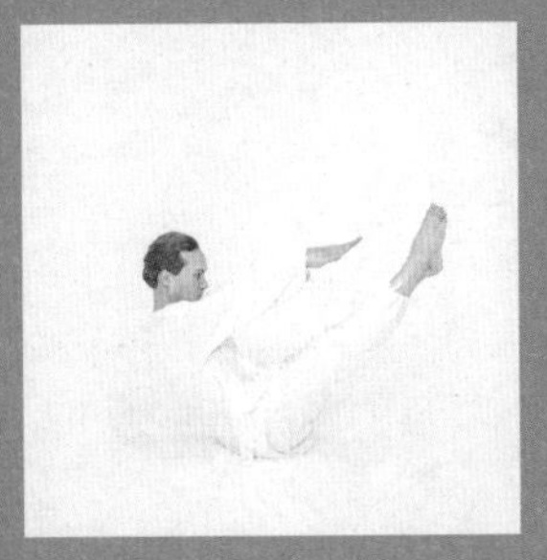

11. 脊柱扭转式（25）

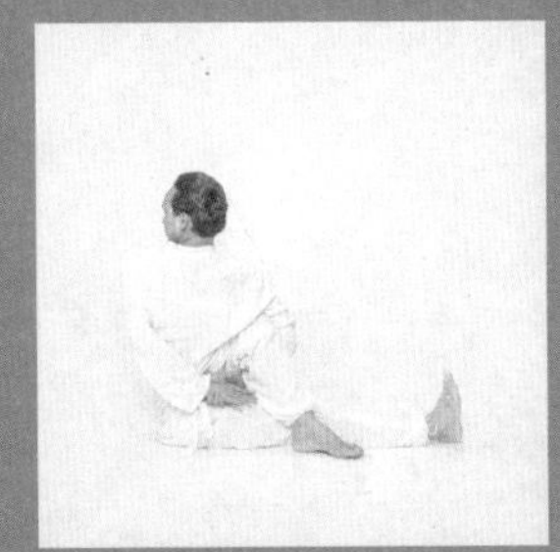

12. 背部伸展式（30）

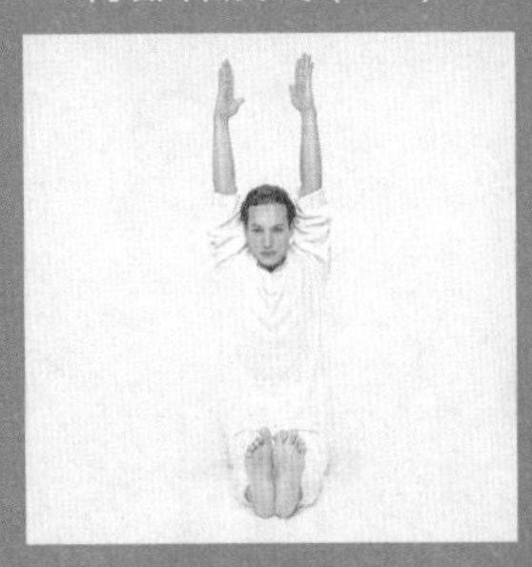

13. 坐角式（31）

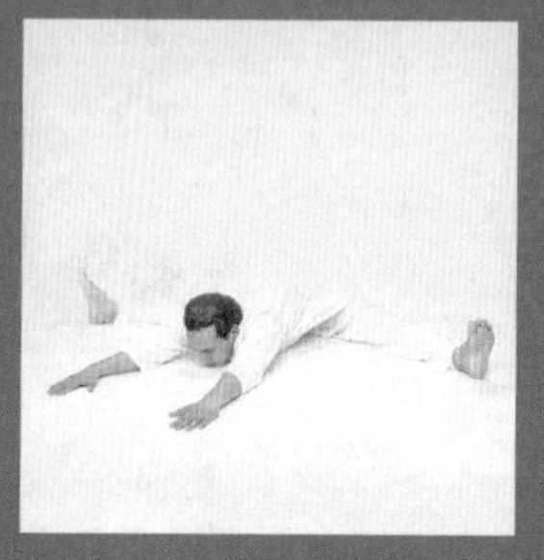

14. 侧板式（39）

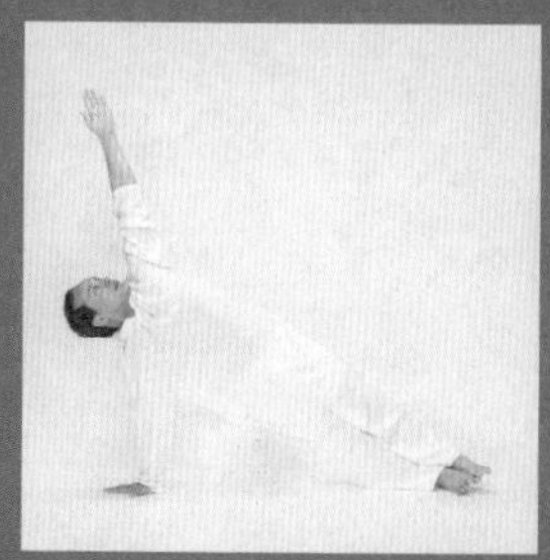

15. 眼镜蛇式（41）

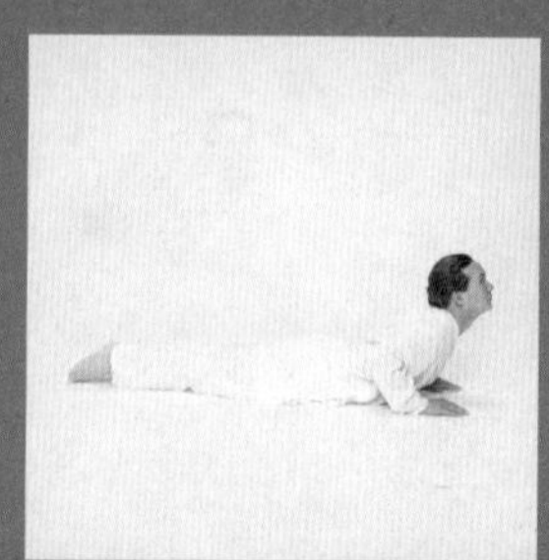

16. 蛇式（42）

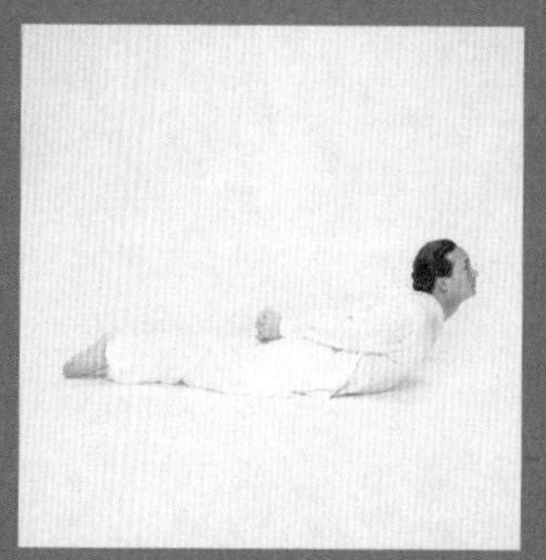

17. 反船式（43）

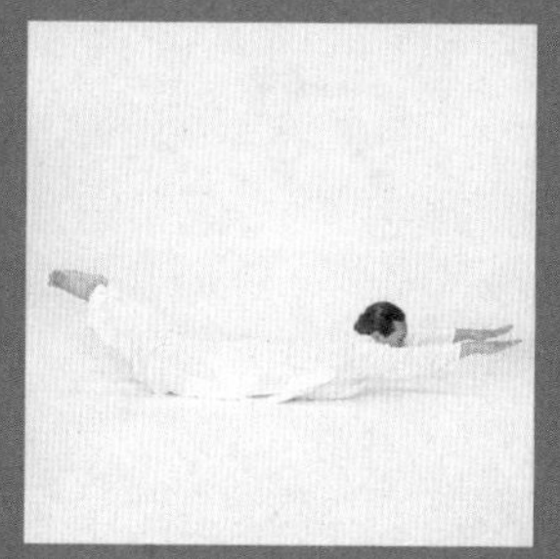

18. 蝗虫式（45）

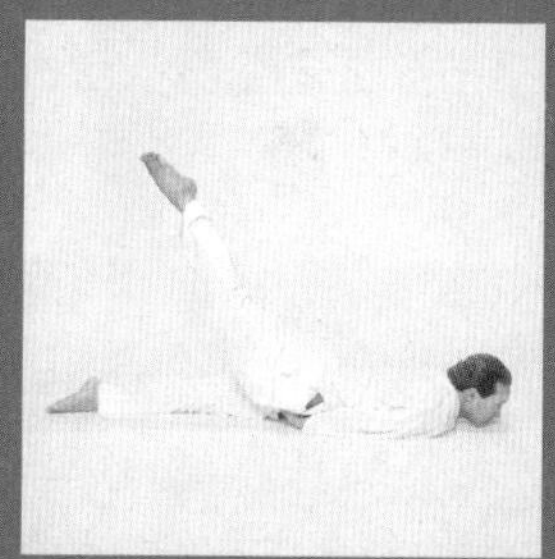

19. 弓式（44）

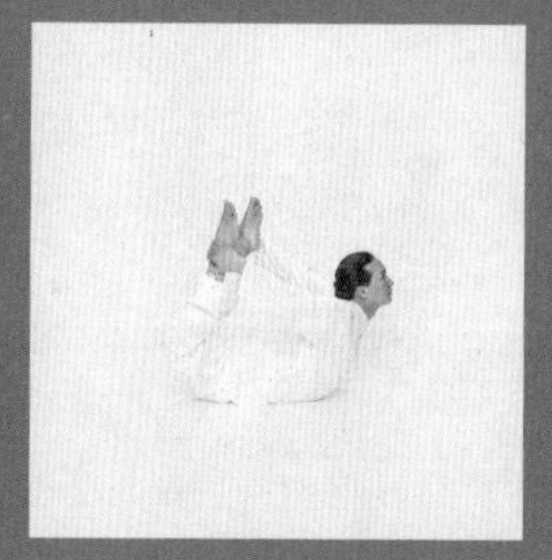

20. 鳄鱼扭转（46）

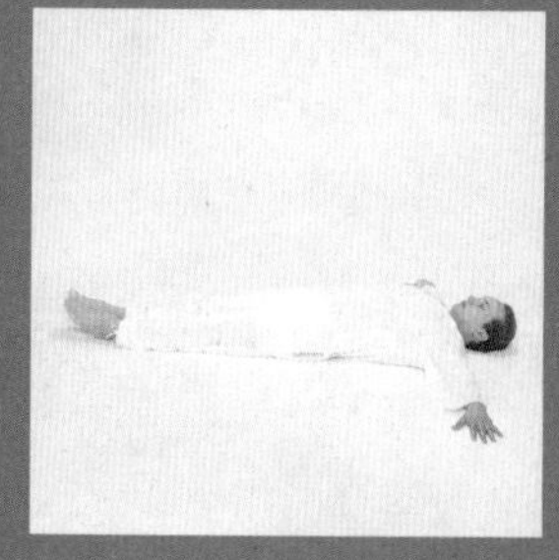

21. 锁腿式（47）

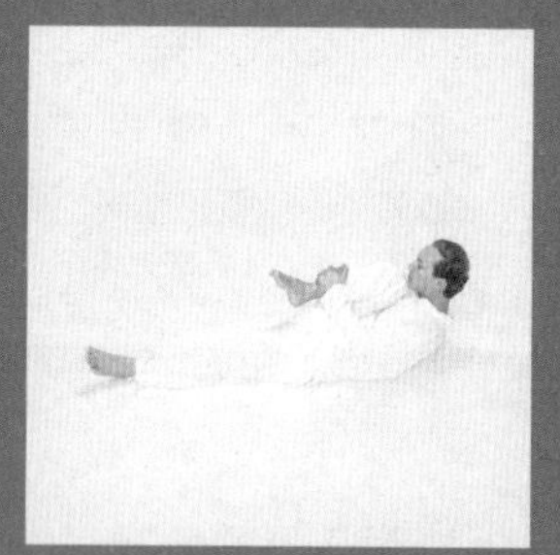

22. 肩倒立式（50）

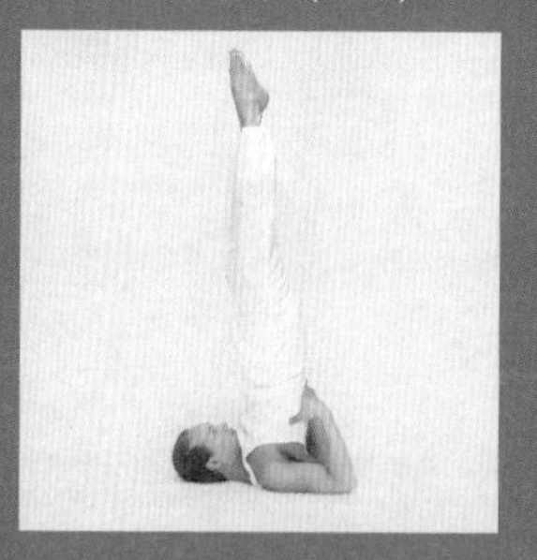

23. 鱼式（51）

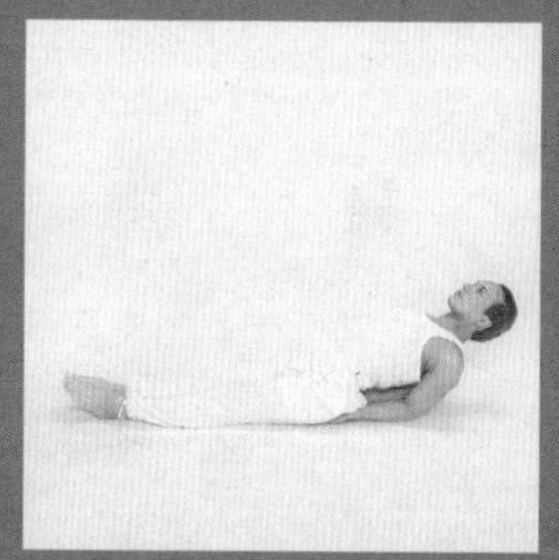

24. 桥式（52）

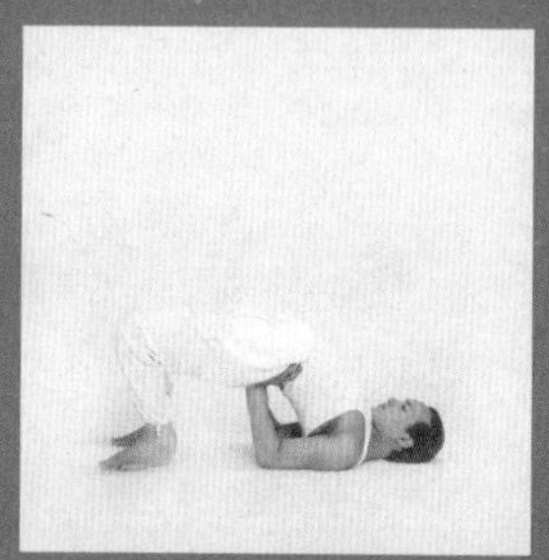

25. 头倒立式（54）

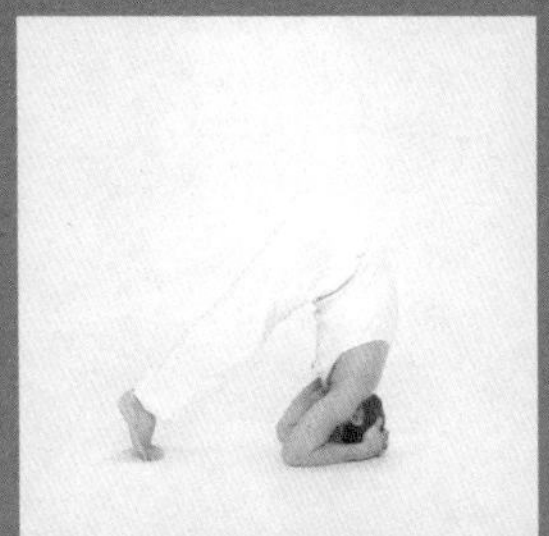

26. 挺尸式（59）

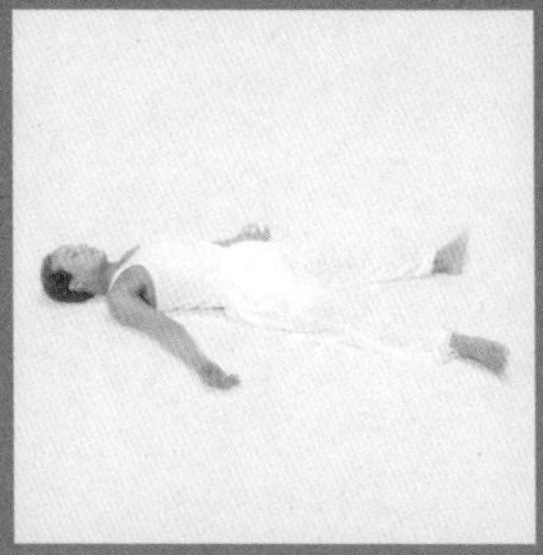

第八章

素食

DIET YOGA

人类各种特征看来都与食果类动物、食草类动物相似，人类的天性本来就不是趋向食肉的。所以，瑜伽推崇素食主义。瑜伽理论中把食物分为三种类型：悦性食物、激性食物、惰性食物。

瑜伽理论一向认为食物不仅对我们的生理状态很必要，同时也对我们的大脑起到很大的作用。一个人的食物不仅影响他的身体，同时也影响他的心灵和意识。 因为食物的元素会构成大脑。对于瑜伽人来说，充满能量、纯净的食物是头脑和身体健康的最大保障。能够给身体和头脑带来和谐活力。自然的食物具备新鲜、阳光、营养等特点，如水果、种子类、蔬菜、豆类，它让身体具有可塑性，让头脑清晰敏锐。而人的牙齿和消化系统本来就是为处理自然食物而设计的。人类各种特征看来都与食果类动物、食草类动物相似，人类的天性本来就不是趋向食肉的。所以，瑜伽推崇素食主义。瑜伽理论中把食物分为三种类型：悦性食物、激性食物、惰性食物。为了身体健康，心灵的平静，瑜伽人要多吃悦性食物，少吃激性食物，完全不吃惰性食物。过量饮食等于食用惰性食物。同时，大量饮水非常重要，因为水可以消除内脏器官的污垢。

食物的三种形式：

❶ 悦性食物

❷ 激性食物

❸ 惰性食物

01 悦性食物
Sattvic Food

这是宇宙间最纯粹的食物，也是最适合瑜伽习练者的饮食。这类食物使身体变得健康、纯洁、轻松、精力充沛，使心灵宁静而又愉快，创造身心平衡。它包括水果、部分蔬菜、豆制品、牛奶和乳类制品、坚果、温和香料和适度绿茶、谷类制品等。一切悦性食物如加上许多辛辣或其他刺激性强的调料就会变成激性食物，而成为不健康食品。所以这类食物很少选用香料和调料，烹饪方法简单。经常有人对悦性食物的营养质疑。实际上，悦性食物极其健康，并能提供身体所需要的所有蛋白质、矿物质等。而且，相对来说素食者抗病力更强，患心脏病、癌症等疾病的比例要比食肉者低得多。

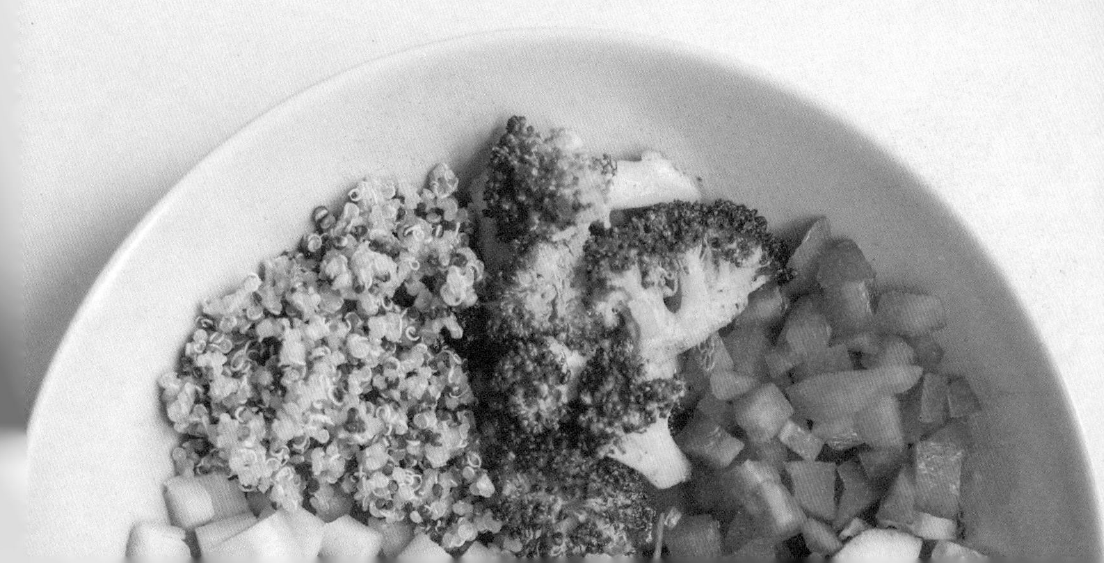

02 激性食物
Rajasic Food

味道浓重的食品。它们破坏身心平衡，消耗脑力。经常食用，身心会浮躁不安。激性食物包括辣椒、强烈调味品、咖啡、浓茶、巧克力、食盐等等。凡喜爱这类食物的人，大部分性格粗鲁、脾气暴躁、喜好争斗、固执己见。这类食物同样不适合瑜伽者。过快的饮食也是变相食用激性食物。

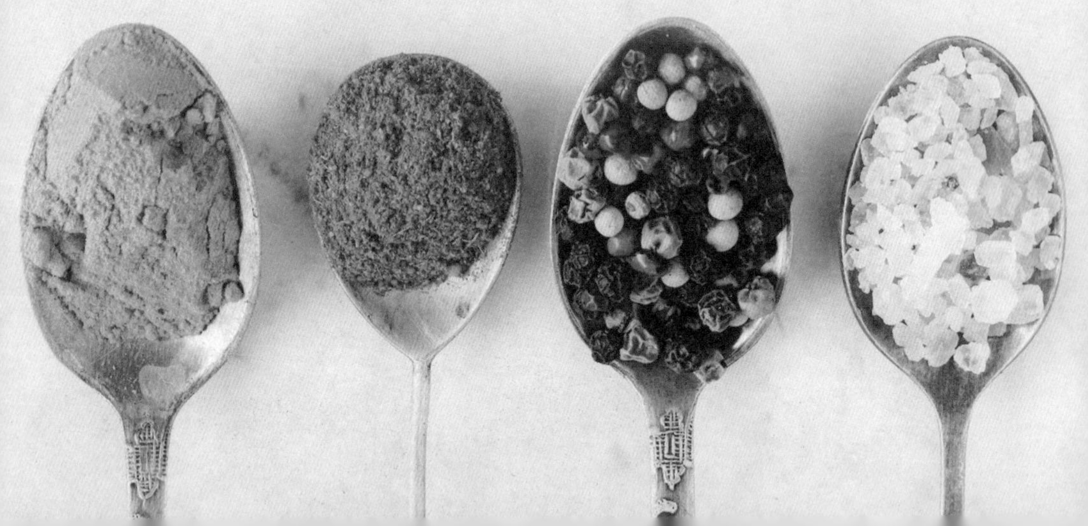

03 惰性食物

Tamasic Food

惰性食物是指容易引起怠慢、疾病和心灵迟钝的食物。此类食物对心灵有害，对身体无益。这些菜的烹饪是经过煎炸、烘烤的；有些使用了咖喱粉做调料，味道很浓。这些对瑜伽者极不合适，因为机体的抗病体受到损害，身体会感到积滞怠惰，大脑也容易产生很多负面情绪，性情易于激动暴躁。惰性食物包括：肉类食品、洋葱、芥末、葱蒜等，麻醉型饮料、烟草、毒品。暴饮暴食也是变相地食用惰性食物。过多的食肉易引起癌症、高血压和心脏病等顽症。

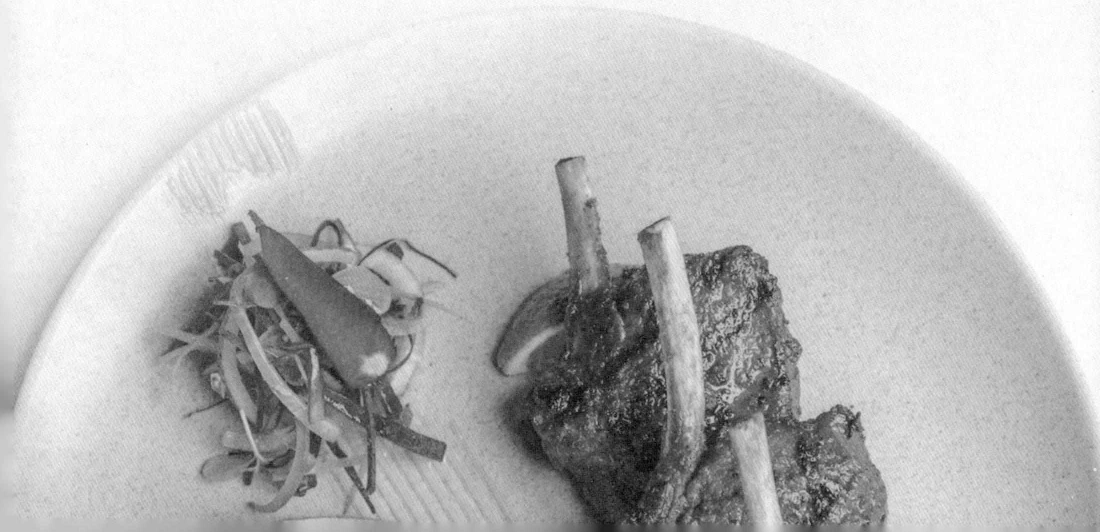

素食者守则：

1. 保证蛋白质的摄入，如豆类、奶制品等。
2. 每天食用沙拉菜，以获得各种养分。
3. 多食用绿色叶状的食品。
4. 烹饪蔬菜时，用时越短越好，以保证营养不流失。蒸或者热水焯是最好的办法。
5. 每天食用水果。任何长或短的烹饪处理都会损坏很多维生素。
6. 注意食物的新鲜度。任何变质的食品变相为激性或惰性食品。
7. 避免非自然的食物，如白面包、罐装水果、精制面粉等。
8. 食物按量准备。重新加热的菜都丧失应有的营养。
9. 在饮食上敢于突破，尝试新的东西。学会寻找替代品。如以豆腐代替鸡蛋，以蜂蜜代替白糖，以绿茶代替熏茶。

作者简介：

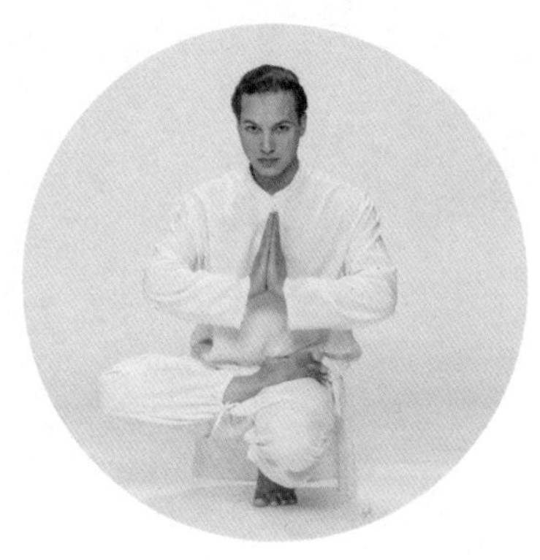

[印] 默瀚　Yogi Mohan

- 悠季瑜伽联合创办人 & 悠季瑜伽教学总监
- C-IAYT 国际瑜伽理疗师协会认证瑜伽理疗师

来自印度瑜伽之都“Rishikesh”，默瀚导师师出名门，曾求学于 Himalayan Yoga 中心 、Kaivalyadhama 瑜伽学院、Vivekananda 瑜伽大学。通达多种流派和不同风格的瑜伽体系，瑜伽理疗领域造诣显著，教学时长超 2.5 万小时。自 2003 年扎根中国，默瀚导师遵循完整瑜伽精髓传授，把纯正的瑜伽带到中国，培养了数万名瑜伽老师，也是百万中国瑜伽人的启蒙导师。

悠季瑜伽　一个心愿的分享

能够将自身切夫的喜悦经验传播出去，提供一个思路和平台，让每一个进去的当代人也能像我一样重拾生命的快乐，是我今生的福分，我愿意为之奋斗。

——联合创办人　尹岩

2003 年印度之行中，在印度瑜伽之都瑞诗凯诗（RESHIKESH）专习，领略了真正的瑜伽习练给身心带来的不尽滋养。于是，同年 8 月，请来专习时的瑜伽导师默瀚，共同创办“悠季瑜伽”。以本质的瑜伽，完整的体系，真传的老师，有效的课程，建立瑜伽学院、瑜伽会馆、瑜伽出版，推广印度完整瑜伽教学，让忙碌的都市人获得健康和身心平衡的方法，自筑生命之美好。

学院篇　信解行证

以一颗恒定之心，坚持本源的方向，采用根植于瑜伽的目的及印度传统瑜伽精髓及传承体系，以针对生命五“鞘”（层）均衡发展的全面习练为宗旨，培养具有瑜伽精髓的瑜伽教学人才。自 2004 年首届教师培训，悠季瑜伽学院不断发展丰富瑜伽师资培训教学体系，领先推出与时俱进的专业课程，培养了大批具有专业竞争力的资深老师，致力打造成为瑜伽界的黄埔军校。

大师篇　亲近善知识

亲近大师是悠季瑜伽的发展之源，自2005年起，悠季瑜伽以最虔诚的心邀请各个传承的代表大师来华讲学传授，也因此成为中国瑜伽行业国际合作的交流平台。在这个平台上，汇集了国际瑜伽泰斗及出色教学者，并从大师讲座发展到大师师资培训，为中国瑜伽市场培养出众多第一代传授经典流派及教义的代表老师。

会馆篇　请我们一起美好

根植于瑜伽的目的及印度传统瑜伽精髓及传承体系，以针对生命五“鞘”（层）均衡发展的全面习练为宗旨，设计完整瑜伽习练体系，全面发挥瑜伽的优势，高效满足受众的身体健康、精神健康等大健康需求，让快乐落入每一个生命中。

线上篇　与时俱进

2020年元月，悠季瑜伽与时俱进，重磅推出瑜伽权威教育在线平台：悠季瑜伽云学苑，将数字教授与高效学习达成完美平衡，全方位迎接瑜伽的数字化时代，打造瑜伽学习新体验。云学苑涵盖三大课程板块：认证培训、精进习练、大师在线。

出版篇　瑜伽之路的灯塔

《悠季丛书》创办于2004年，是中国青年出版社与悠季瑜伽学院共同出版的瑜伽经典图书系列。本着“传统 传承 传授”的原则，《悠季丛书》系列分为典藏、历史、应用三大类。至今已出版发行瑜伽图书60余万册。

盛世篇　行愿无尽

中国瑜伽峰会：云集国际瑜伽圣哲泰斗，瑜伽领域高规格瑜伽盛事。

《瑜伽的力量》：聚焦社会热点健康主题，公益课，权威论坛形式下的大型瑜伽公益活动。

中国瑜伽日 2007 年发起，每年十月第二个周末，号召全国瑜伽馆举办公益课程。

《悠季丛书》出版物目录

❶《哈他之光》

[印]斯瓦特玛拉玛　著

❷《瑜伽体位法》

[印]斯瓦米•库瓦拉亚南达　著

❸《瑜伽呼吸控制法》

[印]斯瓦米•库瓦拉亚南达　著

❹《荣耀生命：斯瓦米•库瓦拉亚南达传记》

印度卡瓦拉亚达瀚慕瑜伽学院　著

❺《瑜伽末那识》

[印]B.K.S.艾扬格　著

❻《生命之光：艾扬格传记》

[印]拉什米•帕克希瓦拉　著

❼《瑜伽与心理健康》

[印]R.S.博格　著

❽《瑜伽休息术》

[印]斯瓦米•萨特亚南达•萨拉斯沃蒂　著

❾《哈他瑜伽教育学师资认证基础•理论篇》

悠季瑜伽学院　著

❿《哈他瑜伽教育学师资认证基础•实践篇》

悠季瑜伽学院　著

⓫《纯粹瑜伽——印度瑜伽习练手册》(全新修订版)

[印]默瀚　著

图书在版编目（CIP）数据

纯粹瑜伽：印度瑜伽习练手册 /（印）默瀚著. --北京：中国青年出版社，2022.10

ISBN 978-7-5153-6778-1

Ⅰ. ①纯… Ⅱ. ①默… Ⅲ. ①瑜伽—基本知识 Ⅳ. ① R161.1

中国版本图书馆 CIP 数据核字 (2022) 第 186829

纯粹瑜伽：印度瑜伽习练手册

作　　者：[印] 默瀚
摄　　影：王小宁
责任编辑：吕娜　王超群
书籍设计：贺伟恒
出版发行：中国青年出版社
社　　址：北京市东城区东四十二条 21 号
网　　址：www.cyp.com.cn
经　　销：新华书店
印　　刷：三河市万龙印装有限公司
规　　格：710×1000mm　1/16
印　　张：22
字　　数：290 千字
版　　次：2023 年 1 月北京第 1 版
印　　次：2023 年 1 月河北第 1 次印刷
定　　价：99.00 元
如有印装质量问题，请凭购书发票与质检部联系调换
联系电话：010—65050585